全国医学高等职业技术院校规划教材

超声诊断

与

鉴别诊断

【主编　洪玮 /韩鄂辉 /郭瑞强】

U0364167

科学技术文献出版社
SCIENTIFIC AND TECHNICAL DOCUMENTATION PRESS

图书在版编目（CIP）数据

超声诊断与鉴别诊断/洪玮，韩鄂辉，郭瑞强主编.
— 北京：科学技术文献出版社，2013.6
ISBN 978 - 7 - 5023 - 7784 - 7
Ⅰ. ①超… Ⅱ. ①洪… ②韩… ③郭… Ⅲ. ①超声波
诊断 Ⅳ. ①R445.1
中国版本图书馆 CIP 数据核字（2013）第 055153 号

超声诊断与鉴别诊断

策划编辑：付秋玲　责任编辑：付秋玲　责任校对：唐炜　责任出版：张志平

出 版 者	科学技术文献出版社
地 址	北京复兴路 15 号　邮编　100038
编 务 部	（010）58882938，58882087（传真）
发 行 部	（010）58882868，58882866（传真）
邮 购 部	（010）58882873
官 方 网 址	http：//www.stdp.com.cn
淘宝旗舰店	http：//stbook.taobao.com
发 行 者	科学技术文献出版社发行　全国各地新华书店经销
印 刷 者	北京紫瑞利印刷有限公司
版 次	2013 年 6 月第 1 版　2013 年 6 月第 1 次印刷
开 本	710×1000　1/16 开
字 数	360 千
印 张	22.5
书 号	ISBN 978 - 7 - 5023 - 7784 - 7
定 价	58.00 元

主　编

洪　玮　黄石市中心医院超声影像科
韩鄂辉　黄石市中心医院超声影像科
郭瑞强　湖北省人民医院超声影像科

副主编（按姓氏笔画排名）

吕志红　黄石市中心医院超声影像科
孙　杰　武汉市妇女儿童医疗保健中心 B 超室
刘　昕　黄石市妇幼保健院超声科
江　跃　黄石市中医医院功能科
刘锦萍　黄石市中心医院超声影像科
沈　荣　黄石市中心医院超声影像科
柯建梅　黄石市中心医院超声影像科
胡智安　黄石市中心医院超声影像科
黄娅娟　黄石市中心医院超声影像科

编　委（按姓氏笔画排名）

马海燕　黄石市妇幼保健院超声科
王政团　黄石市煤炭矿务局职工医院骨科
冯肖媛　武汉市妇女儿童医疗保健中心 B 超室
杜　亮　黄石市煤炭矿务局职工医院影像功能科
汪　洋　黄石市中医医院功能科
李　蔚　武汉市妇女儿童医疗保健中心 B 超室
胡彩萍　黄石市中医医院功能科
徐志鹤　黄石市中医医院预防保健科
康　瑾　武汉市妇女儿童医疗保健中心 B 超室
彭　柳　黄石市中医医院功能科

前　言

　　飞速发展的超声成像技术异军突起、日新月异，已成为当今临床上不可缺少的诊断手段之一。随着数字化、多功能超声仪的出现，大大扩宽了各种疾病的检查领域，尤其对各个脏器病变及软组织的检查及其血流动力学的动态观察，有其独特的优越性。目前，超声医学诊断分工更加精细，已分为心血管、腹部、妇产科、小器官、肌肉骨骼等多个亚学科。

　　本书的作者是从事各个亚专业临床超声诊断工作者，掌握了大量的第一手临床资料。本书分 17 个章节系统地介绍了各脏器常见疾病的临床表现、超声表现和鉴别诊断。全书内容简明扼要、文字简洁、条理清楚、图文并茂，在重点介绍超声表现和鉴别诊断的同时兼顾临床，使三者之间达到完美的结合，实用性强，对临床工作具有很强的指导作用和参考价值，是医学院校教学及继续教育、培训的一本不可多得的教材，也适用于基层医院超声医务工作者和各级临床医师参考使用。

　　本书写作时虽力求严谨，但由于水平和时间所限，难免有错误与不足之处，敬请读者批评指正。本书的出版受到武汉华泰康盛科贸有限公司的大力支持，在此深表感谢！

郭瑞强

2013 年 3 月

目　录

第一章 颅 脑

第一节 新生儿缺氧缺血性脑病

新生儿缺氧缺血性脑病（hypoxic – ischemic encephalopathy，HIE）是指在围产期窒息而导致脑的缺氧缺血性损害。此症是新生儿致残致死最常见的病因之一。缺氧主要引起脑水肿及神经元坏死，缺血主要引起脑血管梗塞及白质软化。

【临床表现】

主要表现为意识障碍和肌张力的改变。严重可出现脑干功能障碍。

【超声表现】

1. 局灶型：侧脑室周围和丘脑部脑组织回声增强、模糊，可见散在的点状或斑片状强回声。

2. 脑水肿型：弥漫性脑实质回声增强，脑室变窄或消失（图1-1）。

3. 脑室旁白质软化型：脑室周围高回声区，多见于侧脑室前角的后方。（图1-2）。

4. 丘脑及基底神经节损伤型：丘脑、基底节部位呈双侧对称性的回声增强区。

5. 脑梗死型：①在急性阶段，脑实质呈单侧或双侧、非对称性回声增强区及脑水肿形成的肿块效应。并逐渐过渡到非病变区。②进一步发展，病变区可呈边界清楚、较为典型的"球形"、"三角扇形"或"楔形"强回声，尖端指向颅脑中心部位。③病变区脑动脉搏动消失，但在病变区周围脑动脉则搏动增强。④脑沟变浅、消失，大脑外侧裂不对称、病变侧侧脑室受压变形。⑤随着病程进展，病变区可形成大小不等的囊腔，甚至脑穿通畸形。

6. CDFI：脑血流速度减慢，阻力指数增大（RI≥0.80）或减低（RI≤0.55）。

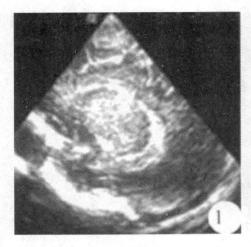

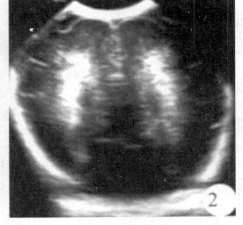

图 1-1　脑水肿

图 1-2　脑室周围白质损伤

【鉴别诊断】

HIE 与颅内出血在超声检查时均表现为回声增强，而且这两种脑损伤常常会同事存在，HIE 常常呈对称性分布。

第二节　颅内出血

颅内出血是婴幼儿严重的脑损伤，主要由产伤和缺氧缺血所致。分为室管膜下出血、脑室内出血、脑实质出血、硬脑膜下出血、蛛网膜下腔出血、及小脑内出血。以室管膜下出血，脑室内出血最常见。超声对硬脑膜下出血、蛛网膜下腔出血及小脑内出血不能很好诊断。

【临床表现】

常无兴奋过程，而抑制症状明显，经常出现阵发性呼吸节律不整及呼吸暂停，伴发绀。晚期出现惊厥及昏迷。

【超声表现】

（1）室管膜下出血：侧脑室前角外下方有局灶性的稍高或强回声光团。在矢状切面检查时可发现丘脑尾状核沟处回声增强，出血部位形态大小不一。两侧脑室内的脉络丛正常范围为 5～13mm，如果 >12mm，提示有出血。（图 1-3）

（2）脑室内出血：侧脑室内的强回声团块，可以占据侧脑室的一部分或充满整个侧脑室；也可表现为脉络丛显著增粗增厚、延长，表面粗糙、分叉或呈球状膨大。

（3）脑实质出血：脑实质内的局灶性、团块状强回声或混合性回声增强区，形态规则或不规则，边界清晰。单个或多发：出血量较大时可引起脑中线结构移位，吸收后可形成囊腔或空洞。（图1-4）

（4）CDFI：颅内血流各项指数在正常范围。

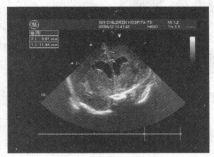 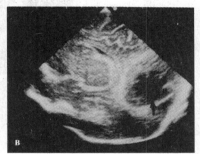

图1-3　室管膜下出血　　　　　　　　　　图1-4　脑实质出血

【鉴别诊断】

与正常的脉络丛鉴别，脉络丛位于侧脑室的非依附区，而出血好发于依附区。两种卧位检查者可以发现血液流动或者血液分层，而脉络丛不会改变位置。在多普勒图像上血凝块无血流而脉络丛显示血流。

第三节　脑积水

脑积水是由于颅脑疾患使得脑脊液分泌过多或（和）循环、吸收障碍而致颅内脑脊液量增加，脑室系统扩大或（和）蛛网膜下腔扩大的一种病症。

【临床表现】

轻度可无临床表现。较重时可观察到头围进行行增大，前囟饱满，颅缝分离。眼球常向下转，巩膜外露，即落日眼。

【超声表现】

（1）轻度积水：侧脑室三角区扩大，新生个儿正常上限为3～4mm。

（2）大量积液时，脑室内充满脑脊液，脉络丛受压，脑组织不同程度受压变薄。（图1-5）

（3）CDFI：脑实质受压使脑动脉血流阻力指数增高。

【鉴别诊断】

极重度脑积水应与水脑症（hydranencephaly）鉴别。水脑症又称水型无脑畸形，脑组织极度发育不良。

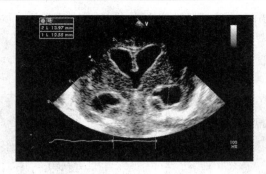

图 1-5　脑积水

第四节　先天性蛛网膜囊肿

先天性蛛网膜囊肿（congenital arachnoid cyst）是胚胎期发育异常或组织异位发育，为非肿瘤性的良性囊肿。

【临床表现】

体征与蛛网膜囊肿的大小和位置有关。小囊肿或早期无症状，较大者引起慢性颅内压增高，压迫脑组织而导致一系列的症状。

【超声表现】

第三脑室后方或附近圆形囊性肿物，对周围组织产生压迫，第三脑室扩大，但相对较小，侧脑室显著扩大。

CDFI 示囊壁及内部均无血流信号

【鉴别诊断】

（1）脑穿通畸形以先天发育异常最为常见，后天性脑穿通畸形主要与新生儿颅内出血、缺血缺氧性脑病、颅脑损伤及脑血管疾病等相关。多见于侧脑室额角或颞角，偶见于枕角。其囊肿样膨大形状和大小不一，最大者可充满整个半侧颅腔。

（2）颞叶发育不全综合征（Robinson 综合征）、当颞叶或额叶被脑脊液积聚占据而致发育异常或发育低下。

第五节　Dandy – Walker 畸形

Dandy – Walker 畸形又称为 Dandy – Walker 囊肿，是脑积水的病因之一。

【临床表现】

婴儿头颅进行性增大，前囟扩大并膨隆。

【超声表现】

患儿前囟窗扩大，侧脑室、第三脑室对称性扩张，小脑半球发育不良，两侧小脑半球分离。囊肿内无血流信号。又称第四脑室孔闭锁综合征，为先天性小脑畸形，脑积水，小脑蚓部发育不良，四脑室囊样扩张，横窦、窦汇及小脑幕上移，一个或多个四脑室孔闭塞。（图 1-6）

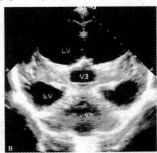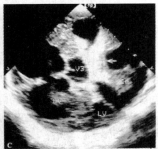

图 1-6　Dandy – Walker 畸形

【鉴别诊断】

（1）先天发育异常：包括第四脑室中孔或侧孔闭塞或第四脑室内囊肿形成。

（2）第四脑室囊虫闭塞：多发脑囊虫病易于诊断，脑室型单发者诊断困难。

（3）颅后窝肿瘤：中线肿瘤脑积水发生较早，髓母细胞瘤、血管网状细胞瘤及室管膜乳头状瘤多见。

第六节　胼胝体发育不全

胼胝体发育不全（agenesis of the corpus callosum）是先天性的胼胝体缺如。胼胝体发育不全包括完全性胼胝体发育不全和部分性胼胝体发育不全，可单独存在也可合并其他颅内畸形。

【临床表现】

主要表现有智能低下、抽搐、视神经萎缩、视神经或虹膜缺如。

【超声表现】

（1）侧脑室枕角增大，呈"泪滴状"；侧脑室体部平行，且间距增大；侧脑室前角变窄，角间距离增大。

（2）第三脑室增大，且向上移位。

（3）室间孔延长。

（4）胼胝体和透明隔腔消失。

（5）常合并中线结构异常，如囊肿，脂肪瘤等。

（6）彩色多普勒显示胼周动脉走行异常。（图1-7）

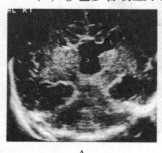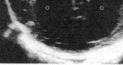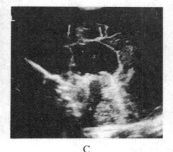

图1-7　胼胝体发育不全

A. 两个大脑半球之间的低回声的胼胝体缺如，侧脑室（L）分离较宽，并且扩大的第三脑室（3）上移，位于两个侧脑室体部之间。B. 侧脑室后角（0）平行。C. 第三脑室（3）抬高并扩大，而第四脑室（4）正常。

【鉴别诊断】

（1）小头畸形：小头畸形分伴和不伴其他畸形两类，均包括遗传、环境和原因不明三类情况。由遗传决定者为原发性小头畸形，是一种独特的情况。

（2）颅缝早闭症（craniostenosis）：颅缝早闭遏制了颅骨的正常发育致颅腔狭小，称狭颅。两者虽非同一，但名称可以通用。

第七节 脑大静脉扩张

脑大静脉扩张又称大脑大静脉畸形（malformation of vein of Galen）。脑血管畸形属先天性中枢神经系统血管发育异常，可分为五种类型：①动静脉畸形。②海绵状血管瘤。③毛细血管扩张。④静脉畸形。⑤血管曲张。在上述五类血管畸形中以动静脉畸形最常见。

【临床表现】

以现出血、抽搐、头痛和神经功能缺损等症状。

【超声表现】

显示出动静脉瘘频谱，静脉内为湍流，舒张期及收缩期血流速度升高。大部分同时伴有对称性脑积水（图1-8）。

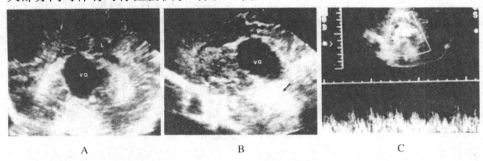

A B C

图1-8 脑大静脉扩张

A. 侧脑室（L）下方扩张的 Galen 静脉；B. 大的囊性结构为扩张的 Galen 静脉，位于小脑蚓部（箭头）上方；C. Galen 静脉内为湍流，舒张期及收缩期血流速度升高。

【鉴别诊断】

（1）脑海绵状血管瘤：是在出生时即出现的低血流量的血管畸形，又称为静脉畸形。一般儿童或青春期容易增大。

（2）血管网状细胞瘤：好发于颅后窝、小脑半球内，其血供丰富，易出血。血管网状细胞瘤多呈囊性，瘤结节较小位于囊壁上。

（3）颅内动脉瘤：是引起蛛网膜下腔出血的常见原因，其严重程度大于动静脉畸形的出血，发病年龄较大，从影像学上很容易鉴别。应注意有时动静脉畸形和颅内动脉瘤常并存。

第二章　心　　脏

第一节　心脏瓣膜病

一、二尖瓣狭窄

二尖瓣狭窄中绝大多数是风湿热的后遗症。极少数为先天性狭窄或老年性二尖瓣环或环下钙化。二尖瓣狭窄患者中 2/3 为女性。约 40% 的风湿性心脏病（风心病）患者为单纯性二尖瓣狭窄。

【临床表现】

最早出现的症状为夜间阵发性呼吸困难，严重时端坐呼吸；极重者可产生肺水肿，咳嗽，咯粉红色泡沫样痰，多于睡眠或活动后加重，可伴有咯痰，痰中带血，咯血，随着病情进展，出现下肢水肿、尿少时，则呼吸困难可减轻。重度二尖瓣狭窄呈二尖瓣面容，心尖区舒张期杂音是最重要的体征，典型者在心尖区可闻及舒张中晚期低调、隆隆样、先递减后递增型杂音，常伴舒张期震颤；心尖区第一心音亢进及二尖瓣开放拍击音，提示二尖瓣前叶的弹性及活动度良好。

【超声表现】

1. 二维超声心动图：舒张期二尖瓣前叶呈圆顶状改变，瓣叶基底段的活动度较瓣缘大。二尖瓣后叶僵硬，舒张期活动明显受限，二尖瓣水平短轴切面见"鱼嘴状"瓣口，表示交界处粘连，瓣口面积缩小。左房附壁血栓是二尖瓣狭窄的常见并发症。

2. M 型超声心动图：左心房扩大，二尖瓣前叶呈"城墙"样改变，EF 斜率下降，二尖瓣开放幅度降低，前后叶同向运动。瓣叶增厚，回声增强。

3. 多普勒超声心动图：二尖瓣口血流速度增快，增快的程度与二尖瓣口面积成正比，正常人经二尖瓣口峰值流速不超过 1.2m/s，在二尖瓣狭窄时，可达 2m/s 以上。频谱充填而明亮，当心房颤动时，二尖瓣血流频谱中的 A 峰消失，频谱呈单峰状。应用压差半峰时间法（PHT 法）可估测二尖瓣口面积。

4. 彩色多普勒超声心动图：经二尖瓣口的血流可出现流速较高的彩色血流频谱，呈红黄为主的五彩镶嵌状，且瓣口流束明显缩窄，色彩明亮。

【鉴别诊断】

1. 功能性二尖瓣狭窄见于各种原因所致的左心室扩大，二尖瓣口流量增大，或二尖瓣在心室舒张期受主动脉反流血液的冲击等情况，如大量左至右分流的动脉导管未闭和心室间隔缺损，主动脉瓣关闭不全等，此杂音历时较短，无开瓣音，性质较柔和。

2. 左房黏液瘤为心脏原发性肿瘤中最常见者。临床症状和体征与二尖瓣狭窄相似，但呈间歇性，随体位而变更，一般无开瓣音而可听到肿瘤扑落音，心房颤动少见而易有反复的周围动脉栓塞现象。超声心动图表现为二尖瓣后面收缩期和舒张期均可见一团云雾状回声波。

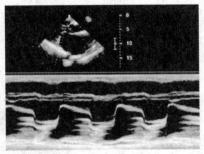

图 2-1　二尖瓣前叶 M 型超声显示"城垛"样改变

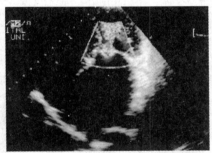

图 2-2　二尖瓣狭窄前向五彩镶嵌的高速射流

二、二尖瓣关闭不全

二尖瓣关闭不全是由于各种原因致心脏二尖瓣结构改变，造成左心室收缩时，二尖瓣无法完全闭合，导致部分血液反流到左心房，引起心脏一系列的结构和功能改变。在病因中，以风湿性最常见，占所有风湿性瓣膜病总数的 34%，其中半数合并二尖瓣狭窄。

【临床表现】

早期可无明显症状，或仅有劳力性心悸、气促，无症状期可以较长。一旦发生症状，病情多较严重，可表现为呼吸困难、咳嗽、咯血。后期出现腹胀、食欲下降、双下肢水肿、黄疸等。主要体征是心尖搏动呈抬举性，向左下移位，心尖区可有收缩期震颤，心界向左下扩大。心尖区第一心音减弱或消失，肺动脉瓣区第二心音亢进、分裂。心尖区有Ⅲ级以上粗糙吹风样全收缩期杂音，常向左腋下或背部传导。

【超声表现】

1. 二维和 M 型超声心动图：可见二尖瓣增厚，关闭时二个瓣叶不能合拢，左房、左室扩大。但这些表现并不特异。频谱多普勒和彩色多普勒是诊断二尖瓣反流的可靠手段。

2. 频谱多普勒：二尖瓣反流表现为收缩期负向湍流频谱，最大反流速度大于 4m/s。

3. 彩色多普勒：显示经二尖瓣口至左房侧以蓝色为主的反流束，根据彩色反流束的长度可半定量地判断二尖瓣反流的程度。

【鉴别诊断】

1. 相对性二尖瓣关闭不全：引起左房或（和）左室增大的疾病如房颤、原发性心肌病和冠心病等均可导致二尖瓣环扩张二尖瓣叶相对性关闭不全，但上述疾病二尖瓣本身没有形态上的改变，反流量一般较小，范围局限于二尖瓣口附近。

2. 生理性二尖瓣反流：其特点为信号微弱，范围局限性；多局限于二尖瓣环附近，瓣环上 1cm 范围内，历时短暂，多见于收缩早、中期。

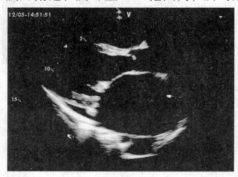 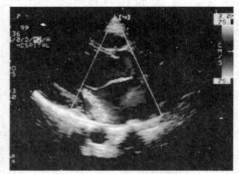

图 2-3　左房、左室扩大，二尖瓣瓣膜回声明显增粗、增强，前后瓣叶关闭时可见缝隙　　图 2-4　彩色多普勒可见收缩期五彩镶嵌的血流经关闭不全的缝隙由左室反流入左房

三、二尖瓣脱垂

二尖瓣脱垂系二尖瓣叶的一部分在收缩期向左心房移位，超过二尖瓣环水平即为二尖瓣脱垂。原发性二尖瓣脱垂的病因为二尖瓣黏液样变性，瓣叶松弛，边缘皱折。继发性二尖瓣脱垂继发于感染性心内膜炎，马方综合征，心肌缺血等疾病。

【临床表现】

约 1/5～1/4 的患者无症状。症状多为非特异性，以间隙性、反复性、一过性为特点。半数以上有胸痛，位于心前区，为钝痛，锐痛或刀割样疼痛，可以是一过性，亦可持续数小时，含服硝酸甘油效果不一。偶尔可有典型心绞痛症状。约半数有心悸，少数有头晕和晕厥。晕厥亦可出现在无心律失常时。40%患者有气短、乏力症状。如有严重二尖瓣反流，可出现左心功能不全症状。偶尔有一过性脑缺血表现。

【超声表现】

1. 二维超声心动图：二尖瓣叶冗长累赘，脱入左房（图2-5），并超过瓣环平面，左房扩大。

2. M型超声心动图：脱垂的瓣叶收缩期呈"吊床"样曲线。

3. 多普勒超声心动图：可检出二尖瓣收缩期反流频谱。

4. 彩色多普勒超声心动图：可显示具有特征性的偏心的二尖瓣反流，该反流束向脱垂瓣叶的对侧行走，即前叶脱垂，反流束沿后叶行走，后叶脱垂，反流束沿前叶行走（图2-6）。

【鉴别诊断】

1. 主要与各种原因所致的二尖瓣关闭不全进行鉴别，如风湿性心脏病、感染性心内膜炎、二尖瓣环钙化、乳头肌功能不全、先天性二尖瓣裂等所致的二尖瓣关闭不全进行鉴别。上述疾病在超声心动图上都有其特征性的改变，与原发性二尖瓣脱垂的鉴别较为容易。

2. 与生理性二尖瓣反流进行鉴别，生理性反流者二尖瓣形态、结构均正常，无瓣膜的冗长与增厚，亦无腱索的增长与二尖瓣环的扩张。

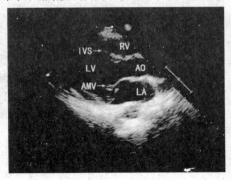

图2-5　左室长轴切面显示收缩期
—二尖瓣后叶脱入左房

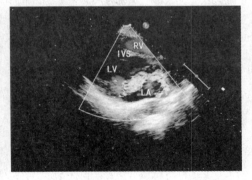

图2-6　彩色多普勒显示二尖瓣口偏心性
五彩反流束沿二尖瓣前叶走行

四、主动脉瓣狭窄

主动脉瓣狭窄指由于风湿性、先天畸形、瓣膜结构老化等原因导致主动脉瓣病变，致使主动脉瓣开放受限。后天性主动脉瓣狭窄常见，多为风湿性主动脉瓣病变和退行性主动脉瓣钙化。

【临床表现】

一般当主动脉瓣口面积缩小至正常的 1/4 以下可出现临床症状，主要表现为劳累性呼吸困难、心绞痛和晕厥临床三联症。早期常于活动后出现上述症状，轻者可只表现为黑蒙。典型体征是为胸骨左缘听到粗糙而响亮、喷射性收缩期杂音，一般在 3 级以上，可伴有收缩期震颤。杂音向左颈静脉及胸骨上切迹传导。脉搏细而弱，重度狭窄这脉压变小，晚期出现左室增大。

【超声表现】

1. 二维和 M 型超声心动图：主动脉瓣回声增强，瓣叶增厚，开放受限，开放幅度减小，室间隔和左室后壁厚度增加。二维超声心动图主动脉瓣增厚，回声增强，活动受限。升主动脉狭窄后扩张。

2. 频谱多普勒：通过主动脉瓣的血流速度加快，峰值流速超过 2m/s，在心尖五腔切面取样时表现为收缩期负向高速湍流频谱。

3. 彩色多普勒血流显像：见收缩期经主动脉瓣口呈喷泉状、射向主动脉的蓝色为主的五彩镶嵌血流。

【鉴别诊断】

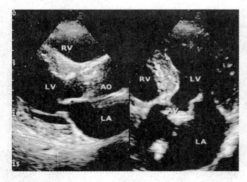

图 2-7　二维超声显示主动脉瓣回声增强，瓣叶增厚，室间隔和左室后壁增厚

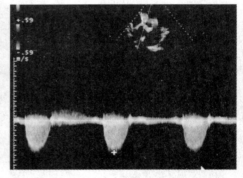

图 2-8　心尖五腔切面频谱多普勒显示主动脉瓣口收缩期负向高速湍流频谱

1. 主动脉瓣上或瓣下狭窄：与主动脉瓣狭窄相似点为均可见收缩期五彩镶嵌血流和左心室壁对称性肥厚，但瓣上或瓣下狭窄时主动脉瓣形态正常，升主动脉内径大多正常，收缩期五彩血流起源于瓣上或瓣下狭窄处，呈中心性射流。

2. 梗阻性肥厚型心肌病：与主动脉瓣狭窄相似点为均有左心室壁肥厚及收缩期五彩血流信号，不同点为无主动脉瓣的增粗钙化，左室壁为主动脉瓣下的室间隔非对称性局限性肥厚，可出现 SAM 现象，收缩期五彩血流起源于左室流出道。

五、主动脉瓣关闭不全

主动脉瓣关闭不全是由于先天性或后天性因素致主动脉瓣病变或主动脉瓣环扩张，使主动脉瓣在舒张期不能完全关闭。单纯主动脉瓣关闭不全患者多发生于男性，大部分属非风湿性病变所致。先天性者可由于瓣叶发育异常、先天性乏氏窦动脉瘤、马凡综合征等引起。后天性者以风湿热及慢性心瓣膜炎最常见。

【临床表现】

轻中度患者无明显症状，重者感心悸，左侧卧位易产生左胸不适感。左心衰时可感乏力、呼吸困难，或发生急性肺水肿，病情发展可致右心衰。少数患者有头晕、晕厥、心绞痛或猝死。中、重度关闭不全有舒张压降低和脉压增宽，此时可有明显周围血管征。心尖搏动呈抬举性，范围较弥散，胸骨左缘可触及舒张期震颤，心界向左下扩大。听诊第一心音常柔和，第二心音可消失或呈单心音，主动脉瓣区可闻收缩早期喷射音。胸骨左缘第 3～第 4 肋间可闻舒张期杂音，传导至心尖区，部分病例心尖区可闻舒张期杂音。

【超声表现】

1. 二维及 M 型超声心动图：主动脉瓣叶增厚、钙化、关闭不合拢，左室扩大，二尖瓣前叶活动曲线见舒张期震颤等，但这些均不是特征性表现，诊断主动脉瓣反流主要依据频谱多普勒和彩色多普勒的表现。

2. 彩色多普勒超声心动图：舒张期见经主动脉瓣反流至左室流出道的彩色血流，反流束的血流方向往往朝向超声探头，故大多数以红色为主。轻度反流时，反流束刚达主动脉瓣下，呈窄带状。重度反流时，反流束呈喷泉状，占据大部分左室流出道。

3. 频谱多普勒超声心动图：主动脉瓣下可探及舒张期朝下左室流出道的高速湍流，峰值流速超过 3.5m/s。

【鉴别诊断】

1. 生理性主动脉瓣反流：心脏大小、瓣膜及大动脉形态正常；反流面积局限 $<1.5cm^2$，最大反流速度 $<150cm/s$。

2. 二尖瓣狭窄时在左室内或侧击舒张期射流，射流方向与主动脉瓣反流束相似，但二尖瓣狭窄的射流束起源于二尖瓣口，起始于 E 峰前，流速一般 $<300\ cm/s$。

六、三尖瓣关闭不全

三尖瓣关闭不全是由于先天性或后天性因素致三尖瓣病变或三尖瓣环扩张，导致三尖瓣在收缩期不能完全关闭。该病有功能性和器质性两种，前者多继发于导致右心室扩张的病变，如原发性肺动脉高压、肺心病、二尖瓣狭窄等。后者可为先天性异常如 Ebstein 畸形及共同房室通道等。

【临床表现】

易疲乏，可有劳力性心悸、气促，右季肋区和右上腹胀痛，皮下水肿，持续腹水。食欲不振、恶心、嗳气及呕吐，部分患者可有轻度黄疸。有时可有颈部、头部静脉搏动感觉。病变明显时颈静脉怒张且收缩期搏动，下肢水肿、肝肿大、腹水，肝颈静脉回流征。弥漫的右心室搏动，心界向右扩大，第一心音减弱，肺动脉瓣第二音亢进，常可闻及右心室第三心音奔马律。胸骨左缘第 3 ~ 第 5 肋间有全收缩期杂音，偶可在剑突区最响，当右心室明显增大致心脏转位时此杂音可位于心尖区。严重关闭不全时在胸骨左缘的第三心音之后偶可闻及一短促的舒张期隆隆样杂音。

【超声表现】

1. 二维超声心动图：右房右室增大，室间隔向左室突出。三尖瓣出现相应改变，如三尖瓣增厚增强，活动受限，闭合有裂隙等。

2. 多普勒超声心动图：取样容积置于三尖瓣环的右房侧，可测到其自三尖瓣环的收缩期高速射流信号，想右房内延伸，流速 > 200cm/s，呈单峰圆顶型。

【鉴别诊断】

1. 三尖瓣关闭不全和右房、右室增大的疾病鉴别，如房间隔缺损、冠状动脉窦瘤破入右房、肝静脉畸形引流等。但以上各种疾病均无三尖瓣反流征象，均有各自临床表现。

2. 与生理性三尖瓣反流相鉴别：多普勒在部分正常人中可发现轻度三尖瓣反流，检出率可达 35% ~ 95%，特点为信号弱，历时短暂，分布局限。

七、肺动脉瓣狭窄

肺动脉瓣狭窄即肺动脉口的狭窄，是一种由于肺动脉瓣病变导致的右心室到肺动脉血流受阻的情况，占先天性心脏病的 5% ~ 8%，可以单独存在，也可以合并其他的心脏畸形。

【临床表现】

轻者无症状。中—重度肺动脉瓣狭窄可出现心悸、胸闷、气喘、乏力。严重肺动脉瓣狭窄患者，常在幼儿期出现明显症状，如不及时治疗常可在幼儿期死亡。主要体征为胸骨左缘第 2 肋间可闻及响亮的粗糙喷射性收缩期杂音，第二心音减弱，可有收缩期震颤。

【超声表现】

1. 二维超声心动图：肺动脉瓣叶增厚，回声增强，收缩期开放受限，形成圆顶状改变。中度以上狭窄时，右室漏斗部呈环形肥厚，收缩期漏斗部内径变窄，右室游离壁心肌肥厚，主肺动脉及左右分支呈狭窄后扩张，右房扩大。

2. 彩色多普勒超声心动图：显示起自肺动脉瓣口的收缩期五彩镶嵌的射流，射流束进入肺动脉并明显增宽，形成喷泉状。

3. 频谱多普勒超声心动图：肺动脉瓣口出现收缩期高速射流信号，形态呈负向单峰，形态较对称。根据流速可测量跨瓣压差。

【鉴别诊断】

肺动脉狭窄主要需要与动脉导管未闭相鉴别。动脉导管未闭病人的主要表现为降主动脉与主肺动脉间有管状沟通，彩色高速湍流束起始于降主动脉，多沿肺动脉外侧壁向瓣口方向走行，肺动脉瓣狭窄的湍流束走行方向相反。动脉导管未闭为特征性双期连续高速频谱，其血流方向朝向肺动脉瓣口，而肺动脉瓣狭窄的血流方向主要朝向肺动脉分叉，两者方向正相反。

第二节　先天性心脏病

一、房间隔缺损

房间隔缺损是最常见的先天性心脏病，约占26%，其中95%为继发孔房间隔缺损，依据缺损部位的不同又可分为中央型、上腔型、下腔型和混合型。房间隔缺损时，血液由左房分流到右房，导致右心系统扩大，当分流量过大，长期肺动脉高压，导致心房水平分流变为右向左，临床症状出现紫绀，即发展为艾森曼格综合征。

【临床表现】

婴幼儿时期房间隔缺损患者的症状与缺损大小有关。轻者临床表现可不明显，常在体格检查时发现心脏杂音而得以确诊。缺损大者，由于分流量大，肺充血明显，而易患支气管肺炎，同时因体循环血量不足而影响生长发育。当剧哭、屏气、肺炎或心力衰竭时，右心房压力可超过左心房，出现暂时性右向左分流而呈现出青紫。

随着患者年龄增大，房间隔缺损患者可表现出生长发育落后、活动耐力降低、反复呼吸道感染、多汗等表现，并且出现心脏增大、肺循环压力及阻力增高、心力衰竭以及房性心律失常等。

【超声表现】

1. 二维和 M 型超声心动图：右房、右室内径增大，室间隔和左室后壁呈同向运动，房间隔回声中断，断端回声增强，肺动脉增宽。诊断房间隔缺损宜采用剑下四腔、胸骨旁四腔及大动脉短轴切面，以避免出现房间隔回声失落的伪像。

2. 彩色多普勒：房水平左向右分流时，彩色多普勒可显示红色血流穿过房间隔缺损，从左房伸入到右房，直达三尖瓣口。分流束的宽度取决于房间隔缺损的大小：缺损大，分流束宽；缺损小，分流束窄。将脉冲多普勒取样容积置于房间隔缺损处，可记录到从收缩中期开始、持续整个舒张期的左向右分流，分流速度40cm/s 以上。

【鉴别诊断】

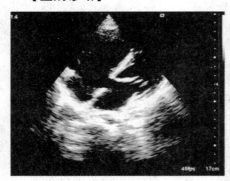
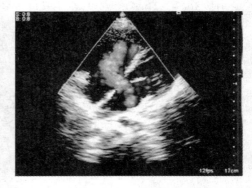

图 2-9　原发孔型房间隔缺损，可见房间　　　　图 2-10　彩色多普勒显示房间隔下部的房水平
　　　　　隔下部回声中断　　　　　　　　　　　　　　　左向右红色分流信号

1. 卵圆孔未闭：右房压力增高的先天性心脏病常合并卵圆孔未闭，通常不引起两心房间分流。卵圆窝薄膜样回声中断或错位，边缘摆动幅度较大，多普勒超声无异常发现。

2. 原发性肺动脉高压：同房间隔缺损一样有右房右室扩大，肺动脉增宽的声像图表现，但原发性肺动脉高压的房间隔是连续完整的，肺动脉瓣 a 波消失，开放呈 W 或 V 形，有震颤，肺动脉血流呈匕首状，加速和射流时间均缩短。

二、室间隔缺损

室间隔缺损是由于胚胎期室间隔发育不全，心室间形成异常通道，产生室水平的血液分流，其发病率约占先天性心脏病的23%。室间隔缺损可分为膜部缺损、漏斗部缺损和肌部缺损。其中膜部缺损最多见，可分为嵴下型、单纯膜部缺损、隔瓣下缺损，漏斗部缺损可分为干下型和嵴内型。

【临床表现】

缺损口径小、分流量较少者，一般无明显症状，多在体检时发现胸骨左缘第3~4肋间闻及Ⅱ~Ⅲ级或Ⅲ级以上粗糙的全收缩期杂音，经超声检查发现室间隔缺损。缺损大、分流量多者，症状出现较早，表现为劳力性心悸气急，活动受限，左前胸明显隆起，杂音最响部位可触及收缩期震颤。大型室间隔缺损，肺淤血和心衰发展较快，并可反复发生肺部感染，重者在婴幼儿期，甚至新生儿期可死于肺炎或心力衰竭。

【超声表现】

1. M型和二维超声心动图：室间隔回声连续中断是诊断室间隔缺损的直接征象，室间隔缺损断端回声增强、粗糙。膜周部室间隔缺损断端常有较多增生的纤维组织突向右室侧，纤维组织对缺损口的包绕，常形成瘤样结构凸向右室侧。漏斗部缺损位置高，偏左上前方，在右室流出道长轴切面及主动脉根部短轴切面显示。左心房、左心室扩大，肺动脉显著扩大，肺动脉高压。

2. 多普勒超声心动图：在室间隔回声连续中断处，可显示收缩期由左室向右室分流的高速正向湍流频谱，流速大小与肺动脉压力有关，严重肺动脉高压时，峰值流速大于3.5米/秒。

3. 彩色多普勒超声心动图：显示红色为主、多色镶嵌的血流束穿越室间隔缺损处进入右心室。彩色多普勒超声心动图在诊断室缺中可确定室间隔缺损的部位、直径，判定室间隔缺损分流方向、分流量。

【鉴别诊断】

1. 室间隔缺损合并膜部瘤形成与主动脉窦瘤破裂在大动脉水平短轴切面显示瘤体的部位可完全相同，均可见缺口，左房和左室扩大，两者鉴别点在于主动脉窦瘤破裂的瘤体在舒张期膨出，膜部瘤为收缩期膨出，窦瘤破裂血流频谱为舒张期为主的双期湍流频谱，室缺为单纯收缩期湍流频谱。

2. 室间隔缺损合并肺动脉瓣狭窄与轻型法洛四联症均有室间隔缺损、肺动脉瓣狭窄、右心室肥厚等特点，两者鉴别点在于法洛四联症有主动脉的扩张，有血流从右心室进入主动脉，室缺合并肺动脉瓣狭窄没有主动脉扩张和右室流入主动脉的血流信号。

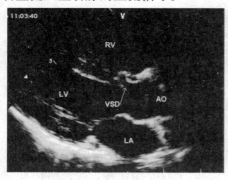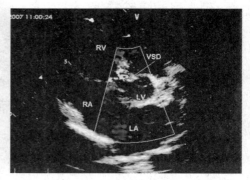

图 2-11　左室长轴切面显示室间隔缺损，　　　图 2-12　主动脉根部短轴切面彩色多普勒显示室
　　　　　膜部回声中断　　　　　　　　　　　　　　　　水平左向右的五彩分流信号

三、动脉导管未闭

动脉导管未闭是小儿先天性心脏病常见类型之一。胎儿期动脉导管被动开放是血液循环的重要通道，动脉导管未闭常见于早产儿，在妊娠满 28 周前出生的婴儿中发生率可占 80%，出生后约 15 小时发生功能性关闭，出生后一年在解剖学上应完全关闭。若持续开放，并产生病理生理改变，即称动脉导管未闭，可分为管型、窗型、漏斗型动脉导管未闭。

【临床表现】

与分流量及肺动脉压力高低有关，分流量小者常无症状，分流量大者，活动疲乏、气促多汗、瘦弱苍白，声音嘶哑，反复肺炎心衰。有显著肺动脉高压者，血流自肺动脉向主动脉分流，出现差异性发绀。心前区隆起，心尖搏动强，心浊音界向左下扩大。胸骨左缘第 2~3 肋间连续性机器样杂音，心尖区舒张期杂音，肺动脉第二音亢进。偏外侧有响亮的连续性杂音，可向左上颈背部传导，伴有收缩期或连续性细震颤。出现肺动脉高压后，可能仅听到收缩期杂音。可出现周围血管征：股动脉枪击音，水冲脉，毛细血管搏动征。

【超声表现】

1. M 型和二维超声心动图：主动脉根部短轴切面可见主肺动脉分叉处有异常通路与降主动脉相贯通，这异常的通路即为未见的动脉导管，并可显示导管的形态、粗细及长度。肺动脉主干及其分支扩张，左房、左室扩大。

2. 多普勒超声心动图：取样容积置于导管部及主肺动脉左外侧壁附近，

可探及持续整个心动周期的连续血流频谱。最高流速大于 4 米/秒。

3. 彩色多普勒血流显像：于胸骨旁大动脉短轴，分流束呈现以红色为主的五彩血流，起自降主动脉，经动脉导管进入肺动脉，沿主肺动脉外侧上升。

【鉴别诊断】

动脉导管未闭主要需要与肺动脉狭窄相鉴别。动脉导管未闭病人的主要超声表现为降主动脉与主肺动脉间有管状沟通，彩色高速湍流束起始于降主动脉，多沿肺动脉外侧壁向瓣口方向走行，肺动脉瓣狭窄的湍流束走行方向相反。动脉导管未闭为特征性双期连续高速频谱，其血流方向朝向肺动脉瓣口，而肺动脉瓣狭窄的血流方向主要朝向肺动脉分叉，两者方向正相反。

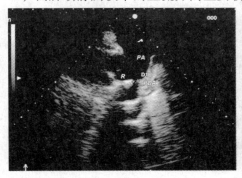 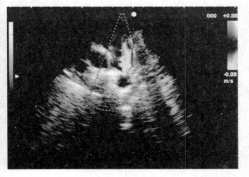

图 2-13　主动脉根部短轴切面可见主肺动脉分叉处有未闭的导管与降主动脉相通　　图 2-14　彩色多普勒显示起自降主动脉的五彩分流束经未闭的动脉导管进入主肺动脉腔内

四、法洛四联症

法洛四联症在紫绀型先心病中最常见，为复合性先天性畸形，包括肺动脉口狭窄，室间隔缺损，主动脉骑跨和右心室肥厚四种畸形。肺动脉狭窄和室间隔缺损是基本的病理解剖改变，右室肥厚及主动脉骑跨是肺动脉狭窄和室间隔缺损的结果。

男女性发病率类似。

【临床表现】

大多数于出生后 6 个月内出现紫绀，严重者生后不久即出现。轻者在 1 岁左右时由于肺动脉瓣口狭窄加重和动脉导管闭合而渐出现紫绀，活动后气喘，乏力，喜蹲踞位。紫绀严重者，可由于缺氧较重引起发作性昏厥癫痫样抽搐，意识障碍，甚至死亡。少数病例可有鼻出血，咯血，栓塞及脑出血。紫绀及杵状指（趾）为本病常见体征。发育较差，心前区隆起，大部分病例在胸骨左缘第 3～4 肋间有 Ⅱ～Ⅲ 级收缩期杂音，肺动脉瓣第二音减弱或消失。

【超声表现】

1. 二维和 M 型超声心动图：左室长轴切面见主动脉增宽前移，其前壁与室间隔连续性中断，右室前壁及室间隔增厚，大动脉短轴切面可显示狭窄的漏斗部、肺动脉瓣及左右肺动脉。

2. 多普勒超声心动图：将取样容积置于室间隔缺损处，可探及双向低速分流频谱，将取样线通过狭窄的肺动脉口，可检出收缩期高速负向充填频谱。

3. 彩色多普勒血流显像：胸骨旁左室长轴切面在室间隔缺损处可见时红时蓝的双向分流束，在升主动脉可见来自右室流出道的蓝色血流与来自左室流出道的红色血流。心底短轴切面，可见肺动脉口狭窄处的五彩镶嵌血流。

【鉴别诊断】

1. 法洛三联症：本病为肺动脉口狭窄，房间隔缺损和右心室肥厚伴有右到左分流。但本病紫绀出现晚且轻，胸骨左缘第 2 肋间收缩期杂音较响。

2. 艾森曼格（Eisenmenger）综合征：心室或大动脉水平有左到右分流性改变，伴肺动脉压力和阻力增高后引起双向分流或右到左分流，出现紫绀的病例总称。由于此时多数原发病特性体征已消失，故需注意与紫绀型先心病鉴别。但本病紫绀于疾病晚期出现，且较轻，杵状指不明显，心脏扩大明显。

3. 三尖瓣闭锁：三尖瓣口闭合或缺如，右心房血液经未闭卵圆孔或房间隔缺损进入左心房、左心室，再经室间隔缺损或未闭动脉导管到肺循环，本病出生后即有紫绀，症状重，有右心衰竭表现，心电图示 P 波增大，左心室肥大。

4. 完全性大血管错位：主动脉源出右心室，肺动脉源出左心室，常伴有房室间隔缺损或动脉导管未闭，本病紫绀出现早，症状明显，心导管显示导管自右室进入升主动脉。右心造影显示右室显影，主动脉提前显影，肺动脉则显影在后。

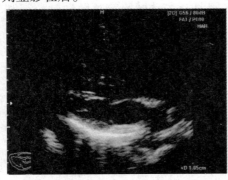

图 2-15　左室长轴切面显示室间隔缺损、
主动脉骑跨、右心室壁肥厚

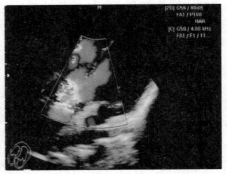

图 2-16　彩色多普勒显示来自左心室、
右心室的血流共同流入骑跨的主动脉腔内

第三节 心肌病

一、扩张型心肌病

扩张型心肌病是一种全心扩大并有充血性心力衰竭的心肌疾病，在心肌病中最常见。临床上以心脏扩大、心力衰竭、心律失常、栓塞为基本特征，左室扩大或右室扩大或全心扩大为特征，中青年多见，男性多于女性。

【临床表现】

通常起病缓慢，早期无症状。由于心排血量减低，致血压下降，脉压变小，病人感觉疲劳或劳力性呼吸困难，晚期以充血性心力衰竭为主要表现。体检心脏向左扩大，常有第三、第四心音及反流性收缩期杂音，心律失常，20%的病人可有脑、心、肾、肺等处的栓塞。

【超声表现】

1. M型和二维超声心动图：心室明显扩大，呈球形，尤以左室为著，室壁运动呈弥漫性运动减低，室壁收缩无力，收缩期增厚率下降，房室瓣开放减小，心脏各项收缩功能指标均减低，舒张期二尖瓣前叶开放顶点距室间隔距离增大（即EPSS）。

2. 多普勒超声心动图：二尖瓣口血流频谱用于对左室舒张功能的评价较有意义。严重心力衰竭时，二尖瓣口E峰血流速度加快，充盈时间缩短，A峰减低，表现左室顺应性明显减低，收缩期可检出二尖瓣、三尖瓣反流频谱。

3. 彩色多普勒血流显像：主要用于观察扩张型心肌病合并瓣膜反流的状况。彩色反流束多以中心性反流为主，形态呈狭长状，基底部位于瓣膜对合点处。

【鉴别诊断】

1. 缺血性心肌病：超声特点为节段性室壁运动异常，梗塞部位心肌变薄、瘢痕或室壁瘤形成，在主动脉短轴切面仔细扫查还可见左右冠状动脉主干狭窄及粥样硬化斑块形成。扩张型心肌病室壁运动弥漫性减弱而非节段性室壁运动减弱是与缺血性心肌病的超声鉴别要点。

2. 心脏瓣膜病时可有左心或全心扩大，但同时有瓣膜损害的特异性改变，如瓣膜增厚钙化、瓣口狭小、开放受限或关闭不全等；扩张型心肌病无瓣膜的明显病理性改变，因常为多心腔同时扩大，可见房室瓣环明显扩张。

3. 尿毒症性心肌病心脏扩大以左心为主，常先有左室心肌肥厚，心肌回声增粗增强，多合并有主动脉瓣的钙化及心包积液。

4. 酒精中毒性心肌病、一氧化碳中毒性心肌病等均有明确长期大量饮酒或一氧化碳中毒的病史。

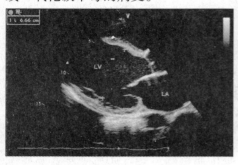

图 2-17　左室长轴切面显示左室
明显扩大约 67mm

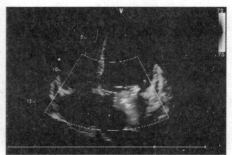

图 2-18　彩色多普勒显示二尖瓣口
蓝色反流信号

二、肥厚型心肌病

肥厚型心肌病是以心肌非对称性肥厚、心室内腔变形为特征的原因不明的心肌疾病。根据左室流出道有无梗阻分为梗阻型、非梗阻型和隐匿性。

【临床表现】

由于心室舒张压增加，肥厚心肌冠状动脉供血相对不足，心排血量减少等原因，常见劳力性呼吸困难、心前区闷痛、一过性晕厥等，甚至发生猝死，晚期可出现左、右心衰竭。体检胸骨左缘 3、4、5 肋间或心尖内侧可闻及粗糙的收缩中、晚期喷射性杂音，可伴有震颤，二尖瓣相对关闭不全时可有收缩期反流性杂音。

【超声表现】

1. 二维超声心动图：室间隔明显肥厚，>1.5cm，肥厚部位心肌回声呈毛玻璃样增高，肥厚形态呈纺锤形。梗阻型以室间隔基底部肥厚为主，突向左室流出道。左室腔较正常减小，左房增大。室间隔运动幅度减低。非梗阻型室间隔及左室后壁均增厚，以室间隔增厚明显，有的肥厚室间隔局限于后部或心尖部，肥厚的室间隔未造成左室流出道的梗阻。

2. M 型超声心动图：梗阻型二尖瓣前叶收缩期 CD 段前向运动（即 SAM 征），致使左室流出道内径变窄。室间隔肥厚，与左室后壁厚度之比 >1.5，左房增大，左室内径减小。

3. 多普勒超声心动图：梗阻型肥厚型心肌病时，取样容积由左室腔移向左室流出道，收缩期峰值流速突然增高，＞2米/秒，频谱呈"匕首状"，峰值后移。非梗阻型左室流出道无狭窄改变，无二尖瓣收缩期前向运动。

4. 彩色多普勒血流显像：用于判定是否合并左室流出道梗阻，瓣膜是否存在反流。梗阻型肥厚型心肌病的特征是左室长轴切面在收缩期左室流出道内主动脉瓣下出现五彩镶嵌明亮的血流频谱。

【鉴别诊断】

1. 高血压性心脏病：左室心肌肥厚多为对称性的，少数也可表现为非对称性室间隔肥厚，与肥厚型心肌病不易区别，需结合长期高血压病史综合分析。肥厚型心肌病除非对称性心肌肥厚外，还具有心肌回声异常、SAM 征及左室流出道狭窄等特点，可与高血压性心脏病鉴别。

2. 主动脉瓣膜或瓣上、瓣下狭窄：可引起室间隔和左室游离壁的对称性肥厚，超声可以显示主动脉瓣或瓣上、瓣下局限性狭窄的病变，如瓣膜的增厚、变形、开口狭小、瓣下隔膜样回声等，多普勒可见高速射流信号起源于狭窄的瓣口或瓣下隔膜组织。

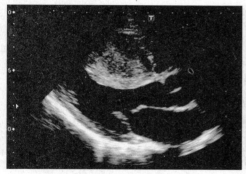 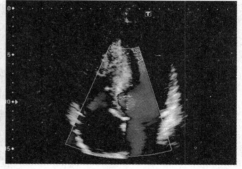

图 2-19　左室长轴切面显示室间隔非对称性明显肥厚，心肌回声呈毛玻璃样增高　　图 2-20　彩色多普勒显示左室流出道未见高速湍流信号，肥厚的室间隔未造成左室流出道梗阻

第四节　冠状动脉疾病

一、冠状动脉粥样硬化性心脏病

冠状动脉粥样硬化性心脏病简称冠心病，是由于冠状动脉内膜粥样硬化病变，使管腔狭窄、闭塞，使该动脉供应的室壁出现运动减弱、消失，甚至矛盾运动。超声心动图对判断心肌缺血及心肌梗死部位和显示心肌梗死后的并发症，有一定的价值。

【临床表现】

临床分为隐匿型、心绞痛型、心肌梗死型、心力衰竭型（缺血性心肌病）、猝死型五个类型。其中最常见的是心绞痛型，最严重的是心肌梗死和猝死两种类型。

心绞痛是一组由于急性暂时性心肌缺血、缺氧所起的症候群：胸部压迫窒息感、闷胀感、剧烈的烧灼样疼痛，一般疼痛持续 1～5 分钟，偶有长达15 分钟，可自行缓解；疼痛常放射至左肩、左臂前内侧直至小指与无名指；疼痛在心脏负担加重（例如体力活动增加、过度的精神刺激和受寒）时出现，在休息或舌下含服硝酸甘油数分钟后即可消失；疼痛发作时，可伴有（也可不伴有）虚脱、出汗、呼吸短促、忧虑、心悸、恶心或头晕症状。

心肌梗塞是冠心病的危急症候，通常多有心绞痛发作频繁和加重作为基础，也有无心绞痛史而突发心肌梗塞的病例。心肌梗塞的表现为：突发时胸骨后或心前区剧痛，向左肩、左臂或他处放射，且疼痛持续半小时以上，经休息和含服硝酸甘油不能缓解；呼吸短促、头晕、恶心、多汗、脉搏细微；皮肤湿冷、灰白、重病病容；大约十分之一的病人的唯一表现是晕厥或休克。

【超声表现】

1. 二维超声心动图：节段性室壁运动异常是冠心病在超声心动图的主要表现。一般采用美国超声心动图学会推荐的 20 段划分法将室壁分为基底段、中间段、心尖段。心肌梗死时显示相应室壁节段性运动消失或明显减弱，室壁收缩期增厚率消失，心腔扩大，心室壁膨隆，心肌厚度变薄。正常心肌部分表现代偿性运动增强，收缩增厚，幅度增加。

2. M 型超声心动图：局部室壁运动明显减低、消失或矛盾运动，室壁变薄，收缩期无增厚或变薄。后下壁心肌梗死可表现为搏幅及增厚率。

3. 多普勒超声心动图

（1）乳头肌功能不全时，可检出二尖瓣反流。

（2）右室心肌梗死常出现三尖瓣反流。

4. 心肌梗死的并发症

（1）室壁瘤：由于梗塞区心肌变薄，心室内压力使其逐渐向外膨出所致。表现为局部膨出处变薄，回声增强，收缩功能消失，室壁瘤与心室壁有连续性。

（2）假性室壁瘤：急性心肌梗死心肌坏死穿孔后，局部心包和血栓等物质包裹血液形成一个与左心室相通的囊腔。假性室壁瘤的壁与心室壁无延续性，分界清楚。

（3）室间隔穿孔：可见室间隔肌部回声连续中断。

（4）乳头肌断裂：表现为二尖瓣瓣尖部可进入左心房，二尖瓣叶呈连枷样运动，前后叶不能对合。

（5）心室内血栓形成：血栓以心尖部最常见，可见左心室腔内出现反射光团，有明显的血栓边缘，血栓附着处的室壁常有矛盾运动。

【鉴别诊断】

冠心病引起的缺血性心肌病与扩张型心肌病超声心动图变现相似，同样具有左房左室扩大，左室壁和室间隔运动幅度减低，二尖瓣开口小等改变，但缺血性心肌病有心梗病史，声像图上多伴有升主动脉扩张，主动脉瓣钙化及关闭不全，左室壁运动异常呈节段性，而扩张型心肌病无主动脉的改变且室壁运动呈弥漫性减弱。

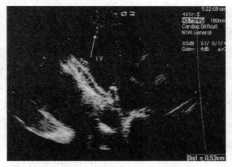 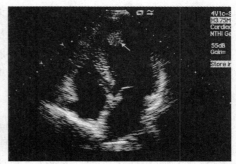

图 2-21　急性心肌梗死室间隔穿孔　　　图 2-22　陈旧性心肌梗死心尖部附壁血栓形成

二、川崎病

川崎病是 1967 年日本川崎富作医师首先报道，并以他的名字命名的疾病，又称皮肤黏膜淋巴结综合征（MCLS），以全身性血管炎为主要病变的小儿急性发热性疾病，发病可能与多种病毒、细菌、立克次体、支原体等感染所致免疫异常有关。

【临床表现】

临床常以高热（39℃以上）为最初表现，热程在 5 天以上。发热数日后掌跖面红肿且痛，躯干部出现大小不一的斑丘疹。发热数日两侧眼结膜充血，球结膜尤重。唇面红肿、干燥和皲裂，甚至有出血；杨梅舌，口腔黏膜充血。50% ~70% 的川崎病早期有淋巴结肿大，一侧或双侧，非化脓性，数日后消退，有时肿胀波及颌下，病程第二周 80% 手、足部脱皮。部分婴幼儿可先表现为肛周脱屑。

【超声表现】

1. 冠状动脉异常

（1）5 岁以下幼儿冠状动脉主干及其以及分支内径扩大（≥3mm）。

（2）冠状动脉内径/主动脉根部内径 >0.16（正常 <0.16，比值 >0.20 为扩张，>0.30 为动脉瘤）。

（3）冠状动脉瘤及巨大瘤形成，冠状动脉内径≥6mm 呈纺锤状或球形：比值≥0.6 或冠脉内径≥8mm 者称为巨大冠状动脉瘤。

（4）冠状动脉走行迂曲呈串珠状，内膜面不光滑，管壁回声增厚、不均匀。

（5）冠状动脉腔内于扩张管腔口可见局限性低回声。

（6）恢复期冠状动脉局限性狭窄伴回声增高。

2. 心包积液：少量至中等量积液出现于发病 4～7 天。

3. 房室腔扩大：房室腔扩大或心脏普遍扩大呈球形。

4. 室壁节段性运动异常：左室后壁运动幅度明显减低。

【鉴别诊断】

1. 冠状动脉起源异常：与川崎病相同点为同样有冠状动脉扩张和冠状动脉瘤形成，不同点为冠状动脉起源异常，走行平直，冠状动脉壁回声光滑、清晰，腔内回声清晰，心腔内有异常瘘口或异常血流信号，常出现在肺动脉。

2. 冠状动脉瘘：鉴别点为冠状动脉走行平直，管壁回声光滑、清晰，腔内回声清晰，心腔内有异常瘘口和异常血流信号，常出现在瘘入的心腔或肺动脉。

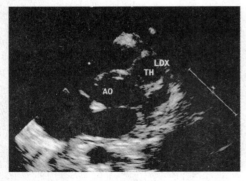

图 2-23　左冠状动脉扩张呈球形，扩张管腔口可见局限性低回声

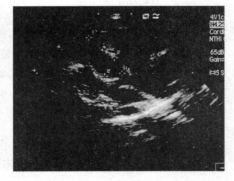

图 2-24　右冠状动脉扩张呈纺锤状，管壁回声增强、内膜面不光滑

第五节 感染性心内膜炎

感染性心内膜炎是指微生物感染心内膜或临近的大动脉内膜伴赘生物形成。分为急性、亚急性、自体瓣膜、人工瓣膜和静脉药瘾者心内膜炎。

【临床表现】

亚急性者大多起病缓慢、隐匿，常于菌血症后 2 周内出现。全身感不适、发热，多呈弛张热或间歇热，有的病人呈低热；乏力，食欲减退，多汗、头痛、全身肌肉痛等。急性者呈暴发性败血症过程。皮肤黏膜淤点或出血点，常发生于口腔黏膜、睑结膜、胸前和四肢皮肤；出现指甲下裂片状出血；视网膜卵圆形中心发白的出血斑（Roth 斑）；指垫处有紫红色痛性结节（Osler 结节）；手掌足底小片状出血斑（Janeway 损害）、杵状指等；多为微血管炎或微血栓所致。

【超声表现】

1. 赘生物呈团块状、息肉状或绒毛絮状中等强度回声，直接附着于瓣膜上、室壁上、室间隔残端上、动脉壁上或有蒂相连。随血流飘摆于心腔内或大动脉内。极少数的赘生物由于纤维化或钙化，活动度明显减低，甚至消失。

2. 早期出现的赘生物回声较弱，比较均匀，陈旧的或有钙化的赘生物回声较强，后方可伴声影，赘生物的形态在不同切面或不同的时期差异较大。

3. 赘生物可单发或多发，可同时出现在两个以上瓣膜，也可一处出现多个赘生物。

4. 赘生物大小不等、大的直径为 20～30mm，小的直径为 1～2mm，边缘多模糊，呈蓬草样或毛刺状改变，内部回声多不均匀。

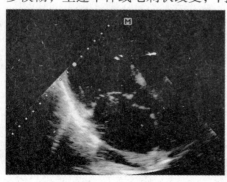

图 2-25 二尖瓣前叶赘生物收缩期随
瓣叶摆动进入左房

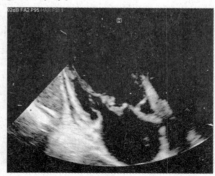

图 2-26 二尖瓣前叶赘生物舒张期随
瓣叶摆动进入左室

5. 经食管超声心动图可以清晰显示各瓣口及各心腔内的赘生物，最小可检出 1mm 的赘生物，不仅可以定部位，还可以定数目、大小、与周围组织的关系等。尤其是检出人工瓣膜上的赘生物更有独到之处。

【鉴别诊断】

1. 瓣叶严重纤维化、钙化团块：回声可与赘生物相似，但如后者未钙化，回声则不甚强，边缘较毛糙；此外，瓣叶严重纤维化、钙化团块，通常运动受限，是区别于后者的主要表现。

2. 连枷样瓣叶：自发性腱索断裂，急性心肌梗死乳头肌断裂也可出现连枷样瓣叶，但均无异常团块附着。后者如断裂的乳头肌较小时，注意勿误认为赘生物，断裂的乳头肌均连于腱索，形态较特殊，且有心肌梗死病史。

3. 与风心病相鉴别：风心病患者，临床表现的严重程度与超声心动图上瓣膜的病变程度密切相关，若感染性心内膜炎患者临床表现较重，而瓣膜的病变则较轻。风心病患者，二尖瓣增厚，纤维化、钙化等征象从瓣尖开始，而感染性心内膜炎一般只在瓣体中部以及近瓣环处有轻度增厚和运动僵硬现象。

4. 陈旧性赘生物需与小的心腔内黏液瘤和小的血栓进行鉴别。黏液瘤的特点是较均匀，边界清晰，活动幅度一般都较大；小的血栓一般回声低，活动度小，随心壁活动而动。

第六节　心包疾病

一、心包积液

正常心包脏层和壁层之间为一潜在的腔隙，有 10～20ml 液体起润滑作用，心包积液时心包脏层和壁层分开，心包腔被液体充填，大量心包积液影响心脏的舒张和收缩可致心包填塞。心包积液由结核性、化脓性和其他非特异性心包炎引起，尿毒症、急性心肌梗死、系统性红斑狼疮、肿瘤也可引起心包积液。

【临床表现】

心包积液的症状和体征取决于心包积液的病因和本身特点。急性非特异心包炎和感染性心包炎的主要症状为心前区疼痛或闷痛，呼吸困难及心脏压塞症状。心包渗液最突出的症状为呼吸困难，可有端坐呼吸，呼吸表浅而快，躯体前倾，并伴紫绀。心包积液量极大时，可有干咳、声音嘶哑、吞咽困难。

体格检查心包摩擦间为纤维蛋白性心包炎的特异性征象。渗液性心包炎体征主要有心尖搏动微弱或不能触及，心浊单界向两侧增大，卧位时心底部浊音界加宽，颈静脉怒张、肝肿大，下肢水肿、腹水。心脏压塞失代偿时，可出现颈静脉努张、奇脉、血压下降及休克征象。

【超声表现】

1. 心脏的收缩期和舒张期：心包的脏、壁层之间出现无回声。少量心包积液是，M 型和二维超声心动图显示在左室后壁后方心包腔内出现持续整个收缩期和部分舒张期的无回声。随着积液量的增多，心脏后方的无回声增宽，心尖、心室外侧壁及右室前壁心包腔内也出现无回声，且无回声持续存在于整个心动周期。

2. 心包积液的定量：100ml 以内的心包积液为少量积液，液性暗区最大宽度一般小于 10mm；100 ~ 500ml 为中量心包积液，液性暗区宽度小于 20mm；大于 500ml 为大量心包积液，液性暗区宽度大于 20mm。

【鉴别诊断】

1. 左侧胸腔积液：左房后方降主动脉是鉴别诊断的标志。于左室长轴切面左房后方可见降主动脉横断面，心包积液液性暗区出现于降主动脉前方，而胸腔积液出现于降主动脉后方。心前区探查时，胸腔积液不出现在心脏前方，亦不伴有心脏摆动征。如两者同进存在，若从左后侧胸壁探查，心包积液在胸腔积液前方，心包与胸心包积液大动脉短轴见大动脉短轴切面显示右室前壁、肺动脉外侧心包腔内液性暗区。膜界面呈一规则的线样回声。

2. 心包脂肪垫：心脏表面脂肪垫呈低回声，附着于壁层心包之外，多出现于心尖部，心室侧壁前外侧，其回声无完整规则的边缘，覆盖于心包壁层表面，而非心包腔内。

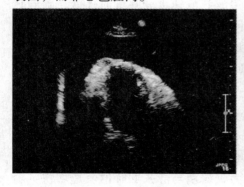

图 2-27　心尖四腔心切面显示心尖部心
包腔积液

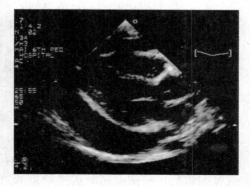

图 2-28　左室长轴切面显示左室后壁后方、
右室前壁前方心包腔积液

二、缩窄性心包炎

缩窄性心包炎是由于心包慢性炎症所导致心包增厚、粘连，甚至钙化，使心脏舒张、收缩受限，心功能减退，引起全身血液循环障碍的疾病。最常引起心包缩窄的疾病是结核性、化脓性心包炎。

【临床表现】

劳力性心悸、气促，严重时端坐呼吸，还有咳嗽、乏力、腹胀、厌食和衰弱等；心尖搏动减弱或消失，心浊音界正常或轻度增大，心率加快，心音减轻，可有心包叩击音，部分病例有心房颤动；颈静脉怒张及 Kussmauls 征、肝肿大、腹水、胸腔积液，下肢浮肿等；脉搏细弱，收缩压降低，脉压小，可有奇脉。心尖波动不明显，心浊音界不增大，心音减低，通常无杂音，可闻及心包叩击音。

【超声表现】

1. 二维超声心动图：心包增厚，可见广泛性或斑片状回声增强，合并心包积液时在两层增厚的心包之间可见无回声。心室舒张受限，内径变小，心房可增大；房室环处心包增厚缩窄时，心房增大明显。吸气时房间隔、室间隔突向左侧。舒张期室间隔运动异常。下腔静脉和肝静脉扩张，舒张期缺少吸气性变化。

2. M 型超声心动图：心包增厚回声增强，左室后壁舒张早期向后运动，舒张中晚期运动平坦。舒张早期室间隔运动异常，表现为快速的向前或向后运动。室间隔矛盾运动。二尖瓣前叶 EF 斜率可增快。肺动脉瓣舒张期提前开放。

3. 多普勒超声心动图：吸气时，二尖瓣 E 峰速度较呼气时降低，肺静脉 D 波较呼气时明显减低；二尖瓣减速时间缩短；左室等容舒张时间延长；呼气时三尖瓣血流速度及肝静脉前向血流速度较吸气时明显降低；三尖瓣和肝静脉反流；吸气时左室流出道和主动脉血流速度明显减慢。

【鉴别诊断】

主要与限制型心肌病相鉴别，两者均有心室舒张受限、左右心房扩大、下腔静脉扩张以及肺动脉高压等特点，不同点在于限制性心肌病室壁呈均匀性增厚、心内膜明显增厚，回声增强，心包回声无改变；二尖瓣血流频谱不受呼吸影响；早期肺动脉血流频谱表现为收缩期与舒张期峰值流速增快，随着病程进展正常化，晚期肺静脉收缩期峰值流速减慢。

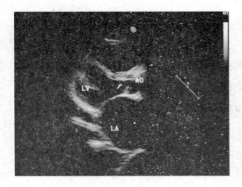 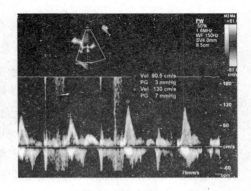

图 2-29 左室长轴切面显示心包膜增厚、
回声增强，左房增大，左房室角缩小，
心包少量积液

图 2-30 频谱多普勒显示二尖瓣口血流
随呼吸变化峰值明显下降

第七节 心脏黏液瘤

心脏黏液瘤是最常见的心脏原发良性肿瘤，多数有瘤蒂，可发生于心脏各房、室腔，最常见于左心房，约占 75%。多数肿瘤有瘤蒂与心房壁相连，90% 的左房黏液瘤附着于心房间隔卵圆窝处。瘤体可随心脏的收缩、舒张而活动。绝大多数为单发肿瘤，但也可为多发，常有家族遗传倾向。

【临床表现】

黏液瘤的表现主要有：心脏血流动力学紊乱、动脉栓塞和全身表现三个部分。

心脏黏液瘤体积较大或瘤蒂较长时可阻塞二尖瓣口，引起血流障碍，产生瓣膜狭窄的症状和体征，如心悸、气短、端坐呼吸、晕厥、咯血等，部分患者可能会发生猝死。动脉栓塞可以是肿瘤的碎片，也可能是整个肿瘤随血流漂动，引起体动脉栓塞，50% 的体循环栓塞发生在脑血管，引起昏迷、偏瘫、失语等症状。约 30% 的心脏黏液瘤患者可出现全身反应，表现为发热，消瘦，食欲不振，乏力，关节或肌肉疼痛，杵状指（趾），贫血，血沉增快。

【超声表现】

1. M 型和二维超声心动图：心脏黏液瘤为大小不等、形态各异，表面光滑，边界整齐，常有包膜，内部为强弱不均的低回声。左房黏液瘤的蒂附着于房间隔，舒张期瘤体随血流到达二尖瓣口，阻塞二尖瓣口，收缩期又回到左房。心室黏液瘤附着于室间隔的不同部位。

2. 多普勒超声心动图：当肿瘤使流入道或流出道血流受阻时，彩色多普勒可显示通过通道的窄条血流束，频谱多普勒可在狭窄通道的上下测定血流速度，计算压力阶差。

【鉴别诊断】

1. 心内血栓：附壁血栓常附着于房室腔内壁，基底宽、不活动，表面尚不平整，新鲜血栓呈低回声，血栓纤维化则回声较高，表面为低回声。游离血栓呈圆形或椭圆形，在心房中游动、不断变动位置，易于鉴别；有蒂血栓从超声图上难以与黏液瘤鉴别。

2. 心壁或瓣叶上非肿瘤赘生物如瓣叶淀粉样变性，呈低回声小肿块，随瓣叶活动。慢性炎症性干酪样病变呈球形，壁厚回声高，中心为低回声。

3. 纤维瘤、脂肪瘤多为较均匀高回声。心壁肿瘤多为回声增高，光点粗大，纹理不整，良性肿瘤光点分布多较均匀，恶性肿瘤内部有点状或片状出血，坏死使回声不均匀或有低回声或无回声区。

4. 恶性肿瘤常基底宽，与心壁间无间隙，亦无明确整齐分界，肿瘤表面突入心腔内。心壁肿瘤常使心壁明显增厚，向心腔及心外膨出。心包肿瘤多基底宽附着于心包或心包脏层细回声带受破坏而不连续。

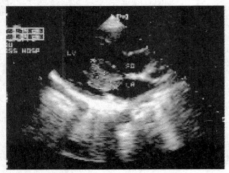

图 2-31　左室长轴切面显示左房黏液瘤蒂附着于房间隔，舒张期瘤体随血流到达二尖瓣口

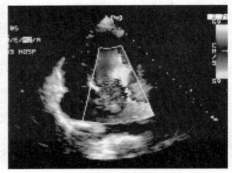

图 2-32　彩色多普勒显示肿瘤使流入道、血流受阻呈一条细窄条血流束

第三章 血 管

第一节 主动脉疾病

一、主动脉夹层

主动脉夹层指血液通过主动脉内膜裂口，进入主动脉壁并造成正常动脉壁的分离，是最常见的主动脉疾病之一。根据主动脉夹层内膜裂口的位置和夹层累及的范围，分为3型：Ⅰ型：主动脉夹层累及范围自升主动脉到降主动脉甚至到腹主动脉。Ⅱ型：主动脉夹层累及范围仅限于升主动脉。Ⅲ型：主动脉夹层累及降主动脉。

【临床表现】

常有剧烈疼痛、休克和压迫症状。如病变侵犯主动脉大分支，则相应的脏器可发生缺血症状。如瘤体继续扩大，可向动脉壁外破裂引起大出血而危及生命。主动脉夹层属心血管危急症，起病急、变化快、死亡率高，早期诊断和治疗对其预后非常重要。

【超声表现】

1. 二维超声：主动脉腔内可见撕裂的主动脉壁内膜，呈带状回声，将增宽的主动脉腔分为真假两腔。假腔中可有附壁血栓形成。如能找到真假两腔之间的沟通之处，可见此带状回声有连续中断现象，断端呈飘带样运动。

2. 彩色多普勒：可见真假两腔中的血流情况。真腔中血流速度快，颜色鲜艳，假腔血流缓慢，故颜色暗淡，两种颜色由撕裂的内膜相隔离。如假腔中有附壁血栓形成，则无血流信号显示。DeBakeyⅠ型和DeBakeyⅡ型主动脉夹层患者，由于累及主动脉根部，常引起主动脉瓣关闭不全。

3. 频谱多普勒：真腔中血流速度与正常人基本相同，且为层流；假腔中血流缓慢，将取样容积置于假腔中可记录到低于真腔的血流速度，有时延迟出现，有时记录不到血流信号。将取样容积置入入口处，可记录到收缩期由真腔流向假腔的多普勒频谱。

【鉴别诊断】

1. 升主动脉内的伪像：升主动脉扩张不合并这动脉夹层的患者，升主动脉腔内有时可见一横置的带状回声反射，此回声并非真正的撕裂内膜反射，系多重反射等伪像所引起。记录其 M 型曲线，其活动方向及幅度与主动脉后壁完全一致，位置较为固定；而撕裂的内膜反射活动方向及幅度与主动脉后壁无一定关系；彩色多普勒血流图上可见血流信号穿过此回声带，回声带两边的色彩一致。主动脉夹层患者，彩色血流信号不能穿过真正的撕裂内膜，其两侧的血流信号色泽不一样。

2. 主动脉瘤：如主动脉夹层假腔中充满血栓，并与撕裂的内膜融为一体时，其声像图与单纯主动脉瘤伴附壁血栓形成类似，应注意鉴别。撕裂的内膜常伴有钙化，此时常可发现钙化内膜位于血栓表面；而主动脉瘤伴有血栓形成时，钙化的内膜位于血栓的基底部。

3. 假性主动脉瘤：详见下一章节。

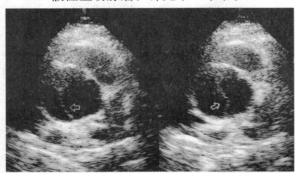 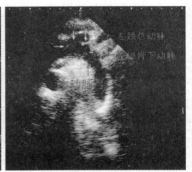

图 3-1　主动脉夹层Ⅱ型　　　　　　　图 3-2　主动脉夹层Ⅱ型

二、主动脉瘤

主动脉瘤是分为真性动脉瘤与假性动脉瘤。真性动脉瘤由于主动脉壁的薄弱所引起的主动脉局限性管腔显著扩张（相应正常部位的 1.5 倍以上）。假性动脉瘤是动脉壁部分破裂，血液流至血管外被局部周围组织纤维包裹形成的囊性搏动性血肿。

【临床表现】

主动脉瘤体较小时可无临床表现，瘤体大时常因压迫周围组织而出现局部压迫症状，如胸痛、腹痛、声嘶、呼吸困难等。当主动脉瘤破裂时则出现严重破裂征象：如疼痛加剧、咯血、呕血、便血及心慌、气短、不能平卧等心功能不全的表现。假性动脉瘤常有明确的外伤、感染史。

【超声表现】

1. 二维超声：表现为主动脉内径增宽，呈梭形或囊状扩张，常为相应正常部位的 1.5 倍以上。瘤体边缘与主动脉壁相连。与瘤体相连的主动脉壁有被动脉瘤牵引，而随之向外伸展的现象。升主动脉瘤多呈梭形，而主动脉弓部的动脉瘤多呈囊状。瘤体中由于血流缓慢，常可见云雾状影，有时可见附壁血栓。假性动脉瘤表现为主动脉壁的某一部位可见连续中断，其周围有一液性暗区。此暗区通过主动脉壁上的连续中断处与主动脉腔相通，暗区常可见云雾状影或附壁血栓，其壁由血栓和周围组织所构成。

2. 彩色多普勒：主动脉瘤体内由于血流缓慢，故彩色多普勒血流图上可见瘤体内色彩暗淡。另外，瘤体内血流可出现涡流现象。假性动脉瘤时可见动脉腔内血流通过动脉壁上的连续中断与动脉瘤腔相通。如主动脉瘤位于主动脉的根部，常可见不同程度主动脉瓣反流。

3. 频谱多普勒：将取样容积置于扩张的瘤体内，可记录到比正常主动脉血流缓慢的血流信号。

【鉴别诊断】

1. 真性动脉瘤与假性动脉瘤

1）主动脉瘤的瘤壁由血管构成；而假性动脉瘤的瘤壁由血栓及周围组织构成。

2）假性动脉瘤的瘤壁的破口较与之平行的瘤腔的最大内径小得多。两者之比一般小于 0.5，呈葫芦样改变；而主动脉瘤开口的最大直径几乎等于或实际上就是瘤体的最大内径，两者之比一般为 0.9～1.0。

3）彩色多普勒血流图上可见假性动脉瘤瘤壁破口处血流往返于动脉与瘤腔之间；而主动脉瘤显示瘤腔内涡流信号。

2. 主动脉夹层与主动脉瘤：主动脉夹层主要表现为增宽的主动脉腔内可探及撕裂的内膜反射。如果主动脉夹层的假腔内充满血栓，其血栓与撕裂的内膜融为一体时，其声像图与主动脉瘤伴附壁血栓形成类似，应注意鉴别。主动脉夹层的撕裂内膜常伴有钙化，所以此时可见内膜钙化向主动脉腔中心移位，位于血栓的表面；而主动脉瘤伴附壁血栓形成时，钙化的内膜无中心移位，位于血栓的基底部。

3. 主动脉夹层与假性动脉瘤

1）假性动脉瘤检查时，表现为主动脉壁的连续性中断，与主动脉夹层的入口相似，应注意鉴别。

2）主动脉夹层的内膜沿主动脉长轴剥离，其回声纤细，并随血管舒缩而相应活动；假性动脉瘤动脉壁破口局限，其残端短小，不随血管舒缩活动，无剥离内膜的带状回声。

3）主动脉夹层假腔沿主动脉长轴走行，波及范围较广，腔径随血管舒缩而改变；假性动脉瘤范围局限。

4）主动脉夹层假腔内血流借入口及再入口与真腔相通；假性动脉瘤内血流仅借破口与主动脉腔相通。

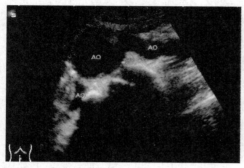

图 3-3　腹主动脉瘤　　　　　　　图 3-4　腹主动脉瘤

第二节　腹部大血管

腹部大血管疾病主要有动脉瘤、主动脉夹层、肾动脉狭窄及左肾静脉"胡桃夹"。动脉瘤及主动脉夹层详见主动脉疾病章节。

一、肾动脉狭窄

肾动脉狭窄主要由动脉粥样硬化、多发性大动脉炎及中层纤维肌增生引起，多见于年轻女性。前者病变常见于肾动脉的起始部和近端，后者在肾动脉起始部形成多发性串珠样狭窄，分布广泛，可累及肾动脉分支。受累肾长期缺血，肾体积可能缩小。

【临床表现】

大部分患者均有显著持续性高血压。收缩压高于 200mmHg 和（或）舒张压高于 120 mmHg 者约占 60%。有 40% 的肾血管性高血压患者在上腹部正中或脐部两侧各 2～3cm、偶有在背部第 2 腰椎水平处，可听到粗糙响亮的收缩期杂音，或收缩期和舒张期均有的连续性杂音。杂音强弱与肾动脉狭窄程度无平行关系。大部分患者有明显的高血压性眼视网膜病变，表现为小动脉狭窄、痉挛或硬化。

【超声表现】

患侧肾脏外形正常或缩小，实质回声正常或增强。对多数病例很难显示狭窄的直接征象。但是当动脉粥样硬化或大动脉炎患者，在肾动脉开口处，显示腹主动脉粥样斑块或管壁明显增厚，这是肾动脉狭窄的重要间接征象。肾动脉局部扩张，也提示其近端存在狭窄。在部分病例，彩色多普勒显示肾外动脉狭窄处流速峰值明显增高（>1.5m/s）；狭窄处峰值流速与同水平腹主动脉峰值流速的比值>3；远端呈低速低阻特征，肾内动脉呈延迟低幅波即小慢波。超声造影可以直接显示狭窄的肾动脉，并且可以增加彩色多普勒敏感性，对显示困难的病例有很大帮助。

【鉴别诊断】

对于临床可疑肾动脉狭窄的患者，若超声检查有上述肾动脉狭窄形态特征、肾外肾动脉或肾内小动脉血流信息三方面异常之一者，提示肾动脉狭窄。但是无异常表现者不能排除肾动脉狭窄。最终确诊仍需 X 线肾动脉造影。

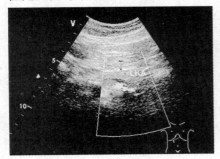

图3-5　左肾动脉狭窄

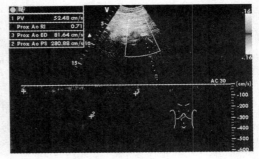

图3-6　左肾动脉狭窄

二、左肾静脉受压综合征

左肾静脉受压综合征也称胡桃夹综合征。是由于左肾静脉在肠系膜上动脉与腹主动脉之间受压而引起静脉回流障碍所致。

【临床表现】

临床表现与肾淤血有关，出现血尿、直立性蛋白尿、左侧生殖静脉曲张、血压升高、月经量增多等。

【超声表现】

左肾静脉在肠系膜上动脉与腹主动脉之间明显受压变细，远端扩张。左肾外形正常或轻度增大。由侧卧位变为坐位并使胸背部充分后伸检查，上述改变常加重。国内田绍云以仰卧位左肾静脉内径比狭窄处大 2 倍以上，或脊柱后伸 15～20 分钟后，上述测值相差 4 倍以上，作为左肾静脉受压综合征的诊断标准。

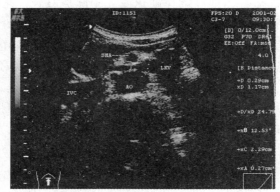

图 3-7 左肾静脉受压综合征

第三节 颈部血管疾病

常见的颈部动脉疾病主要有颈动脉粥样硬化斑块形成、大动脉炎等狭窄性病变和动脉瘤形成。常见的颈部静脉疾病主要有颈部静脉血栓形成和原发性颈静脉扩张症。

一、颈动脉粥样硬化

【临床表现】

患有高血压、糖尿病及脑梗塞者发生率高于正常人。颈动脉粥样硬化好发于颈总动脉分叉处及颈内动脉起始部，引起动脉狭窄，严重的狭窄或闭塞可导致脑部血供障碍。粥样斑块或血栓脱落则可引起脑梗死。

【超声表现】

1. 二维超声：检查主要内容包括：颈总动脉、颈内外动脉和颈动脉分叉部内外径宽度，内膜厚度、狭窄程度和动脉收缩舒张运动情况；病变位置、形态、大小、表面光滑度、回声情况等。早期主要表现为动脉内膜稍增厚，不光滑，轻度局限性隆起，进一步发展，并累及中膜时，管壁三层结构消失，内壁可出现大小不等的斑块，管腔不同程度狭窄。

2. 彩色多普勒：病变较轻、仅为内膜增厚和小的斑块改变时，彩色血流图像无明显改变，仅表现为单纯的血流边缘不光滑。当斑块突入管腔而引起一定程度的狭窄时，斑块部分血流充盈缺损，呈彩色血流"充盈缺损区"。狭窄段血流速度增快而使血流颜色变亮可形成涡流，当狭窄进一步加重至完全阻塞时，腔内无血流信号显示。

3. 频谱多普勒：颈动脉粥样硬化的频谱改变与斑块大小、狭窄程度及有无血流动力学改变有关。小的斑块没有引起血流动力学改变时，没有频谱改变。一般当狭窄面积大于 75% 时，将有频谱的改变。狭窄处可出现形态异常、频窗充填、收缩期最大峰速明显增加的湍流频谱，狭窄远端血流频谱成波峰圆钝、频窗充填、频带增宽、最大峰速不同程度的减低阻塞样频谱，严重阻塞的病例甚至测不到血流频谱。

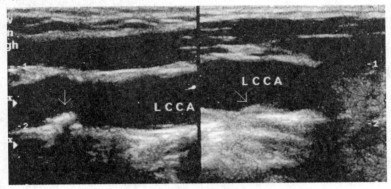

图 3-8　颈动脉粥样硬化

二、动脉炎

【临床表现】

本病好发于年轻女性，一般多在 30 岁内发病。发病缓慢，早期出现低热、乏力、关节炎、肌肉疼痛等全身症状。发生狭窄时，表现为其供血器官及组织缺血的症状。

【超声表现】

1. 二维表现：病变可局限在动脉的起始部，也可弥漫累及远端。病变早期，受累动脉壁失去正常三层结构、外膜与周围组织分界不清；随病变的发展，受累动脉壁全层弥漫、管壁僵硬、厚薄不一，回声增强，动脉壁搏动减弱或消失；常伴有管腔明显狭窄、严重者动脉完全阻塞。

2. 彩色多普勒：颈动脉病变处的彩色血流可呈不规则的、局限性变细或充盈缺损，也可呈不规则、弥漫性变细、色彩明亮的血流信号。当锁骨下动脉在分出椎动脉前发生狭窄时，有的病例能发生锁骨下动脉盗血的征象。

3. 频谱多普勒：动脉狭窄最严重部位为收缩期峰值流速明显增高的湍流样频谱；病变远端动脉频谱表现收缩期最大流速减低的阻塞样频谱。

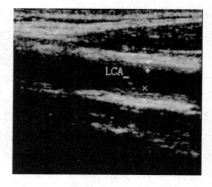

图 3-9　动脉炎

三、颈动脉瘤

动脉瘤分为真性、假性和夹层动脉瘤，颈动脉以真性动脉瘤多见。

（一）真性动脉瘤

真性动脉瘤是动脉全层组织构成动脉瘤的瘤壁，多呈囊状或梭形。

【临床表现】

表现为颈部侧方逐渐增大的无痛性搏动性肿物。增大时压迫迷走、喉返、交感、臂丛神经，甚至气管、食管等产生相应症状。颈总及颈内动脉瘤瘤体内血栓或斑块脱落，可引起急性脑缺血表现，有时颈动脉瘤破裂可致猝死。

【超声表现】

（1）二维表现：病变部位动脉壁仍为三层结构，具有明显的搏动；内径明显宽于正常部位，而呈梭形、囊状、圆柱形扩张。内膜不光滑、粗糙，可有动脉粥样硬化改变，如管壁回声增强，大小不等、形态各异的斑块，瘤体内可有血栓形成。

（2）彩色多普勒：瘤体内血流方向不同，而呈红蓝相间；伴有血流紊乱时，可见红、蓝、黄、绿相混合的图像。较大的动脉瘤体内的血流速度相对缓慢，血流信号的颜色暗淡。有血栓形成时，瘤体内的血栓部位出现血流信号的缺乏，而呈血流"充盈缺损"区。

（3）频谱多普勒：在动脉瘤体内，取样容积的位置不同，表现出不同的频谱特点。有的部位的血流基本接近正常，但流速低于正常、频谱增宽；有的部位测及双向或单向的不规则的动脉样低速频谱。血栓部位测不到血流频谱。

（二）假性动脉瘤

假性动脉瘤是动脉血液经受损的小裂口进入血管周围组织内，形成搏动性肿物。颈部假性动脉瘤较少见。

【临床表现】

假性动脉瘤以年轻人多见,有明确外伤或动脉穿刺、动脉吻合术等医源性损伤史,临床表现为搏动性肿物,有疼痛感。偶有因瘤体或管壁破裂大出血者。

【超声表现】

(1) 二维表现:在动脉附近有形态不规则、搏动性囊样肿物,边界清晰、但囊壁无明确的动脉壁三层结构,瘤体的中心呈无回声的液性暗区,或细沙样低回声流动,周围可见强弱不等的血栓样回声。在典型的病例中,瘤体中心无回声处与动脉有较宽沟通开口(在1mm以上)时,容易被检查到;如沟通口很小,或小动脉分支形成的假性动脉瘤不易查到沟通口处。

(2) 彩色多普勒:彩色多普勒血流成像技术不但能了解瘤内血流紊乱程度,判断瘤内有无血栓和鉴别其他周围组织的囊性或实质性肿物外,在确定假性动脉瘤与腹主动脉间沟通口方面有重要的作用。收缩期时,瘤体内血流颜色明亮,舒张期时,血流流回动脉内,瘤体内血流充盈欠佳。当瘤体内有血栓形成时,血栓区域呈彩色血流充盈缺损。在假性动脉瘤与动脉沟通口较大的典型病例中,通过彩色多普勒血流信号能显示两者的沟通血流信号。

(3) 频谱多普勒:瘤体内为动脉样频谱,呈涡流样改变,双向、边缘不规则、频谱增宽、峰速不等。有血栓形成的部位,测不到频谱。收缩期时,可测到从受损的动脉进入假性动脉瘤内的沟通血流频谱,呈高速湍流样频谱;舒张期时,可测到与收缩期相反、相对较低的沟通血流频谱。

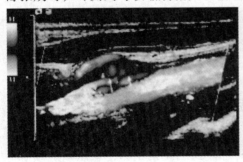
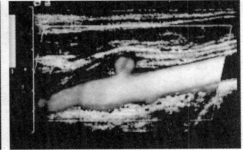

图 3-10 左侧颈总动脉假性动脉　　　图 3-11 左侧颈总动脉假性动脉

(三) 夹层动脉瘤

夹层动脉瘤是动脉壁内膜和中膜断裂或撕裂后,在血流长期冲击下,动脉中层纵行分离形成积血或血肿,使内膜和部分中层被推向管腔侧,外膜及剩余中层则被推向外侧,形成真、假两腔,动脉原有的管腔,叫真腔,动脉壁中层分离后形成假腔。

【临床表现】

夹层动脉瘤以腹主动脉多见，颈部少见。一般无明显症状。有时扪及搏动性包块，闻及血管杂音。内膜撕裂过程中可有疼痛，瘤体增大时可出现局部压迫症状。

【超声表现】

（1）二维表现：病变处的动脉外径增宽，撕裂的动脉内膜和部分中层结构呈线样弱回声把管腔分为真假两腔：动脉本身为真腔，动脉壁的内、中膜分离后形成假腔。一般情况下，假腔内径比真腔大，真假两腔经破裂口沟通，典型的病例能看到此沟通口。撕裂的动脉内膜和部分中层结构随心动周期而摆动，收缩期时摆向假腔的方向，舒张期时摆向真腔的方向。假腔内常见血栓形成。

（2）彩色多普勒：夹层动脉瘤假腔内的血流情况与心动周期有关。收缩期时血流从真腔进入假腔，血流速度相对较快，彩色血流颜色明亮；舒张期时，假腔内的血流流回真腔，假腔内彩色血流颜色变暗，甚至无血流信号；当假腔内有血栓形成时，血栓处无血流信号。

（3）频谱多普勒：假腔内的频谱形态不规则，但仍随心动周期波动。频谱方向不一致、波峰高低不等；真腔内的血流频谱呈动脉样、形态与正常动脉频谱相似。收缩期与舒张期的撕裂口处的血流频谱方向相反、边缘不规则。收缩期时，此处血流为湍流频谱、速度增快，舒张期时，速度相对变慢，血流颜色与收缩期相反，颜色较暗甚至无血流信号。当瘤体内有血栓时，测不到频谱。

四、颈部静脉血栓形成

静脉血栓形成三大因素：静脉血流滞缓、静脉内膜受损和血液高凝状态。

【临床表现】

一般无全身症状，沿静脉走行方向可摸到一硬索状物，有压痛。颈静脉急性血栓形成可见头面部肿胀。慢性血栓形成可有头痛、头昏、记忆力减退等。可有颈部静脉插管及输液史。癌症引起颈静脉内癌栓者，可有原发部位的临床表现。

【超声表现】

1. 二维表现：颈内静脉血栓形成急性期时，其内径不同程度增宽，管腔内可见血栓样回声，为均匀的实质性弱回声；随病程延长，病变静脉内径逐渐回缩至正常，甚至变细，血栓回声可不均匀，并增强；呼吸时管径变化不明显甚或消失，探头加压血栓处静脉管腔不能完全压瘪。有时可见静脉瓣固定，静脉瓣膜开闭活动消失。如为癌栓，可见栓子界限清晰，与管壁有细小间隙。

2. 彩色多普勒：不完全阻塞时，狭窄处彩色血流束变细，颜色明亮；完全阻塞时，腔内无血流信号。病程较长时，因血栓机化再通，可见多条彩色血流束变细、走行迂曲。有侧支循环建立时，可见静脉周围有与之沟通的彩色血流。

3. 频谱多普勒：静脉不完全阻塞时，狭窄处可探及高速血流频谱，阻塞远端血流速度明显减低。静脉完全阻塞时，在阻塞部位及其远近端均不能探及血流频谱。呼吸时血流速度变化不明显甚至消失。

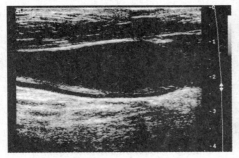 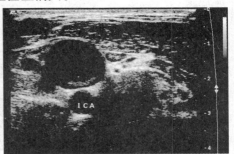

图3-12　颈内静脉血栓纵切面　　　　图3-13　颈内静脉血栓横切面

五、原发性颈静脉扩张症

颈内静脉扩张症又被称作先天性静脉囊肿、静脉扩张、动脉瘤性静脉曲张或静脉瘤。

【临床表现】

可发生在任何年龄，颈内静脉扩张以儿童多见，颈外静脉扩张以中青年女性多见。无明显临床症状，或仅有头颈胀痛不适、耳鸣或咽异感等。仅见颈部隆起性包块，以右侧颈内静脉扩张最多见，也可累及双侧颈内静脉。局部无震颤、搏动、血管杂音，皮肤可正常或呈浅蓝色。当增加胸膜腔压力如咳嗽、乏氏动作、哭闹、大声说话或低头时包块明显变大，平卧或局部加压时则缩小或消失。包块质软、囊性，压迫其远心端屏气时仍可见包块，压迫其近心端屏气时包块消失。

【超声表现】

1. 二维表现：局部颈静脉呈梭形扩张或局限性囊状膨大，也可以是均匀一致的增宽，多见于颈内静脉近心端，其远端颈静脉内径正常。颈静脉内膜光滑，管壁清晰，管腔内为无回声，当增加胸膜腔内压力时，局部静脉呈不同程度的扩张。超声检查中注意双侧对比。

2. 彩色多普勒：彩色血流显示为低速涡流，暗红与深蓝色相间。动态观察乏氏动作可见随着局部静脉的明显扩张，血流颜色由单一彩色血流束变宽且暗淡甚至消失。血流缓慢时，可见云雾样回声充填。

3. 频谱多普勒：频谱呈平稳低速负向双峰型，流速较低；乏氏动作显示局部血流频谱呈一过性速度增快，随即变为较试验前明显减慢的血流，其血流速度较两端正常静脉段内明显减低。

【鉴别诊断】

1. 上腔静脉阻塞综合征：双侧颈内静脉扩张，上腔静脉可见受压管腔闭塞或狭窄，其内血流变细或消失。颈内静脉内血流明显减缓或无血流信号显示。

2. 右心衰致腔静脉压增高：此时双侧颈内静脉、上下腔静脉均有扩张，有心衰的心脏疾病及肝肿大、腹水、下肢浮肿等表现。

3. 上纵隔囊肿：增加胸腔内压时，上纵隔囊肿和颈内静脉扩张症都增大，为颈部的隆起，但前者加压隆起不消失，内无彩色血流显示，无静脉血流频谱。

4. 颈部囊状水瘤：为多房性，边界不清的囊性肿块，是淋巴回流障碍所致，内无彩色血流显示，不能测及静脉频谱。

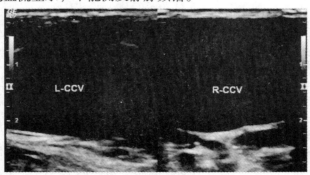

图 3-14　原发性颈静脉扩张症

第四节 四肢血管疾病

一、四肢动脉粥样硬化

四肢动脉粥样硬化是由动脉粥样硬化病变引起的慢性动脉闭塞性疾病，动脉粥样硬化斑块、动脉中层变性以及继发血栓形成可导致动脉管腔狭窄以至闭塞，从而引起相应的肢体缺血。

【临床表现】

临床上根据所累及肢体动脉，可引起肢体发冷、麻木、间歇性跛行、静息痛以至肢端溃疡或坏疽。下肢动脉病变远比上肢动脉病变多见。

【超声表现】

1. 二维表现：四肢动脉硬化的二维超声表现包括动脉内膜和中层增厚，管壁增厚钙化、斑块形成，或伴有附壁血栓。

动脉粥样硬化斑块可为局限性，也可为弥漫性，斑块因其成分不同而有不同的超声表现：

（1）钙化斑块多呈强回声。

（2）动脉内壁及斑块表面可出现低回声的附壁血栓，由于血栓，特别是新鲜血栓与血液的回声相似而在二维超声上甚为接近，常较难分辨附壁血栓与腔内血液的界面。

（3）含有较多纤维组织的斑块则介于上述二者之间。

（4）混合性斑块由于存在成分较复杂而具有以上各种斑块的不同特征，混合性斑块内若出现低回声区域常常提示斑块内出血。

（5）动脉壁或斑块严重钙化时可出现声影，声影明显可影响其深部组织结构的超声显像和彩色及脉冲多普勒血流的显示。

2. 彩色多普勒：当四肢动脉粥样硬化引起管腔狭窄时，彩色血流充盈缺损，形态不规则，血流变细，流速增快或呈射流；管腔狭窄处出现湍流。如果动脉完全闭塞，则无血流信号显示。

3. 脉冲多普勒：四肢动脉硬化引起管腔狭窄时，频谱形态异常，三相波血流消失，局限性狭窄处血流速度加快，而狭窄远端血流速度反而减慢。

【鉴别诊断】

1. 上肢动脉硬化应与下列下肢动脉疾病相鉴别

（1）血栓闭塞性脉管炎：多见于青壮年男性，动脉病变主要累及肢体中小动脉。病变多呈节段性，病变之间动脉段相对正常。发病早期可出现复发性游走性血栓性静脉炎。

（2）急性下肢动脉栓塞：起病急骤，患肢突然出现疼痛、苍白、厥冷、麻木、运动障碍及动脉脉搏消失。动脉栓塞多见于心脏病患者，特别是房颤者。发病前可无间歇性跛行等下肢慢性缺血症状。

（3）多发性大动脉炎：多见于年轻女性，动脉病变主要累及主动脉及其分支的起始部。如果病变累及主—髂动脉，临床上可出现下肢缺血的症状。疾病活动期有发热和红细胞沉降率升高等现象。

2. 上肢动脉硬化应与下列疾病相鉴别

（1）胸廓出口综合征：为锁骨下动静脉及臂丛神经在胸廓出口处受压而出现的相应临床症状和体征，锁骨下动脉受压时可出现患肢发凉、麻木、无力，桡动脉搏动减弱甚至消失，发病通常与患肢的体位有关。

（2）雷诺综合征：多见于女性，临床上表现为肢体远端（通常为手指）阵发性苍白－发绀－潮红，发病与寒冷刺激或精神紧张而引起的肢体远端动脉痉挛有关。

（3）多发性大动脉炎：多见于女性，动脉病变主要累及主动脉及其分支的起始部。如果病变累及锁骨下动脉，临床上可出现上肢缺血的症状。疾病活动期有发热和红细胞沉降率升高等现象。

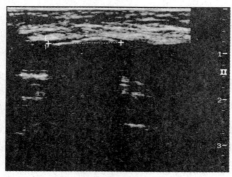

图 3-15　下肢动脉粥样硬化斑块

二、急性动脉栓塞

动脉栓塞是由于脱落的血栓堵塞动脉，造成血流灌注受阻的急性疾病。周围动脉栓塞的发病率逐渐增加。

【临床表现】

四肢动脉急性栓塞常具有特征性的所谓5P征：疼痛、麻木、苍白、无脉和运动障碍。临床症状出现的早晚并不完全一致，症状的轻重取决于栓塞的位置、程度、激发性血栓的范围、是否有动脉粥样硬化性动脉狭窄，以及侧支循环代偿的情况等。

【超声表现】

1. 二维超声：动脉管腔内见不均质实性偏低回声，有时可见不规则强回声斑块伴典型或不典型声影，而且有时于栓塞近心端见到血栓头漂浮于动脉管腔内。

2. 彩色多普勒：急性动脉完全栓塞时，彩色多普勒显示栓塞段动脉内血流突然中断；不完全性栓塞时，彩色血流呈不规则细条或细线状，色彩明亮或暗淡。

3. 脉冲多普勒：急性动脉完全栓塞时，于栓塞段不能探及血流频谱。不完全栓塞时，可记录到异常动脉血流频谱，流速多不太高。栓塞远心端动脉内常可探及低速低阻或单相连续性带状频谱。

【鉴别诊断】

急性深静脉血栓形成可引起动脉反射性痉挛。使远心端动脉搏动减弱、皮温降低、皮色苍白、肢体水肿，可误诊为动脉栓塞。二维超声可显示深静脉内血栓，同时动脉血流通畅，易与急性动脉栓塞鉴别。

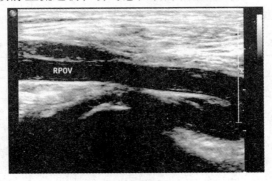

图 3-16 腘动脉栓塞

三、假性动脉瘤

假性动脉瘤指动脉管壁被撕裂或穿破，血液自此破口流出而被主动脉邻近的组织包裹而形成血肿，多由于创伤所致。

【临床表现】

不同部位、不同原因所致的假性动脉瘤，临床表现不尽相同，多有疼痛，如果瘤体压迫周围脏器组织可能产生局部压迫症状，也可能伴发感染；位于浅表部位动脉的假性动脉瘤呈搏动性包块。

【超声表现】

1. 二维超声：四肢动脉旁显示无回声病灶，呈类圆形或不规则，即假性动脉瘤瘤腔。瘤腔内壁见厚薄不均的低或中等回声，为瘤内血栓形成。高频分辨力超声仪器可显示瘤腔内血流呈"云雾"状流动。二维超声成像可以帮助确定动脉壁与病灶之间的较大的破裂口（ > 1～2mm）。

2. 彩色多普勒：彩色多普勒显示瘤腔内血流紊乱或呈涡流状。使用彩色多普勒可确定二维超声不能显示的动脉壁与瘤腔之间的小破口，即瘤颈。于瘤颈处可见收缩期血流由动脉"喷射"入瘤体内，彩色血流信号较明亮；舒张期瘤体内的血液流回动脉腔，彩色血流较暗淡。瘤体内的彩色血流充盈情况与瘤颈的大小及腔内有无血栓有关。若瘤体内有血栓形成，彩色血流呈现局限性充盈缺损。

3. 脉冲多普勒：于瘤颈处可记录到双向血流频谱，即收缩期由动脉流入瘤体的高速射流频谱，舒张期瘤体内的血流反流入动脉腔的低速血流频谱，这是假性动脉瘤的特点和诊断要点。

【鉴别诊断】

需与真性动脉瘤、动脉夹层进行鉴别，见表3-1：

表3-1　假性动脉瘤与真性动脉瘤、动脉夹层的鉴别诊断要点

	真性动脉瘤	假性动脉瘤	动脉夹层
病因	动脉粥样硬化	外伤、感染	动脉粥样硬化、梅毒、马房
起病	缓慢	可慢、可急	急骤
形态	梭形、囊状	动脉旁的囊性肿块	双腔（真腔和假腔）
彩色多普勒	紊乱血流或涡流	瘤颈处双向血流	真假腔内彩色血流一般不同（方向、彩色血流亮度等）
脉冲多普勒	同彩色多普勒	瘤颈处双向血流频谱	真假腔内多普勒频谱一般不同（方向、流速等）

四、血栓闭塞性脉管炎

血栓闭塞性脉管炎主要累及下肢的中下动脉及其伴行静脉，病变呈节段

性分布。主要是非化脓性全层血管炎症、管壁增厚。病变早期有动脉内膜增厚，伴管腔内血栓形成；晚期动静脉周围显著纤维化，伴侧支循环形成。如管腔完全闭塞而侧支循环未建立，则远心端肢体将发生坏疽。血管内血栓机化后可部分再通，表现为残留的纤维组织内有较多的新生细小血管。

【临床表现】

初发时多为单侧下肢，以后常累及对侧下肢，肢端凉，足背和（或）胫后动脉搏动明显减弱或消失；Buerger 试验阳性，即抬高患肢 1 分钟肢端苍白，下垂后，肢端皮肤逐渐出现潮红或斑块状发绀；可伴有游走性静脉炎；病情可呈周期性稳定和发作交替，而总的病情日渐进展。

【超声表现】

1. 二维超声：受累动脉内膜面粗糙不平，呈"虫蚀"状，管壁不均匀性增厚，内径变细甚至闭塞，多以腘动脉以下病变为主；由于病变呈节段性，因此可见正常动脉段与病变段交替；在病变之间有时可有正常动脉段，病变的近心端与远心端动脉正常，正常动脉段内中膜无相应改变；病变段动脉无粥样斑块结构，一般无钙化。

2. 彩色多普勒：受累动脉段血流信号变细、边缘不平整，血流间断性变细、稀疏或消失，亮暗变化明显，如完全闭塞则无血流信号显示，病程较长者可见侧支血管形成。

3. 脉冲多普勒：由于血栓闭塞性脉管炎一般会累及一段较长的动脉，呈非局限性特点（不像动脉粥样硬化所致的动脉狭窄，多为局限性），脉冲多普勒频谱变化较大。如果病变较轻，仅有内膜及管腔的轻度改变，频谱形态可接近正常的三相波。但多数情况下，脉冲多普勒频谱呈单相波，流速增高或减低，病变以远正常动脉内的脉冲多普勒频谱呈动脉高度狭窄远端的"小慢波"。在闭塞病变段探测不到脉冲多普勒频谱。

【鉴别诊断】

1. 动脉粥样硬化：多见于老年人，动脉管壁上可见粥样斑块及钙化，根据临床表现和超声声像图特点鉴别诊断并不困难。

2. 结节性动脉周围炎：该病主要累及中小动脉，肢体可出现类似血栓闭塞性脉管炎的缺血表现。其特点：①病变范围广泛，常累及肾、心脏等内脏动脉，皮下有沿动脉排列的结节；②患者常有乏力、发热和红细胞沉降率增快，血液检查呈高球蛋白血症（a_1 和 a_2），确诊需做活组织检查。

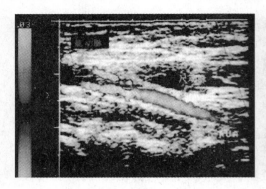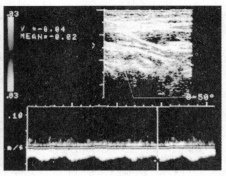

图 3-17　血栓闭塞性脉管炎（显示肱动脉　　图 3-18　血栓闭塞性脉管炎（PW 显示阻塞
阻塞，远端尺动脉彩色血流变暗）　　　　端尺动脉收缩期流速减低，舒张期流速增高）

五、四肢静脉血栓形成

　　静脉血栓形成是静脉的一种急性非化脓性炎症，并伴有继发性血管腔内血栓形成的疾病。病变主要累及四肢浅表静脉或下肢深静脉。

【临床表现】

　　四肢静脉血栓形成的临床表现主要包括：

　　1. 血栓水平以下的肢体持续肿胀，站立时加重；

　　2. 疼痛和压痛，皮温减低；

　　3. 浅静脉曲张；

　　4. "股青肿"：此为下肢静脉血栓中最为严重的一种情况，当整个下肢静脉系统回流严重受阻时，组织张力极度增高，致使下肢动脉痉挛，肢体缺血甚至坏死；

　　5. 血栓脱落引起肺栓塞。约 70% ~ 90% 肺栓塞的栓子来源于有血栓形成的下肢深静脉。

【超声表现】

　　1. 急性血栓：急性血栓是指 2 周以内的血栓，在此期间静脉壁有炎症，血栓疏松的黏附于管壁上，有脱落发生肺栓塞的可能。急性四肢静脉血栓超声表现如下：

　　（1）血栓处静脉管径明显扩张，远大于相邻动脉；血栓形成后数小时至数天之内二维超声表现为无回声，1 周后回声逐渐增强，呈低回声，但低于周围肌肉的回声，边界平整。

　　（2）管腔不能被压瘪。

　　（3）急性血栓的近心端往往是最新形成的凝血块，未附着于静脉壁，常自由漂浮在管腔中。

（4）血栓段静脉内完全无血流信号或探及少量血流信号。

（5）当血栓使静脉完全闭塞时，血栓近端静脉血流信号增强消失或减弱，而血栓远端静脉频谱变连续性，失去期相性，乏氏动作反应减弱甚至消失；当血栓导致管腔部分阻塞或阻塞后产生丰富的侧支循环时，可能并不发生这样的改变。

（6）血栓处静脉壁明显增厚，为低回声，这是由于血栓导致相邻静脉壁的炎症反应所致。

（7）静脉血栓急性期，侧支循环血管可迅速扩张，可位于血栓形成静脉的附近或较远部位，一般较正常静脉细且多数走行迂曲或交错排列。

2. 亚急性血栓：一般指血栓发生的时间在 2 周至 6 个月之间，发生肺栓塞的可能性非常小。从急性血栓向亚急性血栓的过渡是逐渐发生的。四肢静脉血栓的亚急性期超声表现如下：

（1）亚急性血栓回声较急性期回声增强，但回声强度的差异较大，难以利用回声的改变精确判断血栓的时期。

（2）随着血栓逐渐溶解和收缩，血栓逐渐变小且固定，静脉扩张程度减轻，甚至恢复至正常大小，但静脉壁多增厚。

（3）血栓处静脉管腔不能完全被压瘪。

（4）血栓黏附于静脉壁，不再自由摆动。

（5）由于血栓再通，静脉腔内血流信号逐渐增多，但在一些病例中，静脉可能始终为阻塞状态。

（6）亚急性期侧支静脉继续扩张。

3. 血栓慢性期：四肢静脉血栓 6 个月以后，若血栓还未溶解就会被纤维原细胞浸润，并逐渐发生纤维化，这种纤维化会无期限地持续下去，导致瓣膜功能受损，或静脉变为闭缩的纤维条索而致血液回流受阻，这些改变也称为下肢深静脉血栓形成后综合征。

【鉴别诊断】

1. 外压性静脉狭窄：术后、肿瘤压迫、左髂总静脉受压综合征及胸廓出口综合征等因素均可导致静脉回流障碍而引起肢体肿胀。在超声声像图上，外压性静脉狭窄与血栓引起的静脉回流受阻所引起的远心端静脉频谱具有类似表现，但观察梗阻处静脉及其周围结构有助于鉴别。

2. 四肢淋巴水肿：是由于淋巴液流通受阻或淋巴液反流所引起的浅层组织内体液积聚，继之产生纤维增生、脂肪硬化、筋膜增厚及整个患肢变粗。超声观察静脉血流通畅与否可资鉴别。

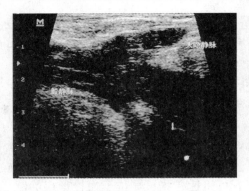
图 3-19　下肢股静脉及大隐静脉血栓形成

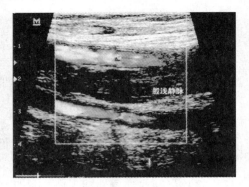
图 3-20　下肢股浅静脉血栓形成

六、下肢静脉瓣膜功能不全

下肢静脉瓣膜关闭不全是一种常见疾病，多发生在持久从事体力劳动或站立工作人员，在农民、理发员、运动员、外科医师、老师等长时间站立的人群中发病率较高。

【临床表现】

下肢静脉瓣膜关节不全主要产生患肢沉重、酸胀、乏力，并可有表浅静脉曲张、色素沉着、皮炎、肿胀和经久不愈的溃疡，不仅病人颇感痛苦，且影响劳动力。

【超声表现】

1. 二维超声：静脉管腔可增宽，管壁无增厚，内膜光滑，管腔透声性好，探头加压能使管腔变瘪。

2. 彩色多普勒：乏氏试验或挤压小腿放松后，可见病变段静脉瓣膜处可显示线样或束状反向血流信号，其持续时间的长短与瓣膜功能不全的程度相关。

3. 脉冲多普勒

（1）反流时间：使用反流时间判断下肢深静脉瓣膜功能不全，尚未建立统一的诊断标准。多数学者认为，反流时间小于 0.5s 提示正常，反流时间大于 1.0s 则诊断下肢深静脉瓣膜功能不全。

（2）反流程度：尚未建立统一可靠的诊断标准。一些学者建议使用反流时间与反流峰值流速的结合来判断反流程度，即反流时间越长，反流峰值流速越大，则反流程度越重。

（3）使用总反流时间判定反流程度。总反流时间是指数条静脉段的反流时间之和，往往反流时间越长，反流越严重。

（4）静脉反流指数：静脉反流指数＝反流时间×反流平均流速/静脉回流平均流速。静脉反流指数大于2.5时，应考虑重度静脉反流。

【鉴别诊断】

1. 继发性下肢深静脉瓣膜功能不全：若发现静脉腔内有明显的血栓或患者有血栓史，一般认为这种患者发生瓣膜功能不全是继发性的。

2. 正常下肢深静脉瓣膜：在许多无下肢深静脉瓣膜不全症状的受试者中，可发现挤压远端肢体放松后或乏氏试验时有短暂反流，但股静脉反流时间一般在1s以内，膝关节以下在0.5s以内。

3. 四肢淋巴水肿：在淋巴管发生损伤或其他原因造成淋巴管、淋巴结缺陷时产生淋巴液潴留。病变初期多为膝关节以下凹陷性水肿，以后皮肤日渐粗糙、变厚、变硬呈团块状，易伴发丹毒。淋巴管造影有助于诊断四肢淋巴水肿。

七、四肢动静脉瘘

动脉与静脉之间出现不经过毛细血管网的异常短路通道即形成动静脉瘘，可分为先天性和后天性两类。先天性动静脉瘘起因于血管发育异常；后天性大多数由创伤引起故又称损伤性。动静脉瘘无论是先天性或损伤性动静脉瘘大多见于四肢。

【临床表现】

临床表现为患肢肿胀、疼痛，患处有搏动感，并可闻及连续性杂音。

【超声表现】

1. 二维超声：在四肢动静脉瘘时，动脉血分流到静脉内，加之受动脉血流的压力作用，静脉管腔明显扩张，且具有搏动性。声像图上可直接显示较大的瘘口，较小的瘘口则无法显示。

2. 彩色多普勒：静脉内为紊乱血流。通过彩色血流可显示瘘口位置。

3. 脉冲多普勒：多普勒频谱显示瘘口近心段动脉血流速度增高，以舒张期明显，即高速低阻型血流频谱。在瘘口可以探及连续性高速紊乱血流频谱，可呈双向血流。在瘘口附近的静脉内可探及不规则的动脉样血流频谱，瘘口远心段静脉血流速度增高，呈动脉样血流频谱。瘘口远侧动脉血流频谱恢复正常，血流速度正常或减低。

【鉴别诊断】

在多普勒超声诊断四肢动静脉瘘时，需与外伤或动脉穿刺引起的假性动脉瘤和四肢软组织血肿鉴别，特别是动脉瘤型的动静脉瘘与假性动脉瘤的鉴别。假性动脉瘤在彩色多普勒检查时不能发现病灶内血流流入邻近静脉，而四肢软组织血肿则无血流信号显示。

第四章　胸　　部

第一节　胸壁疾病

一、胸壁炎症

胸壁炎症包括：软组织、肋骨、肋软骨及其周围的炎症。其中非化脓性炎症以肋软骨炎（Tietze 综合征）为代表，化脓性炎症则包括皮下脓肿、胸大肌下脓肿、穿通性脓胸、肋骨骨髓炎等，无热性脓肿以胸壁结核为代表。

（一）胸壁结核

【临床表现】

胸壁结核病人一般没有明显的全身性症状，但如肺或胸膜原发结核病灶仍有活动性者则可呈现乏力、低热、盗汗、消瘦等结核感染的中毒性症状。

胸壁结核的局部表现主要为结核性脓肿，脓肿在皮下隆起，按之有波动感并可伴有轻微疼痛，但表面皮肤不发红、不发热、无急性炎症征象，因此也被称为寒性脓肿。

【超声表现】

多见于前胸壁、胸骨旁，呈不规则形或哑铃状低至无回声（图 4-1），前后铃分别位于胸骨前后，多呈扁圆形或不规则形，内部回声呈虫蚀状。可向皮肤形成低或无回声不规则窦道或向胸膜腔破溃（图 4-2）。有死骨形成时，脓肿中可见不规则点状、片状强回声伴声影，伴肋骨破坏时，肋骨外板弧形高回声带不连续或呈大小不等的斑点状强回声伴弱声影。

【鉴别诊断】

1. 肋骨或胸骨化脓性骨髓炎：本病也常伴有骨板回声异常，但临床常有败血症或胸部创伤病史，起病急，全身及局部急性化脓性炎变症状明显。

2. 胸壁良性肿瘤：一般生长缓慢，无炎症征象，肿块大多数质地较坚硬，无波动感，多呈低回声或等回声。少见的胸壁血管瘤可有波动感。

3. 胸壁放线菌病：起病缓慢，病期较长，常伴有病灶区纤维组织增生和窦道形成。

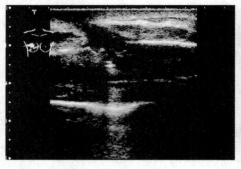
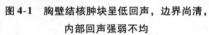
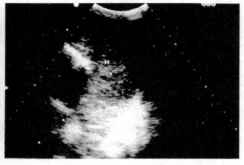

图 4-1　胸壁结核肿块呈低回声，边界尚清，　　　图 4-2　胸壁结核向胸膜腔破溃病变回声
　　　　　内部回声强弱不均　　　　　　　　　　　　　　　强弱不均，边界尚清

（二）肋软骨炎

【临床表现】

20 ~ 30 岁及 40 ~ 50 岁患者多见，左右侧发病率相似，70% ~ 80% 为单侧且单发病变。起病缓慢。其突出的临床表现为受累的软骨膨隆、肿大、有明显的自发性疼痛和压痛，局部无红、热改变。常见的病变好发部位为左侧第 2 肋软骨，其次是右侧第 2 肋软骨以及第 3、4 肋软骨。表面皮肤并无红、肿、热等炎症改变。患处疼痛和压痛的程度轻重不等。痛点较为固定，咳嗽、深呼吸、扩展胸壁等引起胸廓过度活动时会加剧疼痛。严重者会牵涉半身疼痛。肋软骨炎的主要症状为局部疼痛。

【超声表现】

肋软骨交界处增大，局部回声减低，透声性较健侧增强，周边部回声减弱，但无液性无回声区出现，高分辨力超声可显示软骨膜增厚。

【鉴别诊断】

1. 胸锁关节肿大和疼痛：其病因很多，如关节脱位、化脓性关节炎、风湿性或类风湿性关节炎、创伤性关节炎、肿瘤等。

2. 隐性肋骨骨折：常发生于胸部（第 2 ~ 4 肋）前胸壁，较局限，仅有轻微疼痛。后期出现骨痂，局部肿胀，容易与肋软骨炎混淆。但肋软骨炎的部位是在胸肋关节处。

3. 冠心病：在心肌梗塞后常有持续性胸痛。但冠心病胸痛服用硝酸甘油有效，局部用药或阻滞，疼痛无缓解。

4. 肿瘤：肋软骨良性肿瘤生长慢，可与肋软骨炎相似，但疼痛和压痛不明显。肿瘤生长较快。X线片可显示骨质破坏。

二、胸壁肿瘤

胸壁肿瘤包括胸部、肋骨、肋软骨及软组织所发生的肿瘤。80%以上为骨性胸壁肿瘤。原发性软组织肿瘤较少见，大部分为良性，常见的有脂肪瘤、血管瘤、纤维瘤、神经鞘瘤和淋巴管瘤等，其中最多见的为脂肪瘤。软组织恶性肿瘤多为肉瘤。原发性胸壁骨肿瘤多位恶性，以软骨肉瘤最多见。良性肿瘤和瘤样病变有软骨瘤、骨瘤、纤维异性增殖症等。

（一）软骨肉瘤

【临床表现】

软骨肉瘤占胸壁原发性恶性肿瘤的45%~60%，30~40岁成人多发。肿瘤发展速度较快，易发生钙化。肋骨或胸骨破坏，向软组织内发展可形成较大肿块，向胸廓内外凸出。可引起病理性骨折。主要临床症状为胸壁肿块和疼痛。

【超声表现】

肋骨或胸骨骨皮质回声中断，肋骨处或胸骨骨髓腔内见梭形或分叶状肿块，早期呈均匀低回声，发生黏液变性时呈无回声，发生钙化时可见散点状、环形或弓形强回声伴声影。早期胸膜回声完整，胸膜受累后回声中断，并出现胸腔积液。肿块压迫邻近肋骨时，可使之变形。

【鉴别诊断】

1. 软骨瘤内常有散在沙砾钙化点，但较软骨肉瘤少而小，骨皮质多保持完整，无肿瘤性软组织肿块。

2. 骨软骨瘤为附着于干骺端的骨性突起，形态多样，软骨帽盖厚者亦可见肿瘤端部有菜花样钙化阴影。而继发于骨软骨瘤的软骨肉瘤，软骨帽增厚更明显，并形成软组织肿块，其内可见多量不规则絮状钙化点。

3. 骨肉瘤易与中央型软骨肉瘤混淆，特别当软骨肉瘤内并无钙化时颇与溶骨性骨肉瘤相似，但若见骨肉瘤具有的特征性肿瘤骨化，以及骨膜反应显著者可予区别。

（二）胸壁脂肪瘤

【临床表现】

脂肪瘤是最常见的胸壁软组织肿瘤，可发生于皮下、肌层间及胸壁内（胸膜外）。脂肪瘤质软，呈扁平分叶状，有少量结缔组织间隔及包膜，与周围组织分界明显，除肿块外，多无明显症状。

【超声表现】

脂肪瘤呈中等回声，内部回声不均伴较多线状高回声，边界清晰或不清，皮下脂肪瘤切面呈扁盘形，肋间发生的脂肪瘤呈哑铃形，部分向外延伸至筋膜下，部分突向胸内。胸壁内面的脂肪瘤，紧贴胸内壁并向肺侧隆起，但肋骨及胸膜回声无异常。

第二节　胸膜疾病

一、胸腔积液

胸膜脏层和壁层之间为一潜在的胸膜腔，在正常情况下，胸膜腔内含有微量润滑液体，其产生与吸收经常处于动态平衡。当有病理原因使其产生增加和（或）吸收减少时，就会出现胸腔积液。胸腔积液分为漏出液和渗出液两类。临床上以结核性胸膜炎常见。

【临床表现】

1. 由于原发病、积液的性质和量的不同而不同，积液＜300ml，可无症状，中等量或大量时呼吸困难明显。

2. 少量积液时可无阳性体征，中或大量积液时，患侧呼吸运动减弱，语颤消失，积液区叩诊呈浊音或实音，听诊呼吸音减弱或消失，气管、纵隔均移向健侧。

【超声表现】

1. 游离性胸腔积液：胸腔积液声像图最基本最重要的征象是胸膜的脏层与壁层分开，两层间出现无回声区。两层胸膜分离的范围与宽度视积液量而定。

少量积液因重力作用下注于胸腔底部，积存于肺底与膈肌之间呈现长条带形无回声区，后侧肋膈窦液性无回声区呈三角形。其形态和宽度随呼吸、体位而变动，具流动性；吸气时肺下叶膨胀，液体被挤压分散，肋膈窦液区变小或消失；呼气时又重现或增大，健侧卧位时液体流向内侧，外侧液性区变小或消失（图4-3）。

中等量胸腔积液（液性区上界不超过第6后肋水平），胸水超出肋膈窦向上扩展，压迫肺下叶，液性区范围增大，深度加宽。由于重力作用，坐位呈上窄下宽分布。呼吸及体位变动，液性无回声区的深度和范围也随之改变，胸廓下部液性无回声区深吸气时增宽，胸廓上部变小；呼气时则相反。由坐位改为仰卧位，液性下注至背侧，肺上浮，因此腋后线胸水无回声区最大，腋中线及腋前线胸水厚度减少或消失（图4-4）。

　　大量积液（液性区上界超过第6后肋水平），肺被压部分或全部向肺门纵隔方向萎缩，体积变小，膈肌下移，膈回声光带变平。心脏向健侧移位，大部分胸腔呈液性无回声区，此时呼吸和体位改变，对胸水无回声区厚度影响不大或变化甚微。萎陷的肺呈均匀弱回声，中心部可见支气管的残留气体强回声，深吸气时增多（图4-5）。

　　胸水的透声性80%是清晰的，多为漏出液或早期浆液性渗出液。约有20%透声性较差，多属浆液纤维蛋白性渗出液、血液或脓液，因此在液性无回声区中，可有长短不定的细纤维带状回声漂浮于胸水中，左侧与纵隔邻近时，可有与心搏一致的有节律的摆动，或者两端与胸膜粘连，大量纤维渗出并沉积在一起，互相构成网络状（图4-6），常见于结核性及化脓性胸水中。肋膈角回声，在漏出液或初期渗出液，呈锐利清晰三角形；渗出液出现纤维素沉着，胸膜增厚，则逐渐模糊，呈毛玻璃样或肋膈角变钝闭塞。在胸膜上出现乳头状或结节状突起者，多见于肿瘤性或结核性胸水中。

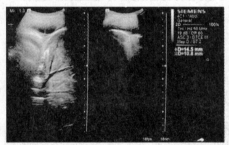

图4-3　少量胸腔积液

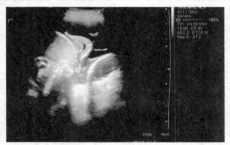

图4-4　中等量胸腔积液

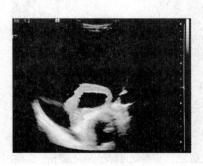

图4-5　大量胸腔积液

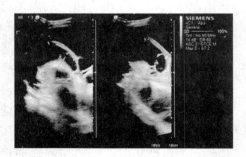

图4-6　胸腔积液内见长短不定的细纤维带状
回声漂浮于胸水中，互相构成网络状

2. 局限性胸腔积液

（1）包裹性积液：胸水在胸壁与肺之间，局限于一处，形成大小不等的圆形、卵圆形或半月形无回声区、凸向肺内，与肺野间分界清晰，近胸壁侧基底较宽，两端呈锐角。腔壁增厚，内壁多不光滑，有时腔内有分隔，并可见粗大点状或条索状回声（图4-7）。

（2）肺底积液：从肋缘（剑突）下探测容易显示，无回声区在肺底与膈之间呈条带状或扁平状，凸向膈上，边缘清楚，肺侧边缘回声增强，有包裹时变换体位无回声区大小不变（图4-8）。

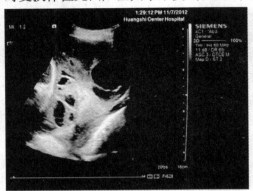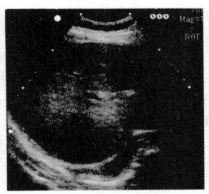

图4-7　包裹性胸腔积液　　　　　　　图4-8　肺底积液图像前部为肝脏，
　　　　　　　　　　　　　　　　　　　　　　　　后方星月形无回声为积液

3. 化脓性胸膜炎（脓胸）：急性脓胸多继发于邻近器官感染，如肺炎及肺化脓症，少数由食管穿孔或膈下脓肿蔓延而来。慢性脓胸多为结核性或由于急性脓胸引流不畅延误治疗的结果。脓胸时，胸水呈混浊黏稠脓性，或干酪样，腔壁增厚，常呈包裹性，有时可发生钙化。有时脓腔内容稠稀分层。声像图表现，脓汁稀薄处与一般胸腔积液改变类似，但在无回声区内多有漂动的散在高回声点，随体位变动和剧烈振动而移动；脓汁稠厚处，则呈不均匀弱回声或高回声，反复转动病人身体，分层现象消失，代之以弥漫性弱回声，且有漂浮和翻滚现象。壁层及脏层胸膜呈不规则性增厚，回声增强，胸膜钙化时，可见局限强回声并伴声影（图4-9）。

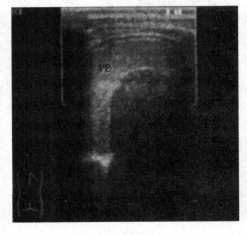

图4-9　脓胸（PE）

【鉴别诊断】

1. 良性积液与恶性积液鉴别：良性积液时暗区内光点较少而弱，分隔光带纤薄易飘动。恶性积液时暗区内光点较密集、粗大、分隔光带厚薄不均。

2. 叶间积液与肺肉瘤鉴别：两者均为透声好的暗区，但叶间积液的液性暗区内无血流信号显示，肺肉瘤的均质性暗区内有血流信号显示。

3. 肺底积液与膈下脓肿鉴别：膈肌强回声与肝实质回声不分离，据此可与膈下脓肿鉴别。

4. 包裹性积液与胸膜囊肿鉴别：前者无包膜，后者有包膜。

二、胸膜间皮瘤

【临床表现】

胸膜间皮瘤为被覆于胸膜的内皮细胞发生的肿瘤，分局限性纤维性间皮瘤和弥漫性恶性间皮瘤。前者80%为良性，多位单发，30%～50%肿瘤有短蒂，肿瘤呈圆形有包膜，大小不等，最大直径可达30cm。肿瘤坚实，切面呈灰黄色，不向周围侵润，一般不产生胸腔积液。弥漫性恶性间皮瘤常以大片灰黄色肿瘤充填一侧胸腔包围和压缩肺。肿瘤组织为上皮性，可发生出血、坏死。多伴有浆液性、浆液血性或血性胸水和胸膜增厚。容易向膈肌、肺门、纵隔、心包浸润扩展。临床有胸痛、进行性呼吸困难等症状。

【超声表现】

1. 局限性间皮瘤：肿瘤与胸壁连接呈圆形或扁平形，有完整包膜回声，内部为较均匀实质性弱回声，有时可见小的囊性变所产生的无回声区和钙化强回声。肿瘤由脏层胸膜向外突起者，肿瘤边缘与胸壁夹角多呈钝角，瘤周的胸膜增厚。当伴有胸水时，肿瘤显示尤为清楚。

2. 弥漫性恶性间皮瘤：在胸膜增厚的基础上，可见多中心，大小不等低回声肿瘤隆起，表面凸凹不平。较大的肿瘤内部回声不均匀，发生坏死、出血时可有灶性无回声区，肿瘤后部多有衰减，与胸膜的边界不易分清。常有血性胸水，此时更易见肿瘤突向胸水中的轮廓（图4-10）。

【鉴别诊断】

1. 局限性间皮瘤

（1）与周围型肺癌鉴别：肺癌直径较小，无包膜，内部回声低，可随呼吸上下移动而无摆动，肿块与胸壁的夹角成锐角。

（2）与肺炎性假瘤鉴别：炎性假瘤无包膜，内部回声低，可随呼吸上下移动而无摆动，肿块与胸壁的夹角成锐角。

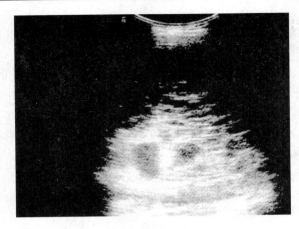

图 4-10　恶性间皮瘤

（3）与胸膜囊肿鉴别：通常起源于心包胸膜角，单房。当囊肿内充满细胞碎屑时易误诊为实质性，肿块内若能找到血流，则更支持实质性肿块的诊断。

（4）与包裹性胸腔积液鉴别：肉瘤样型间皮瘤于暗区内可见放射状分隔，易与之混淆。

2. 弥漫性恶性间皮瘤

（1）与胸膜转移癌鉴别：后者常有明确的全身其他脏器原发性瘤史，结节回声低，短期内生长较快。

（2）与结核性胸膜炎鉴别：后者仅有胸膜增厚而较少伴有结节样病变，胸腔积液内纤维分隔多而光点较少。全身中毒症状和 PPD 阳性有助于鉴别诊断。

第三节　纵隔肿瘤

一、畸胎瘤

【临床表现】

纵隔是生殖腺外最易发生畸胎瘤的部位，纵隔畸胎瘤占纵隔肿瘤第二位（20%），好发于上纵隔及前纵隔，可分为囊性、实质性、混合性三种，80%为良性。出生时即可发病，但常于成年后因胸痛、咳嗽或体检时偶而发现。良性囊性畸胎瘤有完整包膜，边缘光滑，肿瘤内容有黄褐色液体或含毛发黄色皮质物质，除皮肤外，还含有气管或肠管上皮、神经、平滑肌及淋巴组织。囊性畸胎瘤一般呈圆形或椭圆形。实质性畸胎瘤常以实质性结构为主，含液部分较少，呈圆形或不规则分叶状，恶性变的倾向较大。

【超声表现】

1. 良性囊性畸胎瘤：肿瘤大部分呈囊性，声像图显示为无回声区，肿瘤外壁光滑清楚，内壁可见实质性的结节状；团块状回声，附着于囊壁并突向囊腔，有时囊肿内容为稀薄液体与油脂样皮质同时存在，两者分层，后者漂浮于上方显示为高回声，身体振动有漂动感。前者显示为无回声区，称为脂液分层征。部分囊性畸胎瘤，油脂液状物充满囊腔，则显示为较均匀类实质回声，周边可有高回声团。肿瘤的后部回声不减弱或增强。

2. 良性混合性畸胎瘤：肿瘤外壁光滑，肿瘤内部不均匀，兼有实质回声，回声较高，与肝实质相似和液性囊腔无回声区并存，两者界线较清楚，有时实质内可见强回声伴有声影。

3. 实质性畸胎瘤：肿瘤内大部分为实质性较均匀的弱回声，与不规则团块状、斑片状较高回声并存，但肿瘤边界回声清楚，后部回声一般不减弱。含有骨或牙齿时，可出现局限性强回声，伴有明显声影。如肿瘤呈分叶状，内部呈不均匀弱回声，边缘不规则，增大较快合并胸腔及心包积液等时，常为恶性或恶变的表现。

【鉴别诊断】

1. 皮样囊肿需与支气管囊肿、心包囊肿鉴别。前者囊肿内可见弱光点，后者暗区内清晰。

2. 钙化并非畸胎瘤所特有，在前纵隔的胸腺瘤和甲状腺肿中也可见到。但因 20 岁以下胸腺囊肿和胸腺瘤很少见，故当发现此年龄段前纵隔囊性病变，特别是周边有钙化灶时，应考虑囊性畸胎瘤。此外，在前纵隔肿块内见到牙齿、毛发或成熟的骨骼组织回声时即可诊断为畸胎瘤。

二、胸腺瘤

【临床表现】

胸腺瘤占纵隔肿瘤 20% ~30%，占前纵隔肿瘤第一位，多发生于青春期以后，30~40 岁较多，多因重症肌无力、库欣征、发生压迫症状或胸部 X 线检查时发现。胸腺瘤含有胸腺上皮组织和胸腺淋巴细胞，上皮细胞型具有恶性趋势。胸腺瘤为实质性，切面多呈分叶状，内部结构均一，两面光滑，有时发生囊性变、出血、坏死及钙化。恶性者可发生多发性胸膜转移种植。

【超声表现】

1. 良性胸腺瘤：声像图上多呈圆形、椭圆形，有时为分叶状，边缘清晰光整，常有明显的包膜回声，肿瘤内部多呈较均匀弱回声，有囊性变时，可有小无回声区，完全囊变成囊肿样改变。有时呈地图状不均匀实质性回声。有钙化灶时，则出现斑点状强回声。

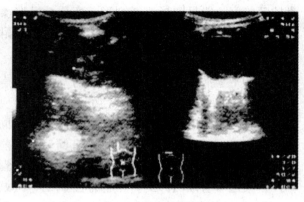

图 4-11　恶性胸腺瘤

2. 恶性胸腺瘤：肿瘤包膜回声消失或断续，边缘回声不规则，内部回声不均匀强弱不一，并有胸膜及远隔转移征象（图 4-11）。

【鉴别诊断】

1. 当胸腺瘤囊性变仅残余薄层腺组织时需与胸腺囊肿鉴别。后者无临床症状，壁为厚薄均匀的高回声。

2. 前上纵隔低回声肿块伴有库欣综合征时，应考虑胸腺类癌。

3. 良性胸腺瘤与恶性胸腺瘤的鉴别见表 4-1。

表 4-1　良、恶性胸腺瘤的鉴别

	良性胸腺瘤	恶性胸腺瘤
形态	圆形、类圆形	类圆形、不规则性
包膜	完整	多不完整
内部回声	多均匀	不均匀
周围脏器侵犯	无	多有
胸腔或心包积液	无	可有

第五章 肝　　脏

第一节　肝脏局限性病变

一、肝囊肿

肝脏非寄生虫性囊肿可分为先天性、潴留性或退行性变引起，其中以先天性最常见。

【临床表现】

多无临床症状，一般是偶然发现，囊肿较大时可对邻近组织产生压迫而出现症状。

【超声表现】

1. 典型的囊肿呈圆形或类圆形无回声区，囊壁呈菲薄均匀的强回声，内壁光滑，外壁与正常肝组织界限分明（见图5-1）。

2. 囊肿两侧壁可出现"回声失落现象"，并因回声反射和折射而出现侧壁声影。

3. 囊肿后方回声因囊液透声良好而产生增强。

4. 肝囊肿以单房为多，也可见多房性囊肿，表现为囊肿腔内见纤细的带状强回声。

5. 肝囊肿可单个或多个，有时形态可不规则，可为邻近的囊肿相互沟通后形成。

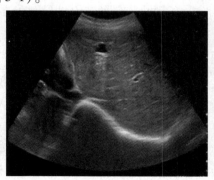

图5-1　肝囊肿

6. 囊肿合并感染、出血时，表现为囊腔内出现漂浮的弥漫性点状或团状低回声，囊壁增厚，边缘不规则。

7. 继发征象

（1）小的囊肿不引起肝脏内部结构的受压或外部形态的改变，大的囊肿则可引起肝肿大、肝内血管移位。

（2）当其位于肝门区压迫胆管系统时，则引起肝内胆管扩张。

（3）巨大的肝囊肿可引起右侧横膈抬高和胃肠受压等征象。

【鉴别诊断】

超声诊断肝囊肿的敏感性较高，可发现直径＜1cm 的囊肿，准确率达98%，但仍需与以下情况鉴别：

1. 正常管腔结构：肝静脉、下腔静脉、胆囊及扩张胆管的横断面也可呈圆形或类圆形无回声区，但旋转探头或连续扫查，圆形无回声区可变成管状。

2. 肝包虫囊肿：单囊型的肝包虫囊肿需与肝囊肿鉴别，前者囊壁较厚，其内见细沙砾样稍强回声，鉴别困难时，需结合流行病学及卡氏皮肤过敏试验。

3. 某些恶性肿瘤的肝脏转移：如卵巢囊腺癌肝内转移可为无回声区，单囊，壁不规则，厚薄不均，囊内可见组织碎片和脱落细胞引起的回声。

4. 囊状血管瘤：彩色多普勒血流显像可见血流信号。

5. 肝内胆管囊状扩张症：多为肝内多发性囊性病变，并相互连通，可资鉴别。

二、多囊肝

多囊肝是一种先天性发育异常，有遗传性及家族史，常伴有其他脏器的囊肿，包括肾脏、脾脏和胰腺，其中约50%伴有多囊肾。

【临床表现】

一般无临床症状，体检或无意中扪及上腹肿块所发现。囊肿较大时可对邻近组织产生压迫而出现症状。

【超声表现】

1. 典型的多囊肝表现为肝普遍增大，肝脏切面形态失常，肝包膜回声凹凸不平，肝内见数目甚多、大小不等、形态不一的圆形或类圆形无回声区，囊壁薄（见图5-2）。

2. 多囊肝常与多囊肾、多囊脾等其他内脏的多囊性病变合并存在，故常应检查这些器官。

【鉴别诊断】

1. 先天性肝内胆管囊状扩张症：肝内胆管呈囊状扩张，沿胆管走形分布，

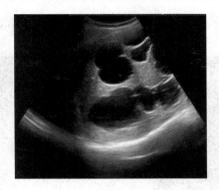

图 5-2　多囊肝

囊与囊之间相互连通并在肝门处与肝外胆管交通。肝脏周边多为正常肝组织，常伴有肝外胆管的囊状扩张。

2. 多发性肝囊肿：散在分布，数目较少，囊肿之间可见正常的肝组织。

三、肝脓肿

肝脓肿分为细菌性和阿米巴性两类。细菌性肝脓肿来自血源感染，也可由胆道系统、门脉系统及肝脏邻近器官感染蔓延引起；阿米巴性肝脓肿是由阿米巴原虫经门脉血流到达肝脏，引起肝组织的液化坏死所致。

【临床表现】

1. 细菌性肝脓肿起病急骤，常有高热、寒战、右上腹痛、肝脏肿大、肝区叩击痛等。

2. 阿米巴性肝脓肿起病缓慢，一般在阿米巴痢疾发病后 1～3 个月发病，临床症状轻微。

【超声表现】

根据肝脓肿的病变时期不同，声像图可有以下几种表现：

1. 肝脓肿炎性早期：此时脓肿尚未形成。

二维超声：肝脏体积增大，病变部位呈不均匀的低或中等回声，形态呈圆形或类圆形，与周围肝组织之间可见不规则低回声带，边界不清，无包膜，内可有粗大的光点或不规则稍强回声团。后方回声可增强（见图 5-3）。

CDFI：显示病灶周边及内部可见丰富的彩色血流信号。

频谱多普勒：多呈正常的肝动脉型频谱。

2. 肝脓肿形成期：随着病程进展，脓肿区开始出现液化、坏死。

（1）2D：① 脓肿液化不全时，内呈蜂窝状，不规则无回声区内夹杂光点和强回声团。有脓肿壁存在，但不平整，边缘也不平滑，后壁和后方回声轻度增强（见图 5-4）。

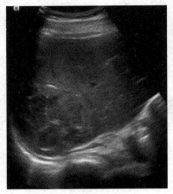

图 5-3　肝脓肿早期

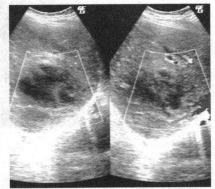

图 5-4　肝脓肿部分液化

②脓肿完全液化时，一般无回声较均匀，仅有少许光点回声。无回声区周边轮廓清晰，有的外周可见回声增强带，即脓肿壁，厚约 3～5mm，壁的内缘不平整，呈"虫蚀状"，外侧壁则因脓肿周围的肝组织炎症性及反应性变化，可出现回声减低或回声稍增强、致密，其分界常常不明显。后壁和后方回声增强，有内收的侧边声影；当脓液稠厚并含有大量脱落的坏死组织时，常呈不规则分布的低回声，周围为纤维组织包裹而呈一圈较清晰的回声增强带；有时脓腔内探及分层现象，浅层呈无回声或稀疏低回声，深层呈不规则增强回声，翻动身体时，分层消失，出现一片弥漫漂浮移动的回声，静卧后再次恢复。

（2）CDFI：脓肿液化后，在脓肿的周边或壁上可检出较丰富的彩色血流信号。

（3）PW：阻力指数降低的动脉型血流，也可有连续的静脉型血流显示，但无畸形的或高速的动—静脉瘘血流显示。阿米巴性肝脓肿检测的血流信号较少，也可无血流信号显示。

3. 肝脓肿吸收期：脓肿逐渐被吸收，体积缩小，液性暗区内出现斑片状或条索状强回声，脓肿壁逐渐增厚，腔逐渐缩小直至消失。此时病变 2D 上呈一边界清晰的实性稍强回声团块，随访观察直至病灶消失，较大的脓肿有时不能完全被吸收，囊壁可发生纤维化、钙化。行 CDFI 未见异常彩色血流信号。

超声造影（Contrast enhanced ultrasound，CEUS）：

（1）肝脓肿完全液化后的典型的增强表现为：动脉相病灶周边环状增强，

中央无增强；门脉相周边为环状高增强或等增强，中央无增强；延迟相增强的部分无明显消退。

（2）肝脓肿液化不全时，于各时相见病灶内部呈分隔增强或网状增强，肝脓肿所在的肝段可因炎症反应增强高于其他肝段。

【鉴别诊断】

1. 原发性肝癌：肝脓肿早期液化不完全时内有实质回声，特别是坏死物较多、脓汁黏稠时容易误诊为占位。鉴别要点是肝癌多数合并肝硬化，癌肿液化的暗区位于中央部位，壁较厚且不规则，周边实质部分多有高速高阻的动脉血流。动态观察肝脓肿可在短期内继续液化为典型的肝脓肿。

2. 肝包虫囊肿：肝脓肿形成期易混淆。肝包虫囊肿壁厚但规整，呈双层，无回声区内可有子囊，囊壁上无血流信号。

四、肝破裂

肝破裂是肝脏受外力作用出现破裂或在某些病理情况下发生自发性破裂。多为外伤性，可为开放性或闭合性。

【超声表现】

1. 二维

（1）肝包膜下血肿：在肝包膜与肝实质之间出现边界清晰的梭形无回声区，其前缘向肝外突出，后缘压迫肝实质发生内陷现象；后方回声增强；陈旧性血肿内出现微小回声点或低回声团块、条索，随访可逐渐缩小直至消失。

（2）真性破裂：肝包膜回声连续性中断或不平整，伴有向肝实质伸展的不规则无回声或低回声区，右侧膈下、肝肾间隙及盆腔均可见无回声区。

（3）中央型肝破裂：未形成血肿时无阳性表现，或局部有不规则回声增强带；形成血肿时，肝内有边界不清的不规则低回声区，其内有小片状无回声区及不规则回声增强带；形成较大血肿时出现大片不规则无回声区。

2. CDFI

（1）肝内出现的血肿无回声或低回声区内一般无血流信号显示。

（2）有假性动脉瘤形成时则在无回声区周边见增多的血流信号，内探测到搏动的动脉血流进入瘤内，无回声区内见五彩血流。

3. PW

（1）肝外伤部位可测得正常肝动脉血流频谱。

（2）有假性动脉瘤形成时，进入的动脉频谱与正常动脉频谱无异，瘤内为杂乱的低速频谱。

4. CEUS

（1）三相均无增强。

（2）清晰显示血肿与正常肝组织之间的界限，更准确的反应损伤的程度。

（3）若有活动性出血时，造影后表现为血肿内有不规则条状的异常增强区；向肝外活动性出血时，腹腔积液内可显示造影剂回声，有时可见造影剂由肝破裂处向肝外溢出。

【鉴别诊断】

1. 假性动脉瘤：行 CDFI 假性动脉瘤内可见红、蓝相间的血流信号，或可检出伸入其内的血管，PW 呈高速湍流频谱。而血肿内无彩色血流信号。

2. 肝脓肿：肝包膜完整，肝实质内无回声区外周可见纤维组织形成的壁包绕，伴后壁和后方回声增强。

五、肝包虫病

肝包虫病是由棘球绦虫幼虫寄生于肝脏引起的慢性寄生虫病，主要分布于畜牧区，是一种严重的人畜共患的疾病。

【超声表现】

由于肝包虫病病程较长，且不同的病理阶段声像图有不同的改变，复杂多样，国内目前无统一标准，根据发病过程大致分为以下几型：

1. 2D

（1）单囊型：肝内可见单个或分隔状无回声区，边界清晰，壁较厚，约 0.3～0.5cm，有时囊壁可分辨为双层；部分囊内见细颗粒状强回声沉积，变动体位可见飘动现象；囊肿后方回声增强。

（2）多囊型：肝内可见较大的无回声区，内有较多厚壁样分隔，形成多个大小不一的子囊，囊内透声差，可见点状、片状强回声；偶见子囊中又含有更小的囊，形成特有的"囊中囊"征象。

（3）实质型：较少见，是肝包虫病自然衰亡的表现，内囊破碎、液化、机化，呈较强的不均质团块样回声。

2. CDFI：通常周边及内部均无血流显示，有时病灶旁的肝内静脉受挤压时可见其绕行。

【鉴别诊断】

1. 肝囊肿：单囊型大囊内无子囊时，需与肝囊肿鉴别。前者囊壁较厚，囊内可见点状强回声沉积；后者囊壁纤细光滑，囊内透声好，囊内无沉积物回声。

2. 肝癌或肝血管瘤：实质型包虫病回声增强不均或伴有钙化时不易鉴别，

需结合流行病史及血清补体结合试验。

3. 如怀疑有肝包虫病囊肿时，切勿做穿刺抽液检查，以免导致囊液外溢而种植。

六、肝门静脉海绵样变

门静脉海绵样变是各种原因导致门静脉主干和/或分支完全或部分性阻塞后，在其周围形成大量侧支静脉或阻塞后再通，是一种保护性代偿机制。可为先天性发育异常和后天性阻塞。

【超声表现】

1. 2D

（1）闭塞部位的门静脉主干或分支的正常结构消失，或隐约可见，后天性者管腔内可见不均匀、形态不规则的中等或稍强回声团块充填。

（2）在肝门附近可见迂曲的、呈网状交错的管状无回声结构，粗细不均，呈"蜂窝状"，内径可达1.0cm（见图5-5）。

（3）常伴门脉高压的一系列表现，如脾肿大、腹水等。

2. CDFI：门静脉旁"蜂窝状"结构内见红蓝交错的彩色血流信号（见图5-6）。

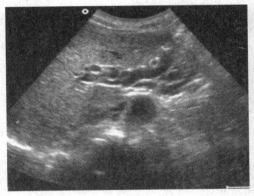 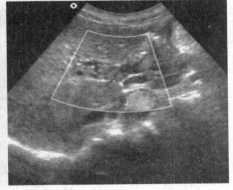

图5-5　门静脉海绵样变性　　　　图5-6　门静脉海绵样变性 CDFI

3. PW

（1）均为低速的连续平坦的静脉型，V_{max}在5～10cm/s以内。

（2）有动-静脉瘘时可见明亮的高速血流。

【鉴别诊断】

先天性胆管囊状扩张和胆总管长期闭塞所致的肝内外胆管扩张也可在门

脉周围显示迂曲的扩张的管状结构，行 CDFI 即可鉴别。

七、肝血管瘤

肝血管瘤是肝内最常见的良性肿瘤，本质上是一个缓慢流动的血湖，一般认为是一种血管的先天性畸形。在组织学上分为海绵状血管瘤、硬化性血管瘤、血管内皮细胞瘤、毛细血管瘤，其中以海绵状血管瘤为多见。

【临床表现】

一般无临床症状。

【超声表现】

1.2D：国内外学者按回声类型分为 4 种：

（1）强回声型：此型最多见。病灶边界与正常肝组织分界清晰，略突出于肝组织，呈"浮雕"征，病灶内部回声明显增强，光点分布均匀，部分内可见"筛网"状无回声区，病灶后方回声无衰减（见图 5-7）。

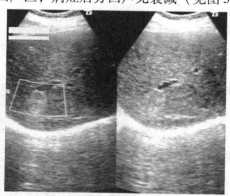

图 5-7　肝血管瘤

（2）低回声型：较少见。病灶边界清晰，周边可见似包膜样强回声，内部呈网格状低回声，病灶后方回声增强（见图 5-8）。

（3）混合回声型：较少见。病灶边界较清晰，内部回声强弱不等，呈粗网状或蜂窝状，间有无回声区（见图 5-9）。

（4）无回声型：极少见。病灶边界清晰，内无网状结构，仅见分隔样回声，无回声区内可有细点状回声，后方回声增强。

肋弓下或剑突下较大的肝血管瘤经探头加压后，瘤体前后径变小，回声稍增强，放松探头则恢复原状。

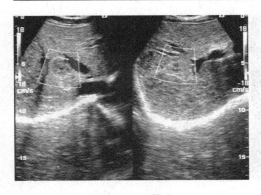

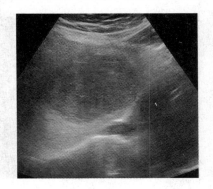

图5-8 肝血管瘤 　　　　　　　　　图5-9 肝血管瘤

2. CDFI：一般肝血管瘤的瘤内彩色血流信号显示率较低，较大或生长较快的血管瘤内可有彩色血流，呈斑点状或短线状。

3. PW：主要为平稳的门静脉型血流，少数可检出动脉型血流，但一般血流速度和阻力指数（RI）均较低，RI小于0.6。

4. CEUS

（1）典型表现模式为"慢进慢出"。动脉相，病灶边缘部或整体呈结节状增强或呈环状增强；门脉相，从病灶的部分或整个外周向中央呈向心性填充，呈团絮状增强；延迟相，病灶整体增强无明显消退，表现为均匀的等或高增强（见图5-10，图5-11，图5-12）。

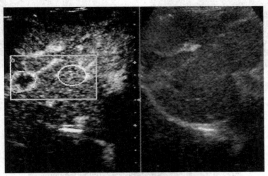

图5-10 肝血管瘤 CEUS 动脉相

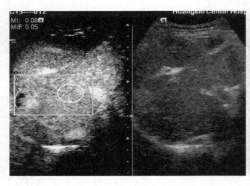
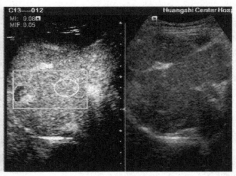

图 5-11　肝血管瘤 CEUS 门脉相　　　　　图 5-12　肝血管瘤 CEUS 延迟相

（2）不典型表现：

①动脉相病灶快速整体高增强，增强一直延续到门脉相和延迟相。

②动脉相见病灶周边环状增强，门脉相向心性填充不明显，延迟相中央无增强（见图 5-13，图 5-14，图 5-15）。

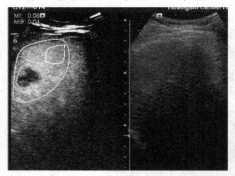
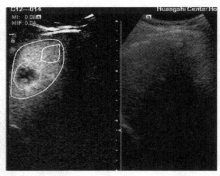

图 5-13　肝血管瘤 CEUS 不典型动脉相　　　　图 5-14　肝血管瘤 CEUS 不典型门脉相

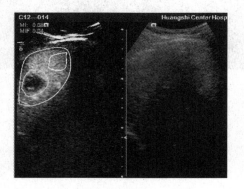

图 5-15　肝血管瘤 CEUS 不典型延迟相

【鉴别诊断】

1. 肝癌：强回声肝血管瘤应与小肝癌鉴别，后者多有慢性肝病史及声像图改变，随访观察变化较快；低回声或混合型肝血管瘤不易与肝癌鉴别，若周边出现低回声声晕，则较支持肝癌诊断。行 CEUS 也可鉴别。

2. 肝囊肿：肝囊肿比无回声肝血管瘤的囊壁回声更纤细，囊内回声更清晰。

3. 肝脏其他实质性病变：与肝腺瘤、肝肉瘤、肝炎性假瘤等的鉴别，详见 CEUS 章节。

八、原发性肝癌

原发性肝癌（primary hepatic carcinoma，PHC）是原发于肝细胞或肝内胆管上皮细胞发生的恶性肿瘤，是我国常见的恶性肿瘤之一，常与病毒性肝炎、肝硬化、真菌及其毒素、高浓度的亚硝酸胺类化合物有密切联系。从组织学上分为肝细胞癌（hepatic cellular cancer，HCC）、胆管细胞癌（chotangiocellular carcinoma，CC）及混合型肝癌（combined hepatocholangiocarcinoma），以 HCC 多见。原发性肝癌在大体上可分为四型：

1. 巨块型：最多见，可为单独巨块，或由许多密集结节融合而成，肿瘤直径 >5cm。

2. 结节型：单发或多发，直径不超过 5.0cm。

3. 弥漫型：最少见，癌结节较小，无包膜与边界，数目众多，弥漫分布于全肝，大多伴有肝硬化。

4. 小癌型：单个结节最大直径不超过 3cm，或多个结节不超过 2 个，相邻两个癌结节直径之和在 3cm 以下。

【临床表现】

早期多无明显症状，出现症状时已属中晚期。主要表现为肝区疼痛、消化功能障碍、乏力和消瘦、低热且使用抗生素无效、进行性肝肿大和黄疸等，晚期出现腹水、恶异质、出血等。血清甲胎蛋白（AFP）升高是诊断肝癌的一个重要实验室指标。

【超声表现】

1. 2D

（1）肝脏形态、大小：早期病变较小，肝脏形态可无明显改变，较大病变可使肝脏局限性肿大，或使肝脏形态失常。

（2）病变区回声特征

①部位：病灶可出现在任一肝叶内，单个或多个，也可弥漫于全肝的小结节。

②形态：可为圆形、椭圆形、分叶状或不规则形，多数呈膨胀性生长，实时立体观察球体感强。

③大小：病灶可大小不等。

④边界：多数结节周围完整或不完整包膜，使边界清晰，周边伴声晕，但边缘多不规则，部分呈"蟹足"样或"毛刺"样向外浸润性生长而边界不清。

⑤内部回声：病灶可呈强回声型、等回声型、低回声型、混合回声型和弥漫型。

⑥后部与后方回声：小的低回声病灶后方回声可轻度增强，大的病灶后部和后方回声常有衰减。侧声影为肿瘤两侧壁的后方出现的带状声影，为纤维包膜所致。

（3）继发征象

①肿块周边的血管受压绕行、移位、变窄，甚至中断，有的表现为抵达病灶边缘的小血管管状回声突然中断。

②胆管受压闭塞或狭窄后扩张。

③肝内韧带或肝包膜受挤压移位、变形，局部隆起。

④肝内转移：部分肿块旁可见小的结节为卫星病灶，也可在较远的肝组织内出现转移灶，可多个，结节小，呈圆形，可呈低回声或强回声。

⑤肝外邻近的组织脏器受压如膈肌受压局限性抬高，右肾受压移位等。

⑥静脉内瘤栓：门静脉内瘤栓较常见。晚期病变在门静脉或肝静脉、下腔静脉内发生瘤栓时，表现为管腔内为低至中高回声的实质性团块充填，内径明显增宽，管壁不平整，连续性中断或消失。门静脉主干或左右支阻塞时，可在其周围出现呈"蜂窝"状的管状无回声，即门静脉海绵样变性，详见肝门静脉海绵样变性章节。肝静脉或下腔静脉阻塞时称为"布—加综合征"。

布—加综合征：通常泛指因为肝脏与右心房间发生肝静脉或下腔静脉阻塞时引发的肝静脉回流受限的一系列症状，病因不很明确，大多数病程缓慢，极少急性发病。临床表现无特异性，可有腹胀、纳差、腹痛、全身疲乏无力，以及部分伴双下肢肿胀、肝脾肿大和腹水。超声表现为下腔静脉或3支肝静脉内存在膜样回声或受压狭窄或管腔内血流信号减少或消失，狭窄处血流变细，呈五彩血流信号，狭窄远端管腔扩张、逆流等。肝内出现交通支等相应的侧支循环表现，是与慢性肝硬化的主要鉴别点。

⑦肝外转移征象：晚期肝门、上腹部及腹膜后淋巴结肿大，表现为多个

圆形或类圆形低回声结节，可互相融合成团块状。

总之2D上肝癌根据内部回声和在肝内分布情况分为：

a. 低回声型：多见小肝癌，通常病灶直径小于3cm。病灶内部回声低，分布不均匀，形态呈近圆形，边界清晰，边缘较整齐，多数外周有声晕征环绕或可见薄的圆形强回声带。有时可见后方回声轻度增强，边缘侧声影向外散（见图5-16）。低回声提示肿瘤细胞生长活跃。肝癌经介入治疗后，如周边尚有小的低回声区，常提示残留有存活的瘤组织，如治疗后新出现周边低回声区则提示有存活的瘤组织生长。

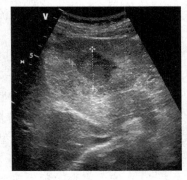

图5-16　HCC

b. 等回声型：较少见，多见于小肝癌或单个结节型肝癌，直径3cm左右。

内部回声呈等回声，边缘有声晕或强回声带，易于识别也容易漏诊。

c. 强回声型：最为多见，直径大于3cm，多见于结节型或块状型肝癌。病灶内部回声呈强回声，分布不均匀，呈结节状或分叶状。有的外周可有声晕征或高回声光带（见图5-17）；有的中央部回声强而近外周部分回声稍低；有的显示多个强回声光团互相融合，光团之间有低或稍强回声带间隔，呈"镶嵌型"或"瘤中瘤"。

d. 混合型：常较大，为多个回声强弱不一的结节融合而成（见图5-18），或强回声内有形态不规则的单个或多个无回声区。

e. 弥漫型：肝内弥漫分布细小结节，大小为数毫米至数厘米，回声强弱不等，分布杂乱，可呈斑块状，边界不清晰。

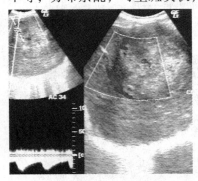

图5-17　HCC

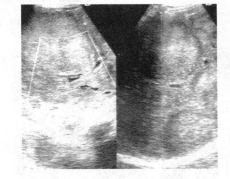

图5-18　HCC

2. CDFI

（1）肝动脉和门静脉血流变化：肝动脉内径明显增粗，容易检测；门静脉内径增宽，血流量增加，而血流速度减慢。

（2）病变区血流特征：瘤内丰富的彩色血流信号。检出率高，明显高于肝脏其他良性病变；瘤内血流呈线条状、分支状、簇状或网篮状，瘤周血流呈环状。

（3）静脉内瘤栓：瘤栓内检测出动脉血流信号，与血栓鉴别。

3. PW

（1）瘤体多为高速高阻型动脉频谱，$V_{max} > 40cm/s$，可达 $1.5m/s$，当超过 $60cm/s$ 时，常提示动—静脉瘘的存在；通常 $RI > 0.6 \sim 0.7$，$PI > 0.9$。

（2）静脉内瘤栓呈动脉型频谱，$RI > 0.6$。

4. CEUS

（1）绝大多数表现为典型的"快进快出"模式。动脉相，病灶呈均匀或不均匀高增强；门脉相，病灶周围的肝实质逐渐增强，而病灶的增强却迅速消退；延迟相，病灶因内增强消退而回声强度更低，边界清晰可辨（见图 5-19，图 5-20，图 5-21）。门静脉内瘤栓也可表现为"快进快出"，以此与血栓鉴别。

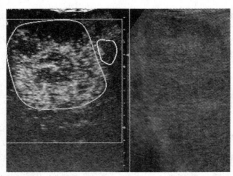

图 5-19　肝癌 CEUS 动脉相

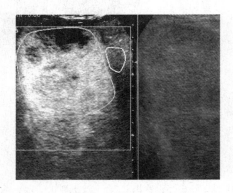

图 5-20　肝癌 CEUS 门脉相

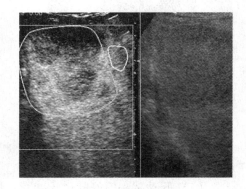

图 5-21　肝癌 CEUS 延迟相

（2）延迟相全肝扫查可发现常规超声未能显示的卫星病灶或肝内其他部位的小癌灶。

（3）早期肝癌或小肝癌由于可以是门静脉供血或与肝动脉一起双重供血而表现不典型，此时在动脉相增强不明显，门脉相显著增强，延迟相迅速消退。

（4）乏血管型肝癌在造影剂进入后全过程均低于周围肝实质，动脉相时仅有少部分增强。

（5）胆管细胞癌血管不如肝细胞癌丰富，动脉相病灶增强较弱或环状增强，门脉相也是快速消退为低增强但减退速度相对较慢，延迟相为低增强（见图5-22，图5-23，图5-24；图5-25，图5-26，图5-27）。

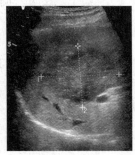

图 5-22　胆管细胞癌

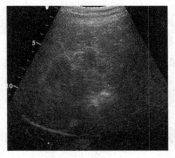

图 5-23　胆管细胞癌 CEUS 动脉相

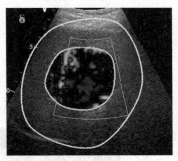

图 5-24　胆管细胞癌微血管灌注

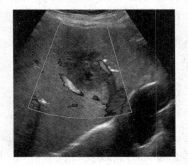

图 5-25　胆管细胞癌

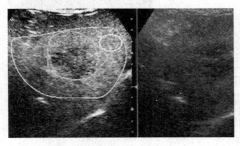

图 5-26　同一胆管细胞癌 CEUS 延迟相

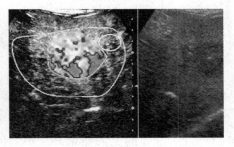

图 5-27　同一胆管细胞癌微血管灌注

【鉴别诊断】

1. 肝血管瘤：肝血管瘤无声晕征，多数不合并肝硬化，瘤内可检测出静脉型频谱或低速低阻的动脉型血流频谱，RI < 0.6。少数少见的低回声血管瘤与小肝癌难以鉴别，CEUS 有助于鉴别诊断，必要时可在超声引导下穿刺活检。

2. 肝脓肿：早期肝脓肿或液化不全且脓液黏稠时超声表现为低回声结节，与肝癌相似，在结节边缘亦可检测出动脉型血流，但 RI 多在 0.5 左右，必要时结合临床，且行 CEUS 可帮助鉴别。

3. 局灶性结节性增生（FNH）：FNH 中央可见星状回声或向外周呈放射状强回声，在强回声内可检测到动脉型血流，RI < 0.6，鉴别困难时行 CEUS，也可在超声引导下穿刺活检。

4. 肝硬化再生结节：肝硬化再生结节一般数目较多，回声较均匀，血流信号不明显，行 CEUS 可帮助鉴别，必要时可在超声引导下穿刺活检。

5. 转移性肝癌：转移性肝癌常出现特征性的"牛眼"征等。

九、转移性肝癌

转移性肝癌是指肝外的恶性肿瘤转移到肝脏而继发的肝脏肿瘤。

【临床表现】

与 HCC 相似，但比 HCC 症状相对较轻，往往以原发器官癌肿为主要表现。

【超声表现】

1. 2D

（1）肝脏形态、大小：当病变孤立较小时，肝脏形态可无明显改变，较大病变可使肝脏肿大，形态失常，或呈不规则形。

（2）转移性肝癌的回声特征：

①形态：形态多样，可单个或多个，或弥漫分布。

②内部回声：可表现为强回声、低回声、无回声或"靶形"征、有钙化的强回声等。特征性表现为"牛眼"征或"靶形"征，即结节呈强回声，外周有 0.5 ~ 1cm 的无回声晕环，声晕的内外环均清晰可辨，有的在强回声中央见小的无回声区（见图5-28）。

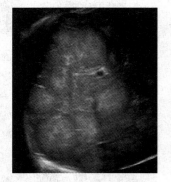

图 5-28　转移性肝癌

③边界：边界清晰。

（3）一般不合并肝硬化。

（4）继发征象：与 HCC 相似，但较少侵入门静脉、肝静脉和下腔静脉。

2. CDFI

（1）肝动脉和门静脉血流变化：肝动脉内径明显增粗，容易检测；门静脉内径增宽，血流量增加，而血流速度减慢。

（2）转移性肝癌的血流特征：检出率低于 HCC，且主要位于肿瘤的外周，呈绕行状。

3. PW：频谱与 HCC 也相似，$RI > 0.6$，$V_{max} > 40cm/s$，很难鉴别时可参考 CEUS。

4. CEUS：表现多样性，典型的动脉相病灶无增强或周边环状增强，门脉相快速消退，至延迟相呈低增强。

【鉴别诊断】

1. 肝血管瘤：强回声转移性肝癌易与肝血管瘤混淆，肝血管瘤无声晕征，多数不合并肝硬化，瘤内可检测出静脉型频谱或低速低阻的动脉型血流频谱，$RI < 0.6$。

2. 肝囊肿：需与无回声型转移性肝癌鉴别，见肝囊肿章节。

3. 非均质性脂肪肝：无占位效应，也不会出现肝内管道结构被移位等继发性改变。

4. HCC：多为单发，多发时不易鉴别可行 CEUS。

十、肝脏局灶性增生结节

肝局灶性结节性增生（focal nodular hyperplasia，FNH）非真性肿瘤，易与肝细胞腺瘤等实质性肝占位病变混淆，以引起临床重视。

【临床表现】

约 35% 以上的患者有腹痛、扪及肿块和肝脾肿大，绝大多数无任何症状，无出血倾向。

【超声表现】

1. 2D：表现为形态欠规则、边界清晰的均匀强回声或低回声、等回声，并发出血时为混合性回声，典型时病灶中心部位可见细条索状强回声，并向周围呈放射状排列（见图 5-29）。

2. CDFI：病灶内探及丰富的血流信号。

PW：呈动脉型，RI 约在 $0.5 \sim 0.6$ 左右。

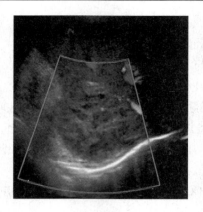

图 5-29　FNH

CEUS：有重要价值。动脉相，极早阶段即出现自中央向周边放射状高增强带，随后病灶整体均匀高增强，中央偶见少许无增强区；门脉期和延迟期病灶持续高增强或少许造影剂被廓清而呈低增强。

【鉴别诊断】

声像图多变，国内常规对本病认知度不高，易误诊。

1. 肝细胞癌：低回声结节型肝癌周围有声晕及后方回声轻度增强；巨块型肝癌瘤内测及较丰富的动脉血流信号，但丰富程度不及 FNH。

2. 肝血管瘤：强回声型时边界清晰"浮雕"状；低回声型时瘤内呈"筛网"状；混合回声时不易鉴别，可借助 CEUS。

3. 肝腺瘤：声像图相似，但肝腺瘤内显示易出血、坏死的声像图改变，且有口服避孕药史。

4. 肝硬化再生结节：有肝硬化基础，结节较小，多在 1.5cm 以下。

十一、肝腺瘤

肝腺瘤（hepatic adenoma，HA）较少见，为肝脏的良性肿瘤，分为肝细胞腺瘤和来自胆管细胞的腺瘤等，通常所称肝腺瘤指的是肝细胞腺瘤。临床上以女性多见，尤以育龄妇女、孕妇更为多见，可能与口服避孕药等使血中雌激素增高有关。

【临床表现】

较小时一般无症状，较大并瘤内出血时，表现为急性腹痛，常伴有寒战、高热，且可反复发作；肿瘤破裂时剧烈腹痛、出现腹膜刺激征和休克症状。

【超声表现】

1. 2D

（1）大小不等的圆形或类圆形，边界清晰，外周可见完整的强回声包膜包绕。

（2）肿瘤较小时内部多为较均匀的低回声，也可略高于周围肝实质回声，肿瘤较大时内部回声不均，低回声内有多处斑片状强回声和不规则的液性暗区，提示肿瘤有出血、坏死纤维化和液化；

（3）后方回声多无变化或稍增强。

（4）多为单发。

2. CDFI：大多数肝腺瘤内无血流信号或斑点状彩色血流信号。

3. PW：频谱呈低速的连续性静脉血流。

【鉴别诊断】

肝腺瘤与其他肝实质性病变影像学表现相似，鉴别困难，常需与 FNH、肝血管瘤、肝细胞癌等鉴别，行 CEUS 可以帮助良恶性的鉴别，必要时穿刺活检。

十二、肝母细胞瘤

肝母细胞瘤较少见，是由肝脏胚胎组织发生的恶性肿瘤，多见于 3 岁以下婴幼儿，是儿童期最常见的肝脏恶性肿瘤，成人极为罕见。

【临床表现】

临床上常因腹部膨隆或扪及上腹部肿块而就诊，并可有消瘦、厌食、腹痛等表现。血 AFP 阳性。部分患者以性早熟为始发症状。

【超声表现】

1. 2D

（1）肝脏明显肿大，形态失常，轮廓不规则，肝表面向外隆起。

（2）肝内混合性光团，多为单个，类圆形、卵圆形或分叶状，边界清晰，可有完整的包膜光带回声。其内部回声强弱不均，常有不规则的稍强回声和无回声，分布杂乱，有钙化时可见强回声光斑伴声影。

（3）门静脉、肝静脉可有瘤栓，回声较强，管径增宽。

（4）肝外转移常首先至腹腔和腹膜后淋巴结，最常见部位为肝门区淋巴结，呈低回声的圆形结节。

2. CDFI：在光团的周边及内部均可探及彩色血流信号。

3. PW：为动脉型，速度很快。

【鉴别诊断】

主要与右肾母细胞瘤、右肾上腺神经母细胞瘤和肝内其他占位病变鉴别。

十三、肝脏肉瘤

肝脏肉瘤时原发于肝脏的恶性间叶细胞肿瘤，很少见，种类较多。

【超声表现】

肝脏常常肿大，肝内多发或弥散分布的大小不一的类圆形团块，边界清晰，边缘较规则，内部回声因组织类型不同而不同。如肝血管肉瘤内可见分隔状的不规则无回声区，间隔厚薄不规则，可呈团块状；纤维肉瘤与平滑肌肉瘤则为相对均匀的稍强回声，中央可有坏死液化形成的不规则液性暗区；未分化肉瘤以囊实性为主，强回声内有许多散在的液性暗区，也可大部分液化以囊性为主；肝恶性间叶瘤内回声可均匀或不均匀。血管肉瘤内可探及动脉型频谱；纤维肉瘤和间叶肉瘤多为少血管型。

【鉴别诊断】

肝脏肉瘤需与肝癌、来自腹膜后的肉瘤等鉴别；肝血管肉瘤需与较大的肝海绵状血管瘤、原发性肝癌和肝转移癌伴有囊性变、肝脓肿液化期、囊腺瘤、包虫病等鉴别；尤其是较大的海绵状血管瘤鉴别，后者的间隔光带基本规则、平滑，厚薄较均匀，少有实性团块。

第二节　肝脏弥漫性病变

一、脂肪肝

脂肪肝是一种常见的肝脏异常，系因肥胖、慢性感染、酗酒、糖尿病、中毒等引起的肝细胞内脂肪堆积。正常肝脏脂肪含量约 5%，脂肪肝时肝内脂肪含量增加至 40%～50%，或全肝 1/3 肝小叶的肝细胞内出现大量脂肪颗粒，近年发病年龄趋向广泛，长期脂肪肝可发展为肝硬化。

【临床表现】

轻度脂肪肝无独特的临床症状，大多患者血脂过高，可逆转；重度时可有右上腹痛等临床表现。

【超声表现】

1. 2D：根据脂肪浸润范围分为两类：

（1）弥漫性脂肪肝

①肝脏体积常增大，形态饱满，肝包膜光滑，下缘角变钝，右叶下缘角 >75°，左叶下缘角 >45°。

②肝内回声前 1/3～2/3 区域呈弥漫性密集的细小光点，回声明显增强，成为"明亮肝"，后区回声衰减，整个肝区内透声差，似有一层"薄雾"（见图 5-30）。

③肝内血管稀少，段支以下分支难以显示，但不出现血管移位或受压中断。

（2）非均匀性脂肪肝

①弥漫型：表现为肝脏大部分呈典型的弥漫脂肪肝表现，仅于肝左内叶或右前叶靠近胆囊窝附近显示为局限的低回声区，"蟹足"样向周围延伸，代表残留的正常肝组织，呈不规则片状或近圆形，边界可清晰或模糊，无包膜。

②叶段型：表现为回声增强范围与肝脏解剖分叶分段相符，呈扇形或地图状延伸至肝表面，其内可残存部分正常肝组织，显示为不规则的低回声区（见图 5-31）。

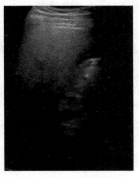

图 5-30　脂肪肝

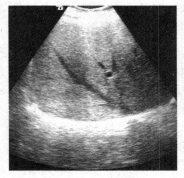

图 5-31　不均质性脂肪肝

③团块型：临床上多见，表现为肝内出现一个或多个回声增强区，形态欠规则，边界清晰（见图 5-32）。

④小叶间脂肪堆积：表现为不规则的片状低回声，边界清晰，可呈三角形、长条形或类圆形等多种不规则形态，无球体感，内部回声均匀，正常肝内管道可穿越通过（见图 5-33）。

2. CDFI：弥漫均匀性脂肪肝和弥漫非均匀性脂肪肝肝内血流显示稀少，且变细，或不显示；叶段型和团块型脂肪肝肝内血管按正常走行分布，分支可穿过片状的异常回声区。

3. PW：无明显异常，严重时肝内静脉血流速度降低，呈连续性频谱。

4. CEUS：与正常肝实质三个时相一致。

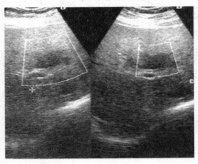

图 5-32　不均质性脂肪肝

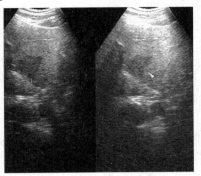

图 5-33　不均质性脂肪肝

【鉴别诊断】

局限性的脂肪肝需与肝内占位性病变鉴别：

1. 肝细胞癌：在弥漫型非均匀性脂肪肝中，残留正常肝组织低回声与肝癌有相似的声像图表现，前者多呈不规则形，无球体感，其余肝实质回声呈弥漫性增强；而肝细胞癌有球体感，外围有声晕和后方回声增强，若两者鉴别困难时可行 CEUS 或穿刺活检。

2. 转移性肝癌：常有原发瘤史，多发性，强回声瘤后方回声衰减，低回声瘤主要表现为"牛眼"征。

3. 肝血管瘤：病灶网络状明显，周围有强回声厚壁样改变，并见有小血管穿入，当鉴别困难时，CEUS 有较大帮助。

二、淤血肝

【临床表现】

主要为右心衰竭的表现，如肝淤血引起肝肿大、右季肋部不适和腹痛；胃肠道淤血可见食欲不振，恶心、呕吐；患者多有发绀，尿量减少和下肢浮肿，心脏扩大及颈静脉怒张，并可出现黄疸。

【超声表现】

1. 2D

（1）早期淤血肝显示肝脏各径线增大，肝实质回声稍有减弱，肝静脉和下腔静脉管径轻度增宽，管腔内出现细小点状回声，呈"烟雾"状（见图 5-34）；脾脏肿大不明显。

（2）淤血肝发生肝硬化后，肝脏各径线测值相应变小，肝表面比较光滑或偶有细结节状突起，肝内回声增强、增多，但分布均匀，肝静脉各支管径明显增宽、扩张，可达 1.2cm 以上，下腔静脉亦增宽，管径随呼吸周期变化减弱或消失。

（3）脾脏可轻度肿大。

（4）可有腹水。

2. CDFI 及 PW 显示肝静脉三相波不典型。

【鉴别诊断】

1. 脂肪肝：肝实质回声增强，肝静脉回声与淤血肝相反，管径变细，数目减少，其他肝内管系结构管径也可减小。

2. 门脉性和坏死后性肝硬化：两者无慢性充血性心功能不全病史。

三、弥漫性肝脏病变

弥漫性肝脏病变是目前较为是常见的肝脏疾病，通常指的是由病毒性肝炎、血吸虫、药物性中毒肝炎及酒精性肝病所致的一种肝细胞受损病变。其中血吸虫性肝病是由于血吸虫寄生于人体引起细胞与体液免疫均参与的疾病，主要病变是由虫卵引起肝脏与肠的肉芽肿形成，而以肝脏损害最为严重。

【临床表现】

1. 病毒性肝炎：食欲减退、疲乏无力、全身不适、肝区不适，部分患者可有发热、黄疸等，部分肝功能异常，有皮肤黏膜出血现象和腹水等。

2. 血吸虫性肝病：患者有流行区接触史；急性患者皮肤有痒感，并出现粒状红色丘疹，多畏寒、发热，伴有干咳，偶有痰中带血，可有腹痛、腹泻及食欲不振，肝脾肿大且有压痛；慢性表现为消瘦、贫血和体力减退，易形成血吸虫性肝硬化。

【超声表现】

1. 急性肝炎

（1）肝脏肿大，肝左、右叶上下径可明显增大，包膜光滑，边缘较锐利，肝下缘角变得圆钝。

（2）肝实质回声呈点状低回声。

（3）肝内门静脉分支管壁回声明显。

（4）可见胆囊壁增厚、囊内胆汁充盈不佳、囊壁层次清晰。

（5）可伴脾肿大。

（6）随着相伴炎症的消退而自行恢复。

2. 慢性肝炎

（1）肝脏轻度肿大，包膜轻微不规则，其边缘欠锐；

（2）肝表面光带可凹凸不平；

（3）肝实质回声呈点状低回声改变，有时较正常杂乱、粗大且明显；

（4）肝内血管壁回声减弱或不清，肝静脉变细；

（5）门静脉内径可增宽，PW 可检测血流增速，可伴脾肿大。

3. 重症急性肝炎

（1）肝脏各径线缩小，并伴腹腔积液；

（2）肝表面欠光滑，肝实质呈现弥漫性回声不均；

（3）胆囊壁明显增厚。

4. 血吸虫性肝病：

（1）2D

1）急性期：肝脏形态可正常，各径线测值轻度增大，肝边缘稍变钝，肝内回声增强、增粗，分布不均匀，少数在肝区见散在的边界模糊且不规整的细小低回声区；脾脏轻度增大。

2）慢性期：肝左叶增大、右后叶萎缩，形态失常，肝表面粗细不等结节状突起，肝内回声增强、增粗，后期肝内见较多的形态不规则、厚薄不一致、纵横交织的条索状强回声带，呈"地图"样改变（见图5-35）。

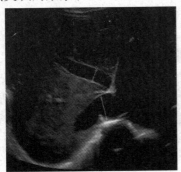 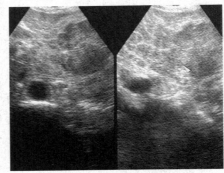

图 5-34　淤血肝　　　　　　　　　　图 5-35　血吸虫肝

（1）CDFI：

1）肝内门静脉、肝静脉血流变细、变窄，走向异常。

2）血吸虫性肝硬化时可有相应的门脉高压血流改变。

【鉴别诊断】

肝细胞癌：结节型肝癌的癌肿周围多有低回声晕，而血吸虫并硬化结节边缘不规整，外周为增生结缔组织回声，无声晕；弥漫型肝癌门静脉内极易显示癌栓回声。

四、肝硬化

肝硬化是一种常见的慢性疾病，是由多种原因引起肝细胞变性、坏死，继而出现纤维组织增生和肝细胞的结节状再生，这些改变交替进行，导致肝脏的小叶结构和血液循环系统逐渐改建，形成假小叶，随之肝脏质地变硬，形成肝硬化。主要分型：门脉性、坏死后性、胆汁性。

【临床表现】

1. 代偿期：多数无明显不适或有身体倦怠，易疲劳、腹胀等症状。患者可出现蜘蛛痣、肝掌和男性乳房发育。

2. 失代偿期：腹水，晚期可进行性黄疸，食道静脉曲张、肝昏迷。

【超声表现】

1. 2D、CDFI、PW

（1）肝脏大小和形态：早期肝脏肿大，切面形态正常，表面尚光滑；后期肝脏各个径线测值显著小于正常，各叶比例失调，切面形态失常，肝表面呈波浪状、锯齿状、驼峰状等；肝缘角变钝或不规则。

（2）肝实质：早期仅表现为肝内回声增强增粗，后期肝内回声更粗大，见斑点状、条索状的强回声且分布不均匀（见图5-36）。出现再生结节时可见圆形的低回声团，边界清晰（见图5-37）。

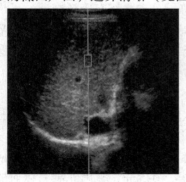

图5-36 肝硬化

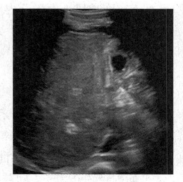

图5-37 肝硬化再生结节

（3）肝内外血管：肝硬化后期，肝内血管粗细不均匀，纹理紊乱。

①门静脉：门静脉主干及左右分支管径增宽，主干内径超过1.3cm，早期门脉血流可无明显改变；引起门脉高压时PW显示血流速度减慢，小于15~20cm/s；严重门脉高压时血流速度极慢或难以检测或出现离肝血流；出现门静脉血栓时，CDFI表现为门静脉内血流变细、充盈缺损或无血流显示，腔

内见片状或团状低回声（见图 5-38），常见于门脉高压断流术脾切除后；亦可能严重时血管扭曲和变形，门静脉管腔变细或不能显示，而门脉周围可见管状、蜂窝状无回声，CDFI 显示无回声，内点状、网状彩色血流信号，称为门静脉"海绵样"变性（见图 5-39）。

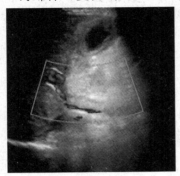 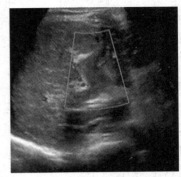

图 5-38　肝硬化门静脉栓子　　　　　图 5-39　肝硬化门静脉周围海绵样变性

②肝静脉：肝静脉变细或粗细不均匀，表现为迂曲或粗细不均的蓝色血流信号或无血流信号显示，PW 检测正常肝静脉的三相型波消失呈二相或单相或呈无波动型类似门静脉血流频谱，称假性门静脉型。

③肝动脉：肝动脉代偿性增粗，内径可达 0.4～1.0cm，CDFI 易于显示，PW 检测血流速度加快。由于肝内动脉与门静脉分支之间有广泛交通，可出现肝内肝动脉–门静脉短路，CDFI 显示肝内局部出现明亮的花色血流，PW 检测出门静脉内的血流信号呈现搏动性，甚至出现门静脉逆流显像。脾动脉可增粗，速度加快。

（4）门脉高压

①门静脉主干、脾静脉、肠系膜上静脉内径增宽，肝静脉变细；脾脏肿大，厚径和长径均增大，包膜回声增强、增粗。

②胃左静脉扩张：在胃底和食管下端附近可见迂曲、扩张的管状无回声区，正常平均内径约 0.2cm，门脉高压时内径＞0.5cm，其内充满彩色血流信号，PW 为持续的静脉型。

③脐静脉重新开放：于门静脉左支囊部沿肝圆韧带内上行至脐部可见管状无回声，其内见持续的离肝血流信号，PW 呈低速频谱。

④脐周腹壁静脉曲张：脐周腹壁内成丛状、团状、串珠样的管状无回声区，内见彩色低速静脉型血流频谱，出现动–静脉瘘时见彩色的高速血流频谱。

⑤脾门附近和腹膜后侧支循环形成：表现为粗细不均的迂曲管状无回声

内充满彩色血流信号，频谱为持续的静脉型。

⑥门静脉海绵样变性：在第一肝门附近见网状交错的管状或圆形无回声呈"蜂窝"样，肝内门静脉可因纤维化闭锁，呈条索状强光带回声结构。

⑦小网膜增厚：因迂曲扩张的胃左静脉、扩张的淋巴管以及小网膜水肿所致。

⑧胆囊壁水肿：增厚，呈"双边影"。

⑨腹水：腹腔内见不规则的无回声区，内见肠管漂浮，少量时在肝肾间隙处可探及。

2. CEUS

肝硬化再生结节的增强模式为各时相等增强，少数动脉相高或低增强，门脉相和延迟相为等增强。

【鉴别诊断】

1. 弥漫性肝癌：弥漫性肝癌多在肝硬化基础上发生，结节直径多在 1.0 ~2.0cm 左右，弥漫性分布，结节回声均匀且边界不清晰，与肝硬化鉴别十分困难，鉴别要点是弥漫性肝癌的门静脉分支内多可能观察到癌栓回声。

2. 原发性肝癌：单发时与肝硬化再生结节鉴别也很困难，CEUS 可以提供帮助。

3. 脂肪肝、肝血吸虫病、肝吸虫病等弥漫性肝病：可结合临床病史。

4. 先天性肝纤维化：此病有家族倾向，多见于婴幼儿和青少年。

第三节　移植肝

随着肝移植手术的广泛开展，各种用于评价移植物状况的影像技术不断被采用。超声成像因其具有以下优势而成为肝移植术前术后评价肝实质、肝周，及血流状况的首选。

一、肝移植术前评价

肝移植术前检查重点：

1. 门静脉、脾静脉、肠系膜上静脉通畅与否，腔内有无血栓形成。同时测量肝外段门静脉的内径及长度。

2. 确定肝动脉是否通畅，确定肝动脉的走行及有无变异。

3. 确定下腔静脉内有无血栓。

4. 判断有无门－腔静脉侧支循环存在，重点评价肝门周围侧支循环的状况。

5. 肝内有否占位病变。

6. 腹水的定量与半定量。

7. 患肝体积（大小）的估测。

8. 脾脏大小的测量。

二、肝移植术后超声检查内容（见图5-40）

1. 肝实质：回声是否均匀，肝内有无液性暗区，有无坏死，有无新生物等。

2. 肝周间隙、盆腔、腹腔：有无积液、积血，及其定量定性。

3. 胆道系统：有无梗阻（特别是吻合口），胆管内有无沉积物或结石。

4. 肝动脉：确定肝内及肝外段肝动脉是否通畅，并分析其血流频谱。

5. 门静脉：管腔是否通畅，血流速度频谱是否正常（特别是吻合口处）。

6. 肝静脉：血流是否通畅，血流速度频谱是否正常。

7. 下腔静脉：血流是否通畅，频谱是否正常，特别要注意上下吻合口处。

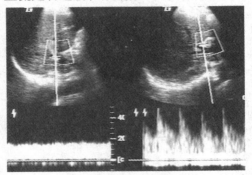

图 5-40　移植肝

三、肝移植术后并发症

1. 肝周积液和积血：非常常见，积液常见的部位为右肝下间隙、右膈下、肝包膜下、左肝下间隙等。主要是血肿和渗出性的包裹性积液，胆漏和脓肿相对少见，但临床症状明显。肝内肝裂间积液和右肾上腺血肿是肝移植术后具有特殊性的两种肝周积液特例，它们的形成与肝移植手术本身直接相关。

2. 肝实质内局灶性异常回声改变：一般是继发于其他的并发症。如肝动脉狭窄和血栓形成、慢性排异反应等。

3. 肝动脉异常

（1）肝动脉血栓：肝门区及肝内肝动脉血流信号消失；肝外动脉分支内直接探到动脉血流信号消失，有时可观察到肝动脉肝外段血流信号中断；肝外动脉消失，肝内动脉信号搏动减弱，肝内动脉频谱幅度下降；肝门区直接看到侧支循环形成；肝内动脉 RI < 0.5，减低，加速时间（SAT）延长 > 80ms；其他继发征象，如肝缺血梗死、胆汁漏、脓肿、肝内胆管扩张等改变。

（2）肝动脉狭窄：肝动脉局部血流信号呈明亮的五彩样镶嵌信号，V_{max} > 2m/s；肝内流速减低，频谱圆钝型，上升段平缓，加速时间延长，SAT > 80ms，RI < 0.5。

（3）假性动脉瘤形成：局部一囊性搏动性包块，CDFI 囊内红蓝相间彩色血流信号，频谱呈来回型的动脉频谱。

4. 门静脉异常：门静脉频谱出现搏动心改变，提示存在动—静脉瘘。

5. 下腔静脉和肝静脉：三相波消失。

6. 胆道并发症：如胆道狭窄。

7. 排异反应：急性排异最常见。超声上出现门静脉周围的环形水肿带和肝静脉的三相波消失可诊断。

第六章　胆囊、胆管

第一节　胆系结石

一、胆囊结石

胆囊结石（cholecystolithiasis）是最常见的胆囊疾病，形成的原因很复杂，一般认为与胆系感染、胆汁的理化性质改变、胆汁滞留及寄生虫病等密切相关。

【临床表现】

1. 当结石还是泥沙样或很软时，一般无明显症状，或轻微的右上腹不适、嗳气。

2. 结石到一定大小时，才会右上腹痛，或持续或可向右肩部或背部放射。

3. 发生梗阻时，可出现右上腹绞痛，黄疸。

4. 合并感染时伴寒战、发热。

5. 部分病人绞痛发作时可引起心电图改变，临床称之为"胆—心综合征"。

【超声表现】

由于胆囊结石的形态、大小、成分、数量不同，加之胆囊、胆汁状态及结石在胆囊内位置的影响，声像图差别较大，复杂多变。

1. 2D 上典型结石特征

（1）胆囊腔内多个切面均能显示的强回声团，边界清晰（见图6-1）。

（2）后方伴声影。

（3）可随体位改变而移动。

2. 非典型结石 2D 上表现

（1）充满型结石：表现为正常胆囊液性透声腔消失，囊壁明显增厚，胆囊轮廓的前壁呈弧形或半月形中等或强回声带，囊腔被不规则的强回声及后方宽大声影取代，胆囊后壁完全不显示，这种现象称为"囊壁结石声影三合征"即"WES 三合征"（见图 6-2）。

（2）胆囊颈结石：尚未嵌顿时，周围有胆汁衬托，在横断面上出现"靶环征"；若结石嵌顿颈部时，由于囊壁与结石紧密接触，其间无胆汁衬托，强回声减弱，声影混淆，极易漏诊，需多切面观察。

（3）胆囊泥沙样结石：一般沉积在胆囊最低位置，形成沿胆囊壁分布的强回声带，后方有弱声影，若无声影时改变体位鉴别（见图 6-3）。

（4）胆囊壁间结石：表现为胆囊壁上附着一个或多个强回声光点，其后方伴有"彗星尾"征（见图 6-4），改变体位时不移动。

（5）胆囊术后胆囊管扩张伴结石：确认胆囊切除后，在胆囊窝内见类圆形无回声，一般腔很小，腔内见强回声，伴声影。注意胆囊切除术后的早期可在胆囊窝内探及类圆形无回声，系胆囊床水肿或局限性积液所致，多在随访 1 个月内消失。

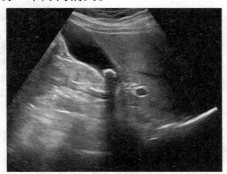

图 6-1 胆囊结石

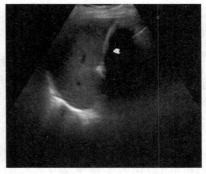

图 6-2 胆囊结石填满型

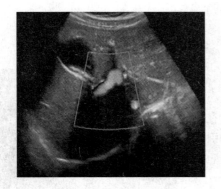

图 6-3 泥沙状胆囊结石

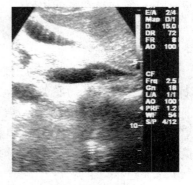

图 6-4 胆囊壁间结石

【鉴别诊断】

对不典型结石应注意排除假阳性和假阴性的干扰。

1. 正常胆囊内结构：正常胆囊的交界皱襞或颈部粗大黏膜皱襞可在某一断面形成较强的回声并有声影，貌似结石，多切面扫查即可消失。

2. 无胆汁胆囊：胆囊慢性炎症、肿瘤、胆囊内内瘘或先天性小胆囊等均不显示胆囊形态，胆囊床内挛缩的胆囊瘢痕或进入胆囊床部位的肠管内容物，类似胆囊部位伴声影的强回声团，但无明显"WES"三合征，可动态或加压观察。

3. 胆囊切除术后胆囊床内钛夹：确认手术史。

4. 胆囊内非结石性回声：胆囊内的胆泥、组织碎屑、脓性团块、血凝块、气体、肿瘤等用利胆药几周后再复查可做出鉴别。

5. 钙乳胆汁：少见，絮状。

6. 胆囊钙化：X线腹部摄片有助于鉴别。

7. 伪像：改变体位或活动后再查容易鉴别。

二、胆管结石

胆管结石（calculus of bile duct）比较常见，与代谢、慢性炎症和寄生虫病关系密切，是外科性黄疸的最常见病因，依其发生部位分为：

（一）肝外胆管结石

【临床表现】

多数来自胆囊或肝内胆管的继发性结石，少部分为肝外胆管内形成的原发性结石。病人多数有反复发作的上腹疼痛和胆系感染病史，严重时出现上腹绞痛、黄疸、高热和寒战，甚至导致中毒性休克；少数病人无症状或轻微上腹不适，易误诊为胃部疾病。

【超声表现】

2D 典型表现：

（1）肝外胆管扩张，与门脉主干形成"双筒枪"征。扩张的胆管壁增厚，回声增强，内壁欠光滑（见图6-5）。结石部位在胆囊管以上，胆囊不大；结石在胆囊管可引起胆囊肿大；结石在胆总管则可引起整个胆道系统扩张。

（2）胆管腔内存在伴有声影的恒定强、低、等回声团，与胆管壁间分界清晰，后方伴声影（见图6-6，图6-7）。

（3）肝外胆管结石多位于下段，经常停

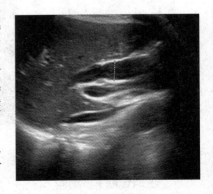

图6-5　胆总管扩张

留于胰腺段或壶腹部，受前方胃和十二指肠腔内气体和内容物的干扰，加之管腔本身相对较细，胆汁充盈少，超声显像模糊，诊断困难。

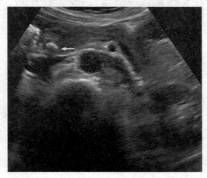
图 6-6　胆总管结石

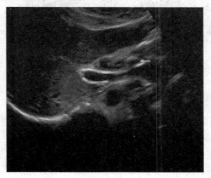
图 6-7　胆总管结石

【鉴别诊断】

胆总管下段结石需与十二指肠气体、蛔虫残骸和回声较强的肿瘤鉴别，主要依靠多切面动态来观察。十二指肠气体形成的强回声形态不固定，周围无连续性管壁回声；蛔虫残体有节段性的"等号"样回声；肿瘤后方无声影，胆管壁连续性被破坏。

（二）肝内胆管结石

多数为原发色素性结石或混合结石。

【临床表现】

一般多数无自觉症状，与肝外胆管结石类似。

【超声表现】

较易显示，2D 上特征为：

（1）沿肝内胆管分布贴近门静脉的斑片状或条索状强回声，伴声影（见图 6-8）。

（2）当结石所在胆管有胆汁淤滞时，强回声周围呈现宽窄不等的无回声区。

（3）结石近端小胆管扩张，与伴行的门静脉分支可形成"平行管"征，或呈树枝状、囊状。

【鉴别诊断】

肝内胆管积气：有手术史，强回声形态不稳定，可随体位改变而移动，后方有"彗星尾"征（见图 6-9）。

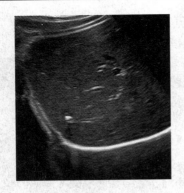

图6-8　肝内胆管结石

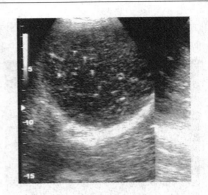

图6-9　肝内胆管积气

第二节　胆系感染

一、急性胆囊炎

急性胆囊炎是胆囊的急性化脓性炎症，也是常见的急腹症之一。

【临床表现】

依炎症程度不同而差异较大，轻者仅有低热、乏力、右上腹胀满及右上腹轻压痛；重者起病急骤、高热寒战、右上腹持续性绞痛并阵发性加剧，部分出现黄疸，"墨菲征"阳性。

【超声表现】

1. 急性单纯性胆囊炎

（1）胆囊形态饱满、肿大，长径＞9cm，宽径＞3.5cm；

（2）囊壁弥漫性增厚、回声增强或胆囊轮廓不清，外壁线不规则（见图6-10）；

（3）超声"墨菲"征阳性；

（4）胆囊收缩功能差或丧失。

2. 化脓性胆囊炎

（1）增厚的囊壁内见间断或连续的弱回声，呈"双边影"；

（2）胆囊内见多量粗细不等的强回声斑点，无声影，呈悬浮状（见图6-11）。

3. 急性坏疽性胆囊炎：具有典型急性化脓性胆囊炎的声像图特点，囊底部和颈部常可见局灶性坏死，极易穿孔。

4. 胆囊穿孔：穿孔后胆囊内液腔缩小或消失，张力减低，胆囊壁模糊、连续性中断，局部出现包裹性液性暗区，由于穿孔处周围组织广泛的粘连，声像图复杂，当暗区内有气体强回声及"彗星尾"征，为坏疽性胆囊炎并胆囊底穿孔的特征性表现。

【鉴别诊断】

1. 胆囊肿大：可见于胆总管结石、胆囊收缩功能失调、长期饥饿等，但囊壁光滑。

2. 胆囊壁增厚：肝硬化腹水、低蛋白血症、心功能衰竭等均可出现胆囊壁增厚，可扫查相关脏器。

3. 胆汁内异常回声：胆道梗阻、长期禁食、肝炎均可致胆汁透声异常，通过病史可以鉴别。

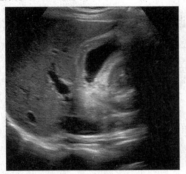

图 6-10　急性胆囊炎

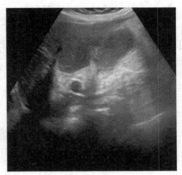

图 6-11　化脓性胆囊炎

二、慢性胆囊炎

慢性胆囊炎是由急性炎症反复发作迁延而来，也可以是原发的慢性炎症改变所致，多数合并胆囊结石。

【临床表现】

临床无任何症状，亦可表现为上腹胀满，脂餐后上腹痛。

【超声表现】

1. 轻型时胆囊壁稍增厚。

2. 严重时胆囊增大或缩小，囊壁增厚 > 0.3cm，当胆囊与周围组织粘连萎缩时，轮廓及内腔均变得模糊不清且固定（见图 6-12）。

3. 胆囊收缩功能差或丧失。

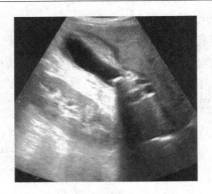

图 6-12　慢性胆囊炎并结石

4. 胆囊壁彩色血流信号显示率低。

【鉴别诊断】

1. 胆囊癌：以弥漫浸润为特征，局部胆囊壁浸润较深，但其他部位胆囊壁正常，且多数向腔内生长，晚期囊壁全层破坏，连续性中断。

2. 胆囊腺肌病：囊壁内有含液的小囊腔。

三、化脓性胆管炎

主要为胆管梗阻和胆管化脓菌感染所致。

【临床表现】

阵发性右上腹痛，胆道蛔虫引起者则有剧烈绞痛、高热，重者可出现中毒性休克和昏迷。

【超声表现】

1. 肝脏明显肿大，回声增强，有时可并发肝脓肿；肝内小胆管壁增厚、回声增强，呈"等号"样改变。

2. 胆管腔内可见斑点状回声或絮状沉淀物；肝外胆管扩张，壁增厚，边缘模糊，壁内出现低回声带，甚至呈"双边"状。

3. 急性胆道炎合并肝内外胆管积气，表现为点状或带状强回声，呈"串珠状"沿胆道系统走向排列，后伴"彗星尾"征。

【鉴别诊断】

胆道术后的胆道积气和硬化性胆管炎，可根据病史及有无急性感染加以区别。

四、硬化性胆管炎

硬化性胆管炎也称纤维性胆管炎或狭窄性胆管炎，是一种原因未明的胆管疾病。

【临床表现】

进行性加重的梗阻性黄疸，多伴有中等程度的发热，右上腹不适或胀痛，上腹部压痛，后期可出现胆汁性肝硬化和门静脉高压。

【超声表现】

1. 病变分节段型和局限型，胆管管壁明显增厚，约 0.2～1.0cm，表现为僵硬的强回声带，后方可伴声影。

2. 病变管腔内径狭窄，管壁凹凸不平，管腔呈串珠样改变，严重时可完全闭塞。

3. 肝门区淋巴结肿大。

4. 肝脾肿大。

【鉴别诊断】

1. 原发性胆管癌：浸润性原发性胆管癌好发于肝外胆管，管壁增厚的范围相对局限，局部突然被截断，病变以上整个胆管系统明显扩张；而硬化性胆管炎则病变范围较广，病变以上胆管扩张较轻或不扩张。

2. 化脓性胆管炎：起病急骤，胆管壁略增厚，管道增宽、胆汁透声差；而硬化性胆管炎起病缓慢，症状逐渐加重，胆管壁增厚明显，管腔狭窄，声像图特征相差较大。

第三节　胆道蛔虫

胆道蛔虫（asariasis of the billiard tract）是常见的急腹症，是肠道蛔虫病的常见和严重的并发症，多见于儿童和青壮年。

【临床表现】

主要表现为右上腹阵发性"钻顶样"剧烈绞痛，向右肩放射，疼痛可突然缓解，常伴有恶性呕吐，吐出物可为胃内容物、胆汁，亦可吐出蛔虫；可发热、寒战、黄疸等。

【超声表现】

1. 肝外胆管不同程度的扩张。

2. 在扩张的胆管内可见双线状平行的强回声带，从肝外胆管向肝内胆管延伸，少数进入胆囊（见图 6-13，图 6-14）。

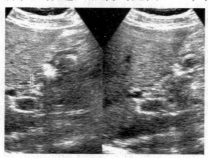
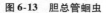
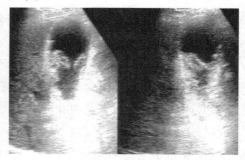

图 6-13　胆总管蛔虫　　　　　　　　　图 6-14　胆囊蛔虫

3. 与胆管壁分界清楚。多条时呈现类似胎儿脐带样回声，其后方可出现声影。

4. 虫体死亡后演变成胆泥、胆石。

【鉴别诊断】

排除假阳性：如肝动脉有时穿行于胆管和门脉之间，酷似扩张的胆管内双线状回声，观察搏动性或行 CDFI 即可。

第四节　胆囊息肉样变

是从影像学角度反映胆囊病变形态的一种统称。

一、胆囊息肉

属乳头状瘤，分胆固醇性息肉和炎症性息肉。

【临床表现】

临床表现不典型，部分表现为上腹不适或隐痛等与胃炎、慢性胆囊炎相似的症状。

【超声表现】

1. 2D

（1）胆囊形态大小正常。

（2）病灶呈中等回声，自胆囊黏膜面向腔内隆起，呈乳头状或桑葚状，一般多发，可发生于胆囊任何部位，直径一般不超过 1cm，以强回声为主

（见图6-15）。

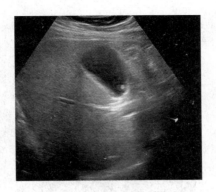

图 6-15 胆囊息肉

（3）后方不伴声影。

（4）病变不随体位改变而移动。

（5）病变基底部较窄，有的可见蒂与囊内壁相连。

2. CDFI：检出率低，以点状或短线状为主。

3. PW：低速低阻型。

【鉴别诊断】

通常炎症性息肉较胆固醇性息肉内部回声较低，且与慢性胆囊炎征象并存。一般检出率高，诊断容易，但对胆囊腺癌、腺瘤的早期与较大的胆固醇息肉鉴别困难，需 CDFI 或动态连续观察。

二、胆囊腺肌病

胆囊腺肌病属于胆囊的增生性病变之一，是以胆囊腺体和肌层增生为主的良性疾病，目前病因不明。

【临床表现】

主要表现为右上腹不适、食欲减退，特别是餐后症状明显。

【超声表现】

1. 2D

（1）胆囊壁呈弥漫性、节段性或局限性增厚、隆起（见图6-16）；

（2）增厚的囊壁内有多个微小的圆形液性囊腔，可合并壁内小结石，表现为强回声斑点及后方"彗星尾"征。

（3）胆囊腔部分狭窄、变形；脂餐试验显示胆囊收缩功能亢进。

2. CDFI：病灶内无血流信号。

【鉴别诊断】

与某些急性化脓性胆囊炎鉴别主要是结合病史。

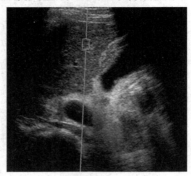

图 6-16　胆囊腺肌症

第五节　胆系肿瘤

一、胆囊腺瘤

胆囊腺瘤是最多见的胆囊良性肿瘤。

【临床表现】

一般无明显症状，多在体检时发现。

【超声表现】

1. 2D

（1）单发或多发，自胆囊壁向囊腔隆起的强回声团，呈圆形或乳头状，体积大，但 <1.5cm（见图 6-17，图 6-18）。

（2）后方无声影。

（3）不随体位改变而移动。

（4）多数基底较宽，少数有蒂。

2. CDFI：部分瘤内可检出彩色血流信号，以短线状为主。

3. PW：呈低速低阻型。

【鉴别诊断】

检出率高但定性困难。

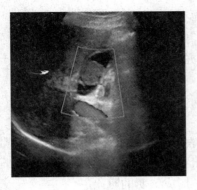

图 6-17　胆囊腺瘤

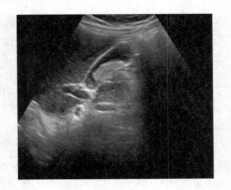

图 6-18　胆囊腺瘤

二、胆囊癌

胆囊癌是常见的胆囊恶性肿瘤，病因与发病机制尚不完全明了。

【临床表现】

1. 早期轻微的右上腹不适。

2. 中晚期可出现明显的右上腹持续性疼痛、纳差、黄疸、胆囊区压痛及右上腹包块。

【超声表现】

1. 2D 上分五型

（1）小结节型：多属早期，病灶自胆囊壁向囊腔突起，呈乳头状，中等回声，基底较宽。

（2）蕈伞型：病灶自胆囊壁向囊腔突起，直径多在 1.0cm 以上，中等或偏低回声，后方回声衰减，基底较宽，局部囊壁与瘤基部分界不清（见图6-19）。

（3）厚壁型：胆囊壁不规则增厚，局限性或弥漫性，囊壁僵硬变形。

（4）混合型：具有隆起和厚壁型声像图特征，此型多见。

（5）实块型：多属晚期，胆囊增大，囊腔内无回声区消失，被一回声不均的异常回声团所充填；胆囊与肝脏的正常界限中断、消失；肝门淋巴结肿大。

2. CDFI：胆囊癌病灶内彩色血流信号丰富，呈分枝状或杂乱型。

3. PW：高速高阻，$V_{max} > 30cm/s$。

【鉴别诊断】

一些胆囊良性病变形成的胆囊壁增厚或隆起性病变，如慢性胆囊炎、胆囊腺肌症、腺瘤、息肉等，需与胆囊癌相鉴别。其主要区别在于：

1. 慢性胆囊炎之胆囊壁增厚较均匀，内壁较规则，CDFI胆囊壁彩色血流显示率低，即使于胆囊壁测得动脉血流，亦为低速血流，血流频谱形态与正常无异。

2. 胆囊腺肌症在增厚的胆囊壁内可显示出许多小暗区，CDFI于病灶内无血流信号显示。

3. 胆囊息肉和胆囊腺瘤，两者直径一般比胆囊癌小，CDFI囊壁及病灶血流显示率均较低。病灶内血流分布以点状或线状为主，其动脉血流表现为"低速低阻"型，与胆囊癌的"高速高阻"形成鲜明的对比。

4. 胆囊腔回声异常的疾病，如胆囊腔内沉积物、胆囊积脓、胆囊充满型结石、粘附于胆囊壁的泥团（见图6-20）、胆囊泥沙样结石、胆囊内凝血块等，除了可通过观察胆囊壁的连续性，是否与肝分界不清，有无肝内胆管局限性扩张、肝门淋巴结肿大和移动体位等方法加以区别以外，尚可通过CDFI表现鉴别之，如在异常回声内测及彩色血流信号，则提示为占位病变，反之，则为胆囊腔内沉积物等。

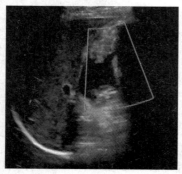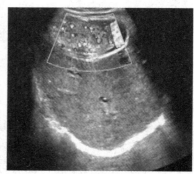

图6-19　胆囊癌　　　　　　　　　　　　　图6-20　胆汁淤积团

三、胆管癌

通常是指源于主要肝管和肝外胆管的恶性肿瘤，发病率男性多于女性。

【临床表现】

1. 起病隐袭，主要症状为无痛性黄疸，进行性加重，常伴有上腹痛、发热和消化不良等症状。

2. 晚期可出现陶土样便、肝肿大、门脉高压、腹水等。

3. 常在早期发生转移。

【超声表现】

1. 病灶以上胆系扩张，呈"平行管"征；如肿瘤位于胆囊管以上，则胆囊不增大、胆总管不扩张；如肿瘤位于胆囊管以下，则胆囊增大。

2. 在扩张的胆管内见稍低或中等回声的结节（个别病例表现为强回声，可能与钙盐沉着或合并结石有关），呈球形或乳头状，与胆管壁分界不清，位置固定，后方无声影（见图6-21）。

3. 病变部位胆管壁不规则增厚、回声增强，扩张胆管突然被截断，或逐渐变细，呈"鼠尾"状。

4. 壶腹癌除上述表现外，可伴有主胰管扩张。

5. CDFI在病灶内如检出血流信号，特别是PW测得动脉性血流频谱有助于诊断及鉴别诊断（见图6-22）。

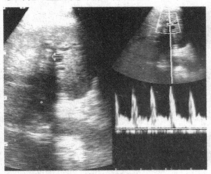

图6-21 胆管癌

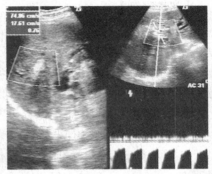

图6-22 胆管癌

【鉴别诊断】

根据肝内外胆管明显扩张及扩张的胆管远端腔内有异常回声，超声诊断准确率较高，但需与下列疾病相鉴别：

1. 胆管结石：胆管癌的肿块多为中等回声，后方无声影，CDFI检出血流信号；而结石多为强回声，后方伴声影。

2. 胆管内沉积物：当肝外胆道梗阻时，扩张的胆道内可出现块状或絮状的胆泥，特别是当胆道内有积脓时，较稠的脓栓常附于胆囊壁，产生类似软组织沉积的声像图，通过改变体位，观察其是否移动有助于鉴别。

3. 胰头癌：胰头癌患者胰头部有低回声肿块，有主胰管扩张，胰后段胆总管不扩张；而下段胆管癌则胰头形态正常，主胰管轻度扩张或无明显扩张，胰段胆管癌则肿瘤较胰腺癌小，轮廓更清晰，胰后段胆总管扩张。

4. 硬化性胆管炎：见前述。

5. 肝肿瘤：近肝门部的肝肿瘤，特别是肝门部的肝转移瘤，由于瘤体小、周边有声晕，当其压迫肝外胆管导致胆道明显扩张时，极易将胆管外的肿瘤看成胆管内的肿瘤，需多切面扫查。

第六节 先天性胆系疾病

一、先天性胆囊异常

【临床表现】

一般无明显临床症状，仅在合并胆囊炎症和胆囊结石时出现相应的症状。

【超声表现】

1. 皱褶胆囊：胆囊的体底部之间，被一强回声一分为二，仔细观察两腔是相通的，胆囊底常有结石。

2. 双胆囊：超声可见两个相互独立的完整的胆囊结构，有各自的胆囊管，分别汇入胆总管，两个胆囊大小相似或一大一小。

3. 胆囊憩室：胆囊壁局部向外凸出，形成一圆形囊腔，此囊与胆囊腔有较宽的通道，憩室内可有小结石。

4. 异位胆囊：正常的胆囊解剖位置未显胆囊图像，于异位的地方探及胆囊回声；此时应注意勿将肝及其旁的几条血管与之混淆，CDFI 能将之鉴别开来。

【鉴别诊断】

鉴别诊断一般无困难。

二、先天性胆管异常

（一）先天性胆管囊状扩张

也称先天性胆总管囊肿，是一种伴有胆汁淤积的胆道疾病。

【临床表现】

本病常于儿童时期反复发作。临床上以腹痛、黄疸、腹部包块为三大主要症状。反复感染可使病情恶化。

【超声表现】

1. 典型的先天性胆总管囊状扩张症为胆总管部位出现局限性囊状无回声区（见图 6-23，图 6-24），多呈椭圆形或纺锤形，囊壁清晰光滑、较薄，囊腔呈液性无回声，后方有增强效应。肝内胆管一般正常或轻度扩张。

2. 肝内胆管囊状扩张主要表现为：囊肿在肝内胆管出现，沿左右肝管分布，与肝内胆管走行一致并与左右肝管相通，呈多个圆形或梭形无回声区，呈串珠状排列，管壁回声较强。

3. 混合型声像图改变：具有上述两种类型的表现。

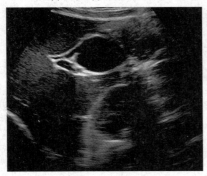 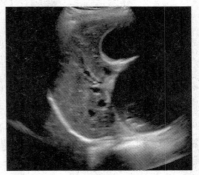

图 6-23　先天性胆总管囊状扩张　　　　图 6-24　胆总管囊状扩张并结石

【鉴别诊断】

根据声像图特点，结合小儿反复发作的右上腹绞痛、黄疸及腹部包块等临床症状，诊断并不困难。

1. 先天性胆总管囊状扩张症应与右上腹囊性肿块鉴别，如肝囊肿、小网膜囊积液、胰头囊肿等。鉴别要点是：先天性胆总管囊状扩张，在脂餐后可缩小，而其他囊肿不会，还可通过多切面探测，从解剖关系上可以鉴别。

2. 先天性胆总管囊状扩张症还应与门静脉瘤样扩张症鉴别，后者声像图表现为局部无回声区与门静脉内无回声区相延续，CDFI 见无回声区内呈漩涡状彩色血流，红蓝相间。

3. 肝内胆管囊状扩张症需与多囊肝和肝门部胆管癌相鉴别。多囊肝患者症状轻，肝脏内大小不等的囊互不相通，而前者各囊间互相沟通，肝门部胆管癌的特点为肝内胆管扩张，管腔较平滑，肝门部可见肿块回声。

（二）先天性胆道闭锁

先天性胆道闭锁是新生儿期一种少见的严重梗阻性黄疸疾病。急需外科处理，否则死亡。

【超声表现】

1. 肝内型：肝脏肿大，肝内外胆管均显示不清，肝门部出现条索状强回声，位于左、右门静脉分叉部的前方，两端尖细，中间膨大，回声均匀，无囊腔，边界清，后方无声影。胆囊不显示或在胆囊区见一无腔隙或很小腔隙的强回声带。晚期可有脾静脉扩张、脾大、腹水等征象。

2. 肝外型：肝脏肿大，肝内胆管明显扩张，肝外胆管在闭锁段以上扩张，以下则显示不清。如闭锁部位在胆囊管汇合处以上者，胆囊则显示不清，反之则有胆囊增大、胆汁淤积；仅有胆囊管闭锁者罕见，也不用治疗。肝外型胆道闭锁早期如不行手术矫正，晚期将出现肝硬化、门脉高压声像图征象。

【鉴别诊断】

1. 肝内型先天性胆道闭锁需与新生儿肝炎鉴别，后者黄疸相对较轻，黄疸程度有波动，肝脏仅轻度肿大，血清甲胎蛋白增高，声像图可显示肝内胆管及胆囊结构。

2. 肝外型先天性胆道闭锁应与先天性胆管囊状扩张症鉴别，后者黄疸多为间歇性，右上腹有包块，胆管扩张，形态失常更加明显，1岁以内极少出现肝硬化、门脉高压声像图征象；而前者多数在半岁内出现难以恢复的胆汁性肝硬化。

第七节　黄　疸

黄疸（jaundice）是由于血清内胆红素浓度增高，是巩膜、皮肤、黏膜、体液和其他组织被染成黄色。黄疸虽多见于肝胆疾病，但在其他引起胆红素代谢异常的疾病中也可出现。

【临床表现】

主要表现为巩膜、皮肤黄染和各种原发病的症状。

【超声表现】及【鉴别诊断】

声像图能清晰地显示肝内外胆管的扩张程度，又可显示肝、脾、肾等器官的形态，按病理分型为：

1. 溶血性黄疸

（1）脾脏中度以上肿大，不伴有脾静脉扩张。

（2）肾脏轻度增大，肾锥体显露。

（3）肝内外胆管无扩张。

2. 肝细胞性黄疸

（1）胆囊壁粗糙、水肿，胆囊无回声区缩小或无明显改变。

（2）急性肝炎可有肝脏轻度肿大，肝脏回声无明显改变；肝癌肝硬化等则具有这些原发病的特征声像图。

（3）肝内外胆管一般无扩张。

（4）部分病例可有脾肿大，特别是肝硬化患者。

3. 梗阻性黄疸

（1）肝外胆管梗阻：肝内胆管扩张：一般左右肝管内径 3～4mm 轻度；5～6mm 中度；7mm 以上为重度。二级以上末梢支肝胆管内径达 2mm，亦考虑轻度扩张；若肝内胆管管腔明显并与相应的门脉呈"平行管"征则提示轻、中度扩张；若胆管呈"树杈状"或呈"放射状"、"丛状"向肝门部汇集提示重度扩张（见图 6-25，图 6-26）。

肝外胆管扩张：＞6mm 轻度，但有胆囊切除或胆系手术史（可在 7～10mm）除外；＞11mm 为明显扩张，尤其是脂餐后，仍＞10mm；扩张的肝外胆管与伴行的门静脉呈"双筒枪"征。

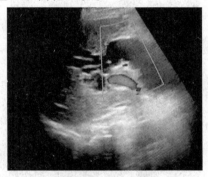

图 6-25　胆总管扩张

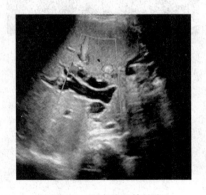

图 6-26　肝内外胆管扩张

（2）梗阻部位的判断：胆总管扩张是下段梗阻的佐证；胆总管正常，而肝内胆管或左右肝管扩张提示上段梗阻。多数情况下，胆囊与胆总管的张力状态是一致的，即胆囊增大提示下段梗阻，胆囊不大提示上段梗阻；胆囊与胆总管处于矛盾的张力状态多提示胆囊颈部梗阻或胆囊本身存在病变；胆管、胰管均扩张，提示壶腹部梗阻。

（3）梗阻病因：主要有胆管结石、胆管癌、胰头癌及壶腹周围癌，此外还有炎性胆管狭窄、胆管血栓、胆管癌栓等（见图6-27，图6-28）。

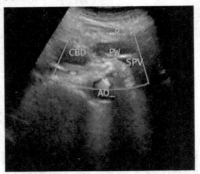

图 6-27　肝内外胆管、主胰管扩张

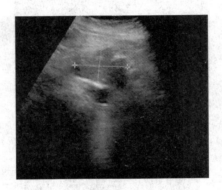

图 6-28　胰头癌

第七章 脾 脏

第一节 先天性脾异常

一、副脾

由胚胎期一些脾脏组织胚芽未融合而形成，其发生率可达 15% ~ 40%，主要分布于脾门和脾尾区。通常为单个，也有多发者。大小一般为 0.5 ~ 2.0cm，个别可达 3 ~ 4cm。

【临床表现】

多无临床症状，较大者左上腹可触及包块。

【超声表现】

副脾大多位于脾门区，形态为圆形或类圆形的实质性回声，包膜清晰完整，回声与主脾回声一致。脾肿大或脾切除术后，副脾也可增大。彩色多普勒血流显示副脾内可见有与脾相通的血流信号（见图7-1，图7-2）。

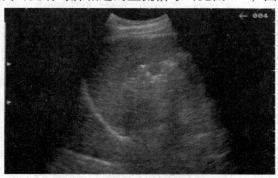

图7-1 副脾

【鉴别诊断】

1. 脾门淋巴结：肿大的淋巴结回声更低，不均匀，包膜不如副脾清晰，可显示淋巴门回声且不与脾脏回声相连。

2. 胰尾、左肾上腺的肿瘤：形态不规则，回声与脾脏不相同，不均匀，呼吸运动时移动方向、幅度与脾不一致。以水充盈胃做声窗，对胰尾肿瘤的观察大有帮助。

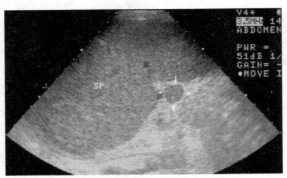

图 7-2　脾肿大、副脾

二、游走脾

脾位于正常位置以外的腹腔其他部位，称为游走脾或异位脾，较少见。主要是由于脾韧带松弛、脾蒂过长或肿大脾脏的牵引作用所致，脾不在脾窝内，或位置不固定，脾脏可随体位的改变游走。

【临床表现】

临床症状不典型，多为查体意外发现，可能因一定程度扭转而引起腹部不适。严重扭转时可产生急腹症症状。

【超声表现】

脾区探不到脾脏回声，腹腔其他部位探测到与脾脏形态、轮廓、回声相同的肿块。彩色多普勒可显示脾门动静脉血流，脾内血管呈树枝样分布。

三、多脾综合征

多脾综合征为罕见的先天性多脏器畸形综合征，特征为多个小脾，数目2~4个，常有左侧双器官，并发先天性心脏畸形或伴其他脏器畸形。多脾症的发生可能因胚胎期脾始基芽融合不全或异位脾芽形成，或部分脾组织脱离主脾发育而成。发生部位约半数在脾门，少数在胰尾周围。

【超声表现】

常于脾门区显示多个大小相似的脾脏，少数于胰尾部探及包膜完整、内部回声与正常脾脏类似的近圆形的低回声或弱回声，可与脾脏完全分离或有结缔组织相连。CDFI 可显示出入脾门的血流信号。常有下腔静脉肝段缺如，而引流入奇静脉。腹主动脉位于脊柱前方，扩张的奇静脉位于其左后方。并发先天性心脏病出现相应超声表现。

四、脾缺如

脾缺如多见于脾切除手术后，少数为先天性缺如，脾未发育。脾区和腹腔其他部位探测，均未显示脾脏图像。

五、先天性脾脏反位

先天性脾脏反位与肝脏或其他内脏反位同时存在。在右季肋区显示脾脏回声。

第二节　脾脏弥漫性肿大

弥漫性脾肿大（简称脾肿大）的原因很多，可分为：①感染性脾肿大，包括急性和慢性炎症如病毒性肝炎、血吸虫病等；②非感染性脾肿大：a. 淤血性脾肿大，如肝硬化门脉高压、慢性右心衰等；b. 血液病性脾肿大，如白血病、淋巴瘤等；c. 脾肿瘤等引的脾肿大。上述各种病因的脾肿大均可导致脾功能亢进。

【临床表现】

脾脏弥漫性肿大多为全身性疾病的一部分，轻度肿大时，无明显临床症状。肿大明显时，会压迫周围脏器（如胃）引起腹胀、食欲不振等，体检时可触及左上腹包块。

【超声表现】

1. 二维超声：脾脏体积增大，长径大于 11cm、厚径大于 4cm，或者脾脏面积指数大于 20cm。在没有脾下垂时，下极超过肋下，或上极接近或超过脊柱左侧缘（即腹主动脉前缘）。脾脏内部回声，感染性者回声增强；血液病性者回声减低；淤血性者为低回声或中等回声，且脾静脉扩张、迂曲，内径大于 0.8cm。在小儿脾脏，脾/左肾长轴比率大于 1.25。

2. 超声对脾肿大的分度

（1）轻度：脾测值超过正常范围，仰卧位深吸气时，脾下极不超过肋弓下缘3cm。

（2）中度：仰卧位深吸气时主，脾下极超过肋弓下缘3cm，但不超过脐水平线。

（3）重度：脾下极超过脐水平线，脾周围器官受压移位或变形。

彩色多普勒超声：脾门及脾实质内血管增多、增粗，脾门静脉内径可达1.0～2.0cm。脾动静脉血流速度加快，血流量明显增加。不同原因引起的脾大，其增加的程度也有一定差异。门脉高压引起的脾脏肿大，脾静脉血流量显著增加（见图7-3）。

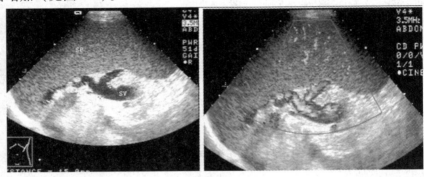

图7-3　脾肿大

【鉴别诊断】

诊断脾肿大时应注意与肿大的左肝叶、腹膜后或左肾巨大肿瘤、胃内液性暗区、脾窝积液辨别。肝大的肝左叶回声与脾回声极为接近，容易被误认为脾脏的一部分，应仔细辨认肝、脾间的界线。上腹部手术后、肺气肿、肠胀气的病人，脾脏不易清晰显示，容易将胃内液性暗区和脾窝积液误认为脾脏。

第三节　脾脏占位性病变

一、脾脏囊肿

脾囊肿分为真性囊肿、假性囊肿和包虫囊肿。真性囊肿比较少见，其囊内壁衬有分泌细胞，可与多囊肝、多囊肾伴发，一般无症状。假性囊肿可继发于损伤后血肿、炎症性积液与脾梗死所致的局部液化性病变，其囊壁由纤维组织构成。包虫囊肿由棘球蚴虫引起，囊壁由纤维组织和薄胚膜构成，可有钙化，囊内常有子囊，多与肝及其他器官的包虫囊肿并存。

【临床表现】

小的囊肿不引起临床症状，大的囊肿因压迫周围脏器而出现左上腹不适、胀痛、消化不良等症状。肋缘下可触及肿大的脾脏，若囊内继发感染则会出现发热和腹痛。

【超声表现】

较大的囊肿可引起脾脏增大，将脾实质回声挤压成不规则形；位于边缘的囊肿可使局部外隆（见图7-4）。脾实质内可见一个或多个囊肿，其后方回声增强。真性囊肿壁薄而光滑、规则，囊内常为无回声。假性囊肿，囊壁往往毛糙，不甚规则，囊内可见弥漫性分布的点状或斑片状回声。包虫囊肿的囊壁较厚，常可见斑点状钙化，囊内常有子囊形成的分隔样回声。囊肿周围脾实质一般回声均匀。囊肿内无血流信号。

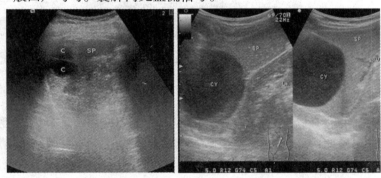

图7-4 脾囊肿

【鉴别诊断】

根据脾内典型的囊肿声像图改变不难诊断，还需与脾肿瘤、胰尾部囊肿、脾包膜下血肿等鉴别。

二、脾血管瘤

脾血管瘤为脾脏最常见的良性肿瘤，多为海绵状血管瘤，偶为毛细血管瘤，不如肝血管瘤常见，分为结节型和弥漫型两种。

【临床表现】

病人一般无明显临床症状，多为检查时发现。

【超声表现】

脾内出现一个或数个圆形或椭圆形的实质回声，边界清晰、规整，周围一般无声晕、包膜（见图7-5）。内部可为高回声、低回声或混合回声，分布均匀或呈蜂窝状。当有纤维化时，回声呈现不均匀性增高。弥漫性脾血管瘤，可使脾脏不同程度肿大和外形改变。多数未能显示瘤体内的彩色血流，个别在瘤体周边可见点状或短线状血流，一般为静脉血流频谱。

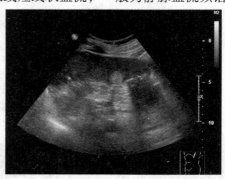

图7-5　脾血管瘤

【鉴别诊断】

1. 脾错构瘤：临床罕见，呈圆形的实质性中等偏高回声，边界清晰，规整，内部回声不均匀，后壁回声清晰，无衰减。脾错构瘤是脾脏独有的多血管型良性肿瘤，彩色多普勒显示瘤内血供丰富，可测及动脉血流及门脉样血流。

2. 脾淋巴瘤：见相关章节。

三、原发性脾脏淋巴瘤

原发性脾脏淋巴瘤是一种罕见的恶性淋巴瘤，是指病变首发于脾脏，而无脾外淋巴组织受侵。脾脏本身是一个很大的淋巴造血组织，常为恶性淋巴瘤侵及的部位。尤其是 HD 晚期极易侵及脾脏。

【临床表现】

左上腹部疼痛及肿块是最常见的症状，部分病人伴有低热、食欲减退、恶心、呕吐、贫血、体重减轻或乏力等。

【超声表现】

当肿瘤组织在脾实质内局限性生长时，脾实质内出现单个或多个边缘清晰、光滑的低回声圆形肿块，无包膜，内部回声均匀或不均匀，当肿瘤内部发生液化坏死时，声像图表现为肿块内出现无回声区。当肿瘤呈弥漫性浸润生长时，脾脏可明显增大，内部回声减低，无明显的占位病变特征。彩色多普勒显示瘤体内及周边均可探及丰富的高速动脉血流，可达 90cm/s（见图7-6）。

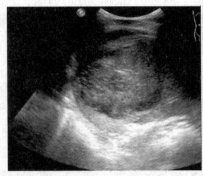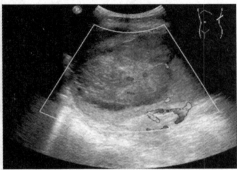

图7-6　脾淋巴瘤

【鉴别诊断】

脾脏良性病变除错构瘤外均显示为少血供，错构瘤内多为丰富的门脉样血流，而淋巴瘤以动脉血流为主，且血流速度峰值相对较高，转移瘤瘤内一般无血流信号。通过其血供特点，并结合二维图像对良恶性肿瘤的鉴别有重要意义。

四、脾转移恶性肿瘤

临床少见，原发灶多为肺、胃、胰腺、结肠，其次为绒毛膜上皮癌、恶性黑色素瘤及乳癌等，多属血行转移，少数经淋巴逆行转移，亦可由邻近脏器癌肿直接侵入。

【临床表现】

表现为原发病相应的临床症状及脾脏肿大。

【超声表现】

脾脏有不同程度肿大，实质内可见团块状回声，内部回声可表现为无回声、低回声、高回声或混合型回声，分布不均，周围水肿或有较多血管者呈"牛眼"征。CDFI：显示肿块周边绕行的动静脉血流，瘤本内无血流显示。

【鉴别诊断】

需与原发性脾脏淋巴瘤、脾错构瘤相鉴别。

五、脾梗死

脾梗死是由于风湿性瓣膜病、细菌性心内膜炎等多种疾病造成脾动脉分支的突然栓塞所致。梗死的病灶常为多发，表现为尖端朝向脾门的楔状分布，多在脾实质的前缘部，梗死局部组织水肿、坏死，逐渐机化、纤维化形成瘢痕。如果血栓含有感染细菌则引起败血性梗死，往往可形成脾脓肿。

【临床表现】

表现为左季肋区突发性疼痛并进行性加重，向左肩部放射。疼痛的轻重与梗死所产生的腹膜刺激和脾周围炎的范围有关，梗塞范围较大或合并感染者，可伴发热。

【超声表现】

梗塞早期表现为脾实质内，特别在脾前缘近脾切迹处出现一个或多个楔形或不规则形低回声区，楔形底部朝向脾包膜，尖端指向脾门，边界清楚。随病程延长，其内部回声逐渐增高，不均匀，并可见斑片状强回声。若梗死灶坏死液化则表现为不规则无回声区，可发展为假性囊肿。陈旧性梗死灶纤维化钙化时，病灶回声明显增强，后方可伴声影。彩色多普勒显示病变区无血流信号（见图7-7）。

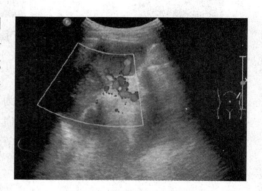

图7-7　脾梗死，梗死区未探及明显血流信号

【鉴别诊断】

对于不典型的病例，应注意与脾脓肿、脾包虫病、脾海绵状血管瘤相鉴别。脾梗塞并非占位性病变，很少引起脾包膜和形态的改变，CDFI 有变化，动态观察其变化，有助于鉴别诊断。

六、脾结核

脾结核为全身性血行播散性结核的一部分，它可表现为弥漫的粟粒样结核结节，也可表现为慢性局灶性病变如结核瘤、结核脓肿。

【临床表现】

表现为一般结核病的毒血症状，如发热、盗汗、消瘦、脾区隐痛和脾脏肿大。

【超声表现】

急性粟粒性结核时，脾内出现许多散在分布的微小结节，直径 0.2 ~ 0.5cm。治愈后可残留或演变为多数点状强回声（见图 7-8），可有线状声影。局灶性脾结核常呈单发或多个低回声结节，有时酷似肿瘤，其中可伴有小片无回声区和斑点状、斑块状强回声，后者常伴有声影。脾脏轻度或中度肿大。

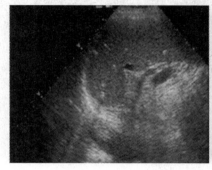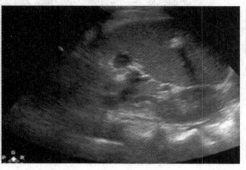

图 7-8　脾脏结核

【鉴别诊断】

1. 脾脓肿：常单发，边界清晰，壁较厚。囊内液性暗区可见密集点状或絮状回声。脾结核以多发为主，边界多不规则，内部回声杂乱，其特点为有坏死、增生、钙化斑等不同病程的声像图表现同时存在。

2. 脾梗塞：其所致凝固性坏死也可在脾内形成强回声区，但范围较大，呈楔形，尖端指向脾门，易于鉴别。

3. 脾原发性恶性淋巴瘤：常伴有全身淋巴结肿大及肝转移，结合病史容易诊断。

七、脾脓肿

脾脓肿多来自血行感染，为全身感染疾病的并发症。常继发于伤寒、败血症和腹腔化脓性感染，脾中央破裂、脾梗塞、脾动脉栓塞术后均可继发感染形成脓肿。

【临床表现】

脾脓肿的临床表现、症状及体征无特异性，多表现为畏寒、发热、脾区疼痛，患有感染性疾病及脾脏外伤史患者出现腹痛加重，高热持续不退。

【超声表现】

脾脓肿的早期诊断较为困难，有脓肿形成后，超声显像可清晰显示病灶，诊断较为容易，其声像图的特征为：①脾大，脾内回声增强。②早期脾实质内出现单个或多个圆形或不规则形的回声增高或减低区，随病程进展，病灶内坏死液化，表现为形态不规则的无回声区，壁较厚、粗糙、边缘不整齐，脓肿内有气体生成时，可有斑点状强回声（见图7-9）。③彩色多普勒，脓肿的厚壁上可显示丰富的血流信号。④动态观察，脾内无回声区可进行性增大。

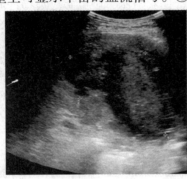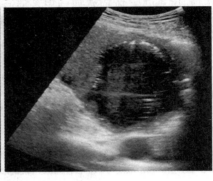

图7-9　脾脓肿，脓肿周边出现微泡样气体回声

【鉴别诊断】

脾淋巴瘤表现为低回声团块，转移瘤表现为低回声或高回声团块，有时与脾脓肿不易区别。动态随访观察，脾脓肿在短期内变化较大。还需与脾血肿相鉴别。

第四节　脾破裂

脾是腹部内脏最容易受损的器官，在腹部脏器钝挫伤中，脾破裂约占20%～40%左右。大多数为被膜和实质同时破裂。少数受伤时被膜未破仅有实质破裂，以后脾被膜破裂内出血称延迟性破裂。临床上可分为包膜下破裂、中央破裂和真性破裂。

【临床表现】

患者腹部有直接外伤史，左上腹疼痛，继而呈弥漫性全腹疼痛，但上腹痛最明显。有时伴有恶心、呕吐，出血较多时，可在短期内发生休克。

【超声表现】

1. 脾包膜下血肿：脾大小、形态正常，脾脏包膜下可见形态不规则的低回声区或无回声区，多为月牙形（见图7-10），无回声区内可见细弱光点飘浮。

2. 中央破裂：脾体积增大，局部回声紊乱，密度不均，可出现不规则回声增强或减低区，也可出现不规则的无回声区。

3. 真性破裂：脾包膜边续性中断，局部回声模糊，脾实质回声紊乱，密度不均，脾周围及腹腔内均可出现无回声区（见图7-11）。

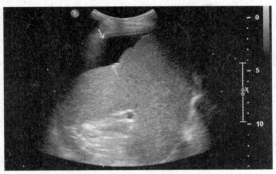

图7-10　脾包膜下血肿

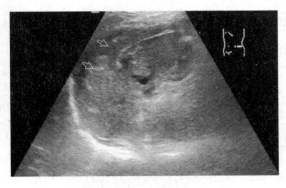

图7-11　脾破裂（真性破裂）

【鉴别诊断】

脾破裂需与脾脓肿相鉴别，脾脓肿时脾内回声增强，实质内可见边界清晰的低或无回声区，壁较厚，内壁不整齐。脾破裂有外伤史，脾内回声不增强，脾内无回声边界模糊，脾被膜连续性中断。

第五节　脾萎缩

脾脏长径＜5cm，厚＜2cm，内部回声增粗、增强，提示脾缩小和功能下降，多见于老年人，疱疹性皮炎，系统性红斑狼疮，甲亢等病。

第八章 胰 腺

第一节 胰腺炎

一、急性胰腺炎

急性胰腺炎在胰腺疾病中较为常见，多发于成人。可由暴饮暴食、酒精中毒、创伤、手术、内镜检查、高脂血症、胆道结石或蛔虫、胆胰肿瘤等引起。急性胰腺炎在病理上分为水肿型和坏死型。水肿型急性胰腺炎主要病理表现为胰腺间质充血、水肿，病变较轻。坏死型急性胰腺炎病理表现为大量胰腺腺泡、脂肪、血管坏死，伴周围大量血性渗出液，死亡率高。

【临床表现】

起病急骤，患者有上腹疼痛并向左腰背部放射，恶心、呕吐，早期可出现休克、虚脱，常有发热，少数伴有黄疸、血及尿淀粉酶增高、白细胞增高等。

【超声表现】

1. 胰腺弥漫性或局限性增大，以前后径增加为主，可失去正常形态。水肿型胰腺边缘整齐，形态规则（见图8-1），出血坏死型边缘模糊，形态不规则，与周围组织分界不清。

2. 水肿型内回声减低，呈弥漫分布的弱点状，间有强弱不均、边界不清的片状回声。严重水肿时可见囊样无回声区。

3. 胰管轻度扩张或不扩张。

4. 急性出血坏死型胰腺炎，胰腺轮廓不清，见大片混杂回声，强回声为被胰液皂化之脂肪组织（见图8-2），大小不等的液性暗区为外渗的液体或假性囊肿。

5. 胰周、小网膜囊、肾前旁间隙会出现无回声区。胰腺周围胃肠气体增多。

6. 形成胰腺脓肿后，表现为胰腺正常结构消失，病灶为不均匀混合回声。

7. 彩色多普勒表现：急性胰腺炎由于炎症渗出，胃肠明显胀气，干扰胰腺内部血流显示。坏死区内血流信号完全消失。在胰腺后方胰头附近可见肝动脉及其分支轻度扩张，脉冲多普勒检测血流速度增高，RI 及 PI 无明显变化。

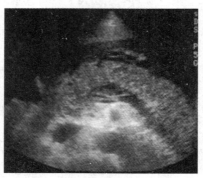

图 8-1　急性水肿型胰腺炎

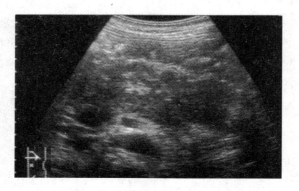

图 8-2　急性出血坏死型胰腺炎

【鉴别诊断】

1. 慢性胰腺炎急性发作（弥漫性增大）：有反复胰腺炎发作病史，胰腺边缘轮廓线多呈高低不平，不光滑，内部回声呈粗大的高回声，部分病例胰腺内部可出现胰管扩张，伴有结石回声。

2. 弥漫性胰腺癌：形态失常，胰腺边缘轮廓线高低不平，不规则呈浸润状，内部回声强弱不均、交错、紊乱，后方回声衰减。胰腺内可探及血管迂曲扩张，色彩丰富，脉冲多普勒于上述部位取样，可检测到动、静脉血流频谱，PI 及 RI 减低。

3. 胰头癌：胰头局限性增大，失去常态，内部显示有低回声团块，常有胆道系统扩张、胰管扩张，胰头部主胰管截断或被挤压推移，其后方门静脉、下腔静脉受压被推移。

4. 胰头囊肿：在局部增大的胰腺内见无回声，圆形，壁光滑，后方回声增强。

二、慢性胰腺炎

慢性胰腺炎又称慢性复发性胰腺炎，为慢性胰腺功能不全最主要的原因。约30%～60%的病例是由于急性胰腺炎反复发作所形成。病理上分为三型：

（1）慢性钙化型，以胰腺硬化、钙化、胰体缩小、胰管扩张和结石形成为主。

（2）慢性梗阻型，系由胆道疾病所致的胆源性胰腺炎，胰腺萎缩不明显。

（3）慢性炎症型，少见，仅有炎症细胞浸润。

【临床表现】

慢性胰腺炎表现为上腹部疼痛、腹胀、厌油、消化不良、脂肪泻及消瘦等。

【超声表现】

1. 胰腺大小无一定规律，取决于病理类型，急性发作时可轻度或局限性增大，但不如急性胰腺炎严重；少数患者胰腺体积缩小，形态僵硬，边缘不整。

2. 内回声增强、粗大、不均。

3. 主胰管增宽，大于3mm，呈串珠状，粗细不等，囊壁不光滑。有时胰管液性暗区内见结石强回声团块，后方伴声影（见图8-3）。

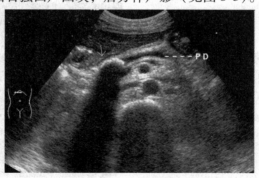

图8-3　慢性胰腺炎胰管结石

4. 假性囊肿形成者可在胰内或胰周探及圆形或椭圆形无回声区，囊壁厚而不规则，边界模糊，囊内可见弱回声。

5. 慢性胰腺炎时，纤维化胰腺组织压迫造成胰腺段胆总管狭窄，胰头部局限性炎性肿块及胆总管结石，均可引起梗阻部位以上的胆道扩张。

【鉴别诊断】

1. 胰腺癌：胰头癌为低回声，边界不整齐，有浸润现象，且伴有胰管及胆管扩张的声像特征。

2. 老年人胰腺：老年人因胰腺组织萎缩，表现为胰腺缩小，实质回声增强和边缘不规则，但内部回声较均匀，而慢性胰腺炎回声粗糙，分布是不均匀的，结合病史不难诊断。

3. 弥漫性肿大型慢性胰腺炎应与腹膜后淋巴瘤、平滑肌肉瘤等鉴别。

4. 慢性胰腺炎伴有假性囊肿时需要与肝、脾、肾囊肿等鉴别。

第二节　胰腺囊肿

一、真性囊肿

囊肿上覆盖有上皮细胞者为真性囊肿，较少见。可分为先天性囊肿和后天性囊肿，后天性囊肿则包括潴留性囊肿、寄生虫性囊肿（胰包囊虫病）、肿瘤性囊肿。

【超声表现】

1. 先天性囊肿：又称多囊胰，胰实质内单发或多发无回声区，类圆形，壁薄，常合并肝、肾囊肿。

2. 潴留性囊肿：体积相对较小，回声表现同先天性囊肿，有时可见胰管与囊肿相通（见图 8-4），也可合并存在胰管结石、胰腺钙化及胰实质回声不均匀增强等慢性胰腺炎的超声征象。

3. 寄生虫性囊肿：声像图特征为囊肿壁不规则增厚，囊壁回声强，在囊肿内可见子囊或头节所致的高回声。

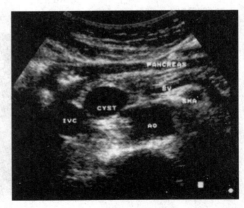

图 8-4　胰头部囊肿

4. 肿瘤性囊肿：详见胰腺囊腺瘤和囊腺癌。

【鉴别诊断】

先天性胰腺囊肿应与急性出血坏死型胰腺炎所形成胰腺内残留腔相鉴别。后者声像图也表现为胰腺内部散在的多个小无回声区，壁较厚，但两者从病史及临床症状可以鉴别。

二、假性囊肿

胰腺假性囊肿多继发于急性胰腺炎和各种原因所致的胰腺损伤。由于胰腺组织坏死、崩解，胰液及血液溢出，刺激网膜包裹及周围纤维组织增生，形成囊肿样改变。因囊壁无胰腺上皮细胞覆盖，故称假性囊肿。假性囊肿多发生于胰腺体尾部，一般位于胰腺腹侧面，与胰腺相连。囊壁为周围组织，如胃后壁、横结肠壁、肠系膜等。

【临床表现】

囊肿较小时无任何症状，较大时出现上腹部肿块，压迫邻近脏器和组织可出现恶心、呕吐、食欲下降、腹痛、低热等症状。若囊肿破裂，可出现腹水和出血。

【超声表现】

1. 胰腺体尾部无回声区，多单发，内可有分隔。少数可多发。

2. 囊壁与周围组织分界不清，大囊肿可压迫胰腺及周围组织，使其结构显示欠情。

3. 囊内多为无回声区，合并出血或感染时，囊内可见点状或片状回声增强区。囊肿后方有回声增强效应。

4. 囊肿巨大时（见图8-5），邻近器官常有不同程度的推压、移位现象，也可使胰腺失去正常形态。

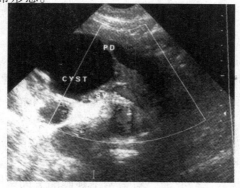

图8-5 胰腺假性囊肿声像图

5. 假性囊肿自发性破裂时，病人突然腹痛，超声显示囊肿变小，壁不完整及腹腔积液。

【鉴别诊断】

1. 胰腺脓肿：其囊壁多增厚，脓腔内可见随体位浮动的低、中、高强度的点、片状回声。

2. 陈旧性胰腺血肿：可呈无回声的囊肿样表现，往往需超声引导经皮穿刺才能确诊。

3. 胰腺假性动脉瘤：彩色多普勒有助于鉴别。

4. 还需与胰腺周围脏器的囊肿相鉴别，如胰头部的囊肿，应与肝脏及右肾囊肿鉴别；胰体部的囊肿，应与网膜囊积液鉴别；胰尾部的囊肿，应与脾、左肾囊肿鉴别。若胰腺轮廓显示完整，形态正常，一般为胰腺外囊肿。

第三节　胰腺肿瘤

一、胰腺癌

胰腺癌可发生在胰腺的任何部位，以胰头癌最多见，约占2/3左右，其余为胰腺体、尾部及全胰腺癌。癌肿质地坚硬，与周围组织无明显分界，可有出血、坏死，也可形成不规则囊样间隙。胰头癌常侵及十二指肠壁，而与壶腹部的关系模糊不清。若阻塞胰管，可使其扩张、扭曲或狭窄。

【临床表现】

患者起病隐匿，开始感上腹不适、隐痛、食欲减退、乏力、体重减轻、黄疸等为胰腺癌的早期症状。

【超声表现】

1. 直接征象

（1）胰腺径线增大，多呈局限性肿大（见图8-6），可突出胰腺表面，也有的呈弥漫性增大而失去正常形态者。肿瘤的边界不清、不规整，呈锯齿状浸润现象。

（2）内部回声减低，间杂有散在不均匀的点状回声或斑块状回声，也有混合性回声，偶见高回声癌结节，后方回声衰减。

（3）当癌肿内坏死、液化时，可显示不规则的无回声区。

（4）彩色多普勒显示肿瘤内可测及斑点状或短线状血流信号，为高阻动脉频谱，瘤体周围有彩色血流绕行。

2. 间接征象

（1）胰头部癌可压迫和浸润胆总管，引起肝内外胆管和胆囊扩张。

（2）胰头癌可引起胰腺体尾部胰管扩张、迂曲，胰管壁较光滑或呈"串珠"状。若癌肿浸润胰管，可使胰管闭塞而不能显示。

（3）对周围脏器或血管有压迫现象，胰头癌可使下腔静脉移位，胰体尾部癌肿可挤压肠系膜上动脉、脾静脉等。

（4）胰腺癌晚期常有肝、周围淋巴结转移及腹水等。

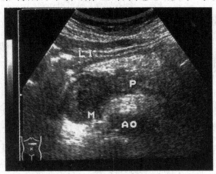

图 8-6　胰头癌声像图

【鉴别诊断】

1. 急性胰腺炎：胰腺弥漫性增大，边缘光滑，内部呈均匀低回声，无局限性病灶，无胰管扩张，胰腺后方回声无衰减。

2. 慢性胰腺炎局限性肿大：局限性胰头肿大的慢性胰腺炎，类似胰头癌，鉴别较困难，需结合病史、症状及声像图的表现综合分析。

3. 壶腹癌：胰头癌和壶腹癌均可引起胆道系统扩张和胰管扩张。胰头癌较易显示，肿块回声常位于扩张胆总管中断处下方。壶腹癌不易显示，扩张胆总管显示较长，多可显示胆总管下段，且对胰管无推移挤压及阻断征象。

4. 胰体癌向前或向后生长还需与肝癌、腹膜后肿瘤相鉴别。胰尾位于脾与左肾夹角处，当发生胰尾肿瘤时应与左肾上腺癌肿及左肾上腺肿瘤相鉴别。

二、胰腺囊腺瘤与囊腺癌

胰腺囊性肿瘤包括胰腺囊腺瘤和胰腺囊腺癌，比较少见，其病因仍不清楚。估计其来源可能有以下几方面：①由异位的消化道始基细胞或十二指肠畸变的 Brunner 腺侵入；②起源于腺管的腺泡细胞；③起源于胰管上皮；④残留的胎生组织。胰腺囊腺瘤可分为浆液性囊腺瘤和黏液性囊腺瘤两种类型，而囊腺癌则可能由黏液囊腺瘤恶变而来。胰腺囊性肿瘤多见于中年妇女，可发生于胰腺的任何部位，但以胰腺体尾部多见。

【临床表现】

胰腺囊腺瘤生长缓慢，一般病史较长。囊腺癌常由囊腺瘤恶变而来，即使是原发性囊腺癌其病程也比胰腺癌长。上腹胀痛或隐痛、上腹部肿块是胰腺囊性肿瘤的主要临床表现，其次有体重减轻、黄疸、消化道出血、各种胃肠道症状和肝转移。

【超声表现】

1. 浆液性囊腺瘤：呈圆形，边缘光滑，境界清晰，整体回声稍高，当肿瘤由大量的极小囊肿（＜2mm）构成时呈均质实性表现；如囊肿较大（5～20mm），则表现多房性，每个房紧密相连呈蜂巢样结构（见图8-7）。

2. 黏液性囊腺瘤和囊腺癌：可表现为单房或多房，但多房者每个房的直径相对较大，常有后壁增强效应。房内有时可见粗大不规则的乳头状赘生物由囊壁突入囊内。囊腺癌与囊腺瘤声像图难以区分，囊腺癌彩色多普勒显示团块内部血流色彩丰富，有搏动性，脉冲多普勒可检测到动脉血流频谱，实时图像显示囊壁较厚、附壁实性团块较大、外形不规整。复查肿物生长迅速、外形变化较明显、合并腹水或有其他部位转移灶等情况时考虑囊腺癌。

3. 胰管可有轻度扩张，多数无明显变化。一般无胆管梗阻和扩张。

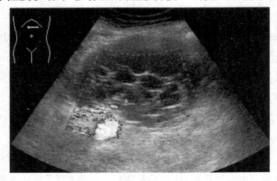

图8-7　胰腺囊腺瘤

【鉴别诊断】

1. 胰腺假性囊肿：常伴有急性胰腺炎或外伤史，囊壁厚薄相对均匀，囊液透声好，内部无乳头状突起。

2. 胰腺癌：内部实性低回声，后方回声衰减明显，常伴胰管扩张，瘤内血流信号稀少。

3. 胰腺包虫囊肿：一般同时存在肝包囊虫，需结合流行病资料进行鉴别。

4. 胰岛细胞瘤：低血糖病史，较小的圆形实性肿物，内部血流丰富。

三、胰岛细胞瘤

胰岛细胞瘤分为功能性和非功能性两类，功能性胰岛细胞瘤以胰岛素瘤最常见，其他胰岛细胞瘤还有促胃泌素瘤、高血糖素瘤，肠肽瘤、生长抑素瘤等。

1. 胰岛素瘤

胰岛素瘤起源于胰腺 β 细胞，在胰腺内分泌肿瘤中最为常见，肿瘤好发于体尾部，大多为良性，如有转移则是诊断恶性胰岛素瘤的可靠依据（见图8-8）。

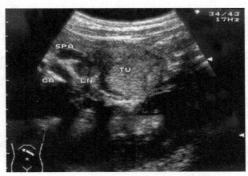

图8-8　恶性胰岛细胞瘤，伴淋巴结肿大

【临床表现】

胰岛素分泌亢进引起的症状，90％以上的患者有 Whipple 三联征病史：①反复发作的空腹期低血糖症状；②发作时血糖＜2.43mmol/L；③口服或静脉注射葡萄糖或进食后缓解。随病程进展，发作时可呈现意识障碍、交感神经兴奋的表现、精神异常及颞叶癫痫四组症状。

【超声表现】

（1）肿瘤常位于胰腺体尾部，因肿瘤小，胰腺轮廓常无明显异常，对周围脏器亦无压迫现象。虽胰腺正常，但症状典型，仍不能排除本病。

（2）肿瘤多为类圆形，直径 1～2cm 左右，边界整齐，有包膜。

（3）大多数内部呈较均匀弱回声。约 10％呈高回声或等回声型，高回声型肿块周围可有弱回声晕并伴侧后声影，等回声型周边可有高回声带。

（4）肿块较大者，内部可出现不均匀粗大回声，或伴出血坏死的无回声区。

（5）胰管无明显扩张。

（6）肿瘤内部血流信号丰富。

（7）如同时发现肝内转移瘤应考虑为恶性。

【鉴别诊断】

胰岛素瘤具有临床及实验室的典型表现，因此临床诊断并不困难。若临床表现不典型，只能提示超声所见。超声较易发现瘤体较大的无功能性胰岛细胞瘤，除需与胰腺癌鉴别外，还需与胃、脾、左肾上腺、左肾及腹膜后肿瘤相鉴别。

2. 无功能性胰岛细胞瘤

本病很少见，因肿瘤无内分泌功能，故称无功能性胰岛细胞瘤。多见于年轻女性。

【临床表现】

患者无临床症状，加之部位较深，生长较慢，故多数患者直至出现腹部肿物或压迫症状时才就诊，少数患者于体检时偶然发现。肿瘤常位于胰腺体尾部，通常较大，可达 5 ~ 10cm。

【超声表现】

（1）肿块体积较大，呈圆形、椭圆形或分叶状；包膜完整、清楚，与胰腺体尾部相连。

（2）内部为实质性细小回声；肿瘤较大者内部出血，坏死及囊变时回声不均质，可见类似分隔和不规则无回声。

（3）肿块巨大时出现周围器官压迫征象，如胆总管受压扩张，胃肠推移甚至梗阻，脾静脉受压引起脾肿大或区域性门静脉高压症等间接征象。

（4）恶性变时可有肝内转移。

（5）彩色多普勒可见瘤体大多有丰富的血流，并可探及动脉性频谱。

【鉴别诊断】

（1）胰腺癌：肿块多位于胰头，边缘不规则，胰管和胆道扩张明显，彩色多普勒显示肿瘤周围有血管绕行，内部血供较少。

（2）相邻脏器的肿瘤：扫查时应仔细观察胰腺的形态及血管走行，以确定肿块的位置。如左肾、肾上腺及腹膜后肿瘤均位于脾静脉后方，无功能性胰岛细胞瘤则位于脾静脉前方。

四、壶腹癌

壶腹癌又称壶腹周围癌。常发生于十二指肠乳头或胆总管壶腹部。病理组织类型以腺癌最多见，其次为乳头状癌、黏液癌等。壶腹癌早期即很容易浸润阻塞胆总管和主胰管，引起黄疸。因而病人就医较早，手术切除率和5年生存率均高于胰头癌。

【临床表现】

多见于40岁以上的男性，较早出现黄疸，呈进行性加重。持续性背部隐痛，还可有消化道出血、贫血、发热及呕吐等症状。

【超声表现】

直接征象：

（1）癌肿位置：肿块位于扩张的胆总管末端（见图8-9），其左侧为胰头，右前方为十二指肠第二部肠管。胰头正常。

（2）癌肿大小形态：壶腹癌体积较小直径大多在1~3cm。

（3）内部回声：大多表现为高回声肿块，少数呈低回声或混合回声。

（4）癌肿边缘：不规则。

（5）CDFI显示肿块内斑点状彩色血流，可测及高阻动脉频谱。

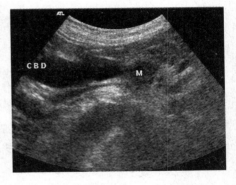

图8-9 壶腹部低回声占位，胆总管扩张

间接征象

（1）胆道扩张：表现为肝内外胆管扩张及胆囊肿大。胆总管全程严重扩张，且较胰头癌和胆总管下段癌所致胆总管扩张更长。

（2）主胰管扩张：严重扩张的主胰管从头至尾部贯穿整个胰腺，有的病例可同时显示胆总管和主胰管扩张，呈"双管扩张"征。

（3）周围血管受累：胰头直接受浸润、周围淋巴结以及肝脏转移等征象。

【鉴别诊断】

1. 胰头癌：见相关章节。

2. 胆总管下段癌：多为单个，亦可多发以及弥漫浸润，超声显示扩张胆总管远端软组织肿块，呈低或中等回声，无胰管扩张。

3. 胆总管下端结石：若结石嵌顿于胆总管下端，局部组织水肿可引起胰管扩张而呈"双管扩张"征,易导致误诊,应仔细观察其声影,利用改变体位,局部加压发现其移动或变形的特征有助于鉴别。

4. 胆总管或壶腹部炎性狭窄:胆总管扩张程度较壶腹癌轻,管壁增厚,末端无肿块显示。

五、胰腺转移性肿瘤

胰腺转移性肿瘤较少见,其原发肿瘤主要为胃癌、肺癌、结肠癌、乳腺癌等,可以是邻近器官肿瘤直接侵犯,也可经淋巴管转移至胰腺周围淋巴结。声像图表现肿块以低回声为主,边界清楚,形态多为类圆形,较原发性胰腺癌生长慢,发生胆管及胰管扩张的比例较低。鉴别诊断的关键是病史及原发灶的确定。

第四节　胰腺损伤

胰腺损伤主要为交通事故,暴力由前向后将胰腺挤压于脊柱上,形成剪力,造成损伤。临床上单纯胰腺损伤较少见,约60%～90%合并腹部其他内脏损伤,多合并十二指肠损伤,增加症状体征的复杂性。因此,对上腹部受伤的病人均应考虑到胰腺损伤的可能。

【临床表现】

上腹部严重挫伤后可出现腹痛,并有腹胀肠鸣音减弱或消失、呕吐,腹肌紧张,上腹部有明显压痛及反跳痛,血和尿淀粉酶可有升高。

【超声表现】

1. 早期,胰腺轮廓欠清,边界不整,内回声不均。

2. 胰腺局部可见血肿低回声区,低回声区边界清,包膜不明显。

3. 胰腺周围及腹膜后可见不规则低回声区或液性暗区,常伴有腹腔积液的表现。

4. 后期有假性囊肿形成时见囊肿表现。

第九章　泌尿系

第一节　肾　脏

一、肾囊性疾病

（一）肾囊肿

肾囊肿是肾脏内出现与外界不相通的囊性病变的总称。常见的肾囊肿如单纯肾囊肿、肾盂旁囊肿以及多囊肾等等。

【临床表现】

通常无症状，多在体检或其他疾病做影像学检查时偶然发现。部分患者会感到患侧"腰背酸痛"的症状，往往也不是由肾囊肿直接导致的。一些非常大的肾囊肿，尤其是发生囊内出血或感染的肾囊肿会明显的产生腰腹疼痛不适症状。有的肾囊肿恰巧压迫了输尿管或肾盏颈部，会引起肾积水和继发感染，继而出现腰痛、发热、尿路感染的症状。个别的单纯肾囊肿会发生囊壁癌变，癌变率约为1%，囊肿内有出血时应警惕癌变可能。

【超声表现】

1. 单纯性肾囊肿：呈圆形的无回声区，囊壁薄而光滑，后方回声增强为其特征，囊肿常向肾表面凸出，其大小不一，巨大者直径可超过10cm，超声能显示的最小囊肿为3mm。

2. 多房性肾囊肿在无回声的囊内有菲薄的隔，呈条带状高回声，各房中囊液相通。应与多囊肾鉴别。

3. 肾盂旁囊肿位于肾窦回声内，容易压迫肾盂或肾盏，造成肾积水。

4. 肾盂源性囊肿（或称肾盏憩室）在肾实质内出现无回声区。囊肿不大，约在1~2cm之间，个别有大至5cm者，一般不易与单纯性囊肿区别，除非在囊腔内有砂样结石形成，改变体位时，结石在囊腔内向重力方向移位，声像图显示为一个无回声囊肿，在其重力方向出现彗尾征，就容易识别，这种囊肿称为肾钙乳症。

5. 成人型多囊肾：多囊肾是常染色体异常所导致的肾脏多囊性病变。一般会伴有多囊肝、多囊脾、多囊胰。表现为两肾增大，随病情轻重不同，肾增大程度出入很多，囊的多少和大小也各不相同，囊少而大者病情轻；囊多而小者，病情反而严重。声像图所见往往是全肾布满大小不等的囊肿，甚至肾实质回声与肾窦回声都分不清楚。囊肿随年龄的增大而增多增大，囊肿出现愈早，预后不佳。

6. 婴儿型多囊肾：发病早，在婴儿期已发病，囊小而极多，声像图往往仅见两肾增大和肾结构失常，出现许多增强光点，而见不到囊肿，预后极差。

【鉴别诊断】

多发性肾囊肿需要与多囊肾相鉴别，后者为无数大小不等的囊肿，前者仅为数个至十数个囊肿。然而多囊肾的声像图也有囊肿不多的，就需与多发性肾囊肿鉴别。两者的鉴别要点是多囊肾没有完好的肾实质，在没有大囊肿的肾实质部位，回声也明显增强；而多发性肾囊肿的肾实质回声仍属正常。

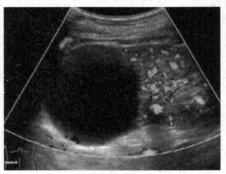

图 9-1　肾上极囊肿向肾外凸出

(二) 肾盂旁囊肿

来自肾窦内的淋巴性囊肿，但一般也将位于肾盂旁向肾窦扩展的肾囊肿包括在内。囊肿位于肾窦内，容易压迫肾盂引起肾盂积水和肾盏积水。

【临床表现】

腰部症状是由于囊肿压迫肾盂输尿管使平滑肌痉挛、囊肿生长牵拉包膜以及继发性肾积水所致，此为较常见症状。血尿：由于平滑肌痉挛可产生镜下血尿或肉眼血尿，但囊肿破裂并与肾盂相通后则为肉眼血尿甚至蚯蚓血条；高血压为压迫肾盂梗阻后致使肾缺血而使肾素血管紧张素增高所致；囊肿较大或致肾积水巨大者还可以触及腹部包块；合并感染时尚有寒战、高热、肾区叩痛等症状；部分患者系体检时偶然发现。囊肿小或压迫肾盂轻微而不产生上述临床症状。

【超声表现】

在肾窦回声内出现囊肿的液性暗区，很像肾盂或肾盏积水，但仅限于肾窦的一部分，不与各个肾盏或整个肾盂相通。肾盂旁囊肿对肾盂压迫、推挤容易引起肾盂积水，可兼有囊肿和肾盂积水声像图。

【鉴别诊断】

肾盂旁囊肿与肾积水均为肾窦回声分离，其中出现液性暗区，但前者局限于局部，不累及整个肾盂，而且对肾窦回声压迫、推挤，在各个方向往往不同，形成不对称现象。肾积水的肾窦分离前后对称。

肾盂旁囊肿和个别肾盏积水也不同，肾盏积水可在声像图中肾盏的漏斗部发现结石或肿瘤等梗阻因素。

肾盂旁囊肿压迫合并肾盏积水者，从肾窦回声内出现两个液性区，二者不相通，可得出诊断，但还需与同时存在两个肾盂旁囊肿鉴别。

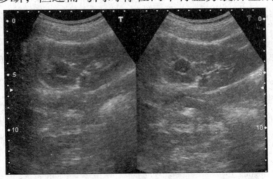

图 9-2　纵切面与横切面显示肾盂囊肿

（三）多囊肾

多囊肾是一种先天性遗传性疾病。可分为成年型与婴儿型两类。本病多为双侧性，单侧极为少见，成年型多囊肾体积常显著增大，表面呈多囊状隆起，肾内布满无数大小不等的囊肿，呈海绵状，其内为淡黄色液体。肾实质因受囊肿压迫而有不同程度的萎缩。囊肿与肾盂肾盏不相通。多囊肾呈合并有其他实质脏器的多囊性病变，如肝、脾、胰腺等。

【临床表现】

多囊肾发展缓慢，病变较轻者，可无明显症状，出现临床症状者，多为病变较重的中老年患者。婴儿型多囊肾囊肿极小，出现症状后多在短期内死亡，临床少见。多囊肾的主要表现有腰腹部胀痛、恶心、呕吐、间歇性血尿和季肋部触及肿块。多囊肾可并发尿路感染或引起高血压，随肾功能减退，最后出现尿毒症症状。

【超声表现】

肾脏体积增大，包膜凹凸不平，肾失去正常形态。肾实质内显示无数个大小不等的囊状无回声区，呈弥漫分布，后方回声增强。肾实质大部分被囊肿占据，有时可见少许肾实质，但其回声增强。当合并感染时，囊肿无回声区内可见云雾状或散在的点状回声。肾体积明显增大，肾内无数个大小不等囊肿和肾实质回声增强是多囊肾回声图的三个主要表现。婴儿型多囊肾因囊肿较小，有时超声不能显示囊肿，常仅表现为肾实质回声弥漫性增强。

【鉴别诊断】

1. 多发性肾囊肿：多囊肾为无数大小不等的囊肿，多发性肾囊肿仅为数个至十数个囊肿。然而多囊肾的声像图也有囊肿不多的，就需与多发性肾囊肿鉴别。两者的鉴别要点是多囊肾没有完好的肾实质，在没有大囊肿的肾实质部位，回声也明显增强；而多发性肾囊肿的肾实质回声仍属正常。

2. 重度肾积水：肾积水也可双侧性。由于肾盏呈杵状扩张，使其某些断面可呈多数囊状或多房囊状而与多囊肾混淆，声像图应注意有无残存肾实质以及肾内囊肿是否与其他囊腔相同。多囊肾的多数囊状大小相差悬殊，彼此不相通。此外多囊肾的表面高低不平，致使肾轮廓和肝肾之间界限不清，与肾积水境界清楚的肾轮廓迥然不同。

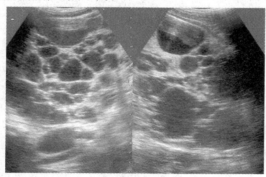

图 9-3　双侧多囊肾

（四）肾积水

肾积水是由于尿路阻塞而引起的肾盂肾盏扩大伴有肾组织萎缩。尿路阻塞可发生于泌尿道的任何部位，可为单侧或双侧。阻塞的程度可为完全性或不完全性，持续一定时间后都可引起肾盂积水。梗阻以上部位因尿液排出不畅而使压力逐渐增高，管腔扩大，最终导致肾脏积水、扩张，肾实质变薄、肾功能减退，若双侧梗阻，则出现尿毒症后果严重。

【临床表现】

原发病的症状，如结石有疼痛，肿瘤有血尿，尿道狭窄有排尿困难等。积水侧腰部胀痛。并发感染有畏寒、发热、脓尿。患侧腰部囊性包块。双侧梗阻出现慢性肾功能不全，尿毒症。

【超声表现】

轻度肾积水，在声像图上出现肾窦分离，肾盂肾盏均有轻度积水，但肾实质厚度和彩色血流不受影响。中度肾积水，肾窦回声中出现无回声区，因各人肾盂肾盏原来形态不同，显示各种形态的肾积水声像图，肾盏积水明显可见重度肾积水，肾盂肾盏明显扩大，显示各形无回声区，肾实质明显变薄，肾实质内彩色血流明显减少或消失。对肾积水可用超声向下追踪探测，常能找到梗阻部位和梗阻原因。

【鉴别诊断】

生理性肾窦回声分离与病理性肾积水的鉴别：在生理情况下，膀胱过分充盈和/或大量饮水（或利尿药、解痉剂的应用），可使肾盂内贮有少量尿液，声像图出现肾窦回声分离，在排尿后或等利尿期过后，肾窦回声分离现象消失，有别于因尿路梗阻而引起的肾积水，可以鉴别。妊娠妇女常有双侧对称性轻度肾窦回声分离，也属生理现象（属黄体酮作用）。

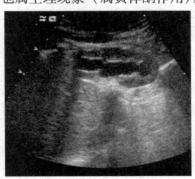

图9-4　肾脏轻度积水

二、肾肿瘤

肾肿瘤是泌尿系统较常见的肿瘤之一，多为恶性。临床中常见的肾肿瘤包括源自肾实质的肾细胞癌、肾母细胞瘤以及发生于肾盂肾盏的移行细胞乳头状肿瘤。成人恶性肿瘤中肾肿瘤占 2%~3%，而肾母细胞瘤是婴幼儿中最常见的实体恶性肿瘤，发病率占婴幼儿恶性肿瘤的 20%左右。

（一）肾血管平滑肌脂肪瘤

肾血管平滑肌脂肪瘤又称肾错构瘤或良性间叶瘤。其发病率约占肾肿瘤的 2%~3%，肿瘤是由血管、平滑肌、脂肪组织混合构成。常见于肾包膜下的实质内，也有少数位于肾窦旁。肿瘤直径多为 1~2cm，无包膜，但境界清楚。分为两种类型：一种为单侧肾单发性病变，较多见；另一种为双侧肾病变，且为多发性，此型多伴有结节性硬化症，临床较少见。

【临床表现】

肿瘤在肾内多无症状；如肿瘤破裂可发生急性腹痛，腰部肿块增大及内出血症状。

【超声表现】

肾血管平滑肌脂肪瘤位于肾实质内，也可位于肾表面，声像图表现颇具特征性。较小的肾血管平滑肌脂肪瘤肾外形正常，较大者，可致肾表面隆起或肾窦受压变形。其内部回声取决于肿瘤的大小和血管、脂肪、平滑肌组织的构成比例。典型的肾血管平滑肌脂肪瘤为边界锐利的高回声团。回声水平与肾窦或肾周脂肪囊相似，极易辨认。小的肾血管平滑肌脂肪瘤多呈圆形，回声虽高但无声衰减。大的肾血管平滑肌脂肪瘤内部声学界面较大，表现为高低回声相间的杂乱回声，呈分层状，似洋葱切面。偶尔肾血管平滑肌脂肪瘤呈低回声，边缘不光整，有边缘裂隙征。约 20%~30%肾血管平滑肌脂肪瘤可有不同程度的后方声衰减。但是无钙化，内部极少有囊性无回声区。

【鉴别诊断】

肾血管平滑肌脂肪瘤应注意与肾细胞癌鉴别，偶尔体积很小的肾细胞癌声像图可呈高回声，但是多数可见假包膜回声，周围有低回声晕，无边缘裂隙征象，后方声衰减，内部有钙化或小的不规则无回声区。体积大的肾血管平滑肌脂肪瘤合并内部出血时，也可能与大的肾细胞癌混淆。肾血管平滑肌脂肪瘤尽管体积大，但是局限性很好，无周围浸润，无血管内瘤栓。出血时瘤体增大而后缩小，再出血时再增大，再缩小。CT 扫查肾细胞癌无脂肪组织，与肾血管平滑肌脂肪瘤很容易鉴别。

（二）肾透明细胞癌

肾实质癌是来源于肾小管上皮细胞的腺癌，85%为透明细胞癌，还有一部分为颗粒细胞癌及混合细胞癌。癌中常有出血、坏死、囊变和钙化。生于肾实质内，长大后浸润、压迫、破坏肾盂肾盏，向肾包膜外发展，形成血管瘤栓或转移到淋巴结及其他脏器。

【临床表现】

早期常无症状，或只有发热、乏力等全身症状，肿瘤体积增大时才被发现。临床主要表现为血尿、肾区痛和肿块。

【超声表现】

本病声像图大致可分为局限型和弥漫浸润型两类。前者主要超声有如下表现：

1. 肾外形异常：较大的肾肿物可自肾表面隆起形成结节，多呈圆形或椭圆形，有占位性特点。偶尔肿物呈外向性生长甚至带蒂。

2. 肾实质局限性回声异常：按肿瘤回声的强弱可分回声减低型、等回声型、回声增多型和囊性变型四类。后者与实性肿瘤内部出血、坏死、液化过程有关。恶性生长迅速的肿瘤多见。

3. 肾窦回声异常：可出现外压性移位、变形、中断以至消失等表现。

4. 局部肿瘤引起周围肾实质的弧形压迹：从不同角度进行观察，可以发现肿物引起对周围肾实质包括皮质、肾柱的弧形压迹或弧形边缘，呈杯口状改变。

5. 肾外扩散与转移征象：肾细胞癌具有沿肾静脉扩散引起肾静脉、下腔静脉瘤栓和阻塞倾向。恶性肿瘤常引起肾门淋巴结和腹膜后淋巴结肿大导致肾静脉、下腔静脉移位受压等其他征象，引起肝内转移者比较少见。

【鉴别诊断】

1. 交界性肾实质：以往称为肥大性肾柱引起的假肿瘤，因其回声比肾窦低而误解，但它的回声和正常肾皮质相同。实时超声观察，该肿块不伴有肾盂、肾盏畸形或肾积水等继发征象，高灵敏度的 CDFI 检查可见该肾内动静脉血管及分布完全正常、规则，不存在任何占位效应，故可有效地与肾肿瘤相鉴别。

2. 淋巴瘤：伴有坏死和液化的肾细胞癌和肾母细胞癌等透声肿瘤需与化脓性肾盂肾炎、肾脓肿鉴别，某些肾结核和黄色肉芽肿性肾盂肾炎也容易和肾肿瘤混淆。从声像图来看它们之间没有根本的区别，结合病史和其他临床资料综合分析是必要的。

3. 与肾外肿物鉴别：肾的邻近器官如肾上腺、肝、胆囊、脾脏、胰腺等肿物尽管可以和肾相邻，因在肾脂肪囊之外，它们在声像图上与肾分界清楚，超声鉴别并不困难。

(三) 肾母细胞瘤

肾母细胞瘤是婴幼儿最多见的恶性实体瘤之一，又称 Wilms 瘤。多见于 2～4 岁儿童。其特点是瘤体大，生长迅速。

【临床表现】

进行性增大的腹部肿块是最常见的症状，肿块位于上腹季肋部一侧，中等硬度，无压痛早期可稍有活动性。约有 1/3 患儿出现程度不同的疼痛。约 25% 患儿有镜下血尿，10%～15% 患儿出现肉眼血尿。约 30%～63% 病例出现高血压。晚期转移出现全身症状，无力、疲乏、烦躁、体重下降、食欲不振等。

【超声表现】

声像图表现依据肿瘤大小、是否均质、出血坏死以及液化等而有很大不同。巨大肿瘤常将残余肾推向一边。组织学上似肉瘤并含较少间质者常表现为均质性；在实性成分中出现多个含液小区代表肿瘤组织崩解和液体积聚。少数肿瘤可出现钙化引起的强回声和声影。扫查是除应检查肾静脉和下腔静脉及局部淋巴结有无侵犯外，尚应仔细检查对侧肾脏，约有 4% 的病例为双侧性肾母细胞瘤。肾母细胞瘤血供极丰富，CDFI 有助于提高肾肿瘤的检查率。

【鉴别诊断】

1. 与肾外肿物鉴别：肾的邻近器官如肾上腺、肝、胆囊、脾脏、胰腺等肿物尽管可以和肾相邻，因在肾脂肪囊之外，它们在声像图上与肾分界清楚，超声鉴别并不困难。

2. 淋巴瘤：伴有坏死和液化的肾细胞癌和肾母细胞癌等透声肿瘤需与化脓性肾盂肾炎、肾脓肿鉴别，某些肾结核和黄色肉芽肿性肾盂肾炎也容易和肾肿瘤混淆。从声像图来看它们之间没有根本的区别，结合病史和其他临床资料综合分析时必要的。

三、肾结石

肾结石指发生于肾盏、肾盂及肾盂与输尿管连接部的结石。结石常始发在下肾盏和肾盂输尿管连接处可为单个或多发，其大小甚悬殊，小的如粟粒，甚至为泥沙样，大的可充满肾盂或整个肾盏呈铸形结石。肾是泌尿系形成结石的主要部位，其他任何部位的结石都可以原发于肾脏，输尿管结石几乎均来自肾脏。肾结石大多含混合两种或两种以上的成分。

【临床表现】

肾结石最常见的症状是腰痛和血尿。仅少数在肾盂中较大不活动的结石，又无明显梗阻感染时，可长期无症状，甚至患肾完全失去功能，症状仍不明显。在肾盂内较小的结石由于移动性大和直接刺激，能引起平滑肌痉挛，或结石嵌顿于肾盂输尿管交界处发生急性梗阻时，则出现肾绞痛。绞痛后出现血尿，多为镜下血尿，也有肉眼血尿。有的病人表现为贫血、胃肠道症状或尿路感染而就诊，易造成误诊。体检可有肾区叩击痛，在结石引起肾积水多能摸到肿大的肾脏。

【超声表现】

结石表现为强回声光团并伴有典型回声。较小的肾结石呈点状强回声而无声影，多聚积于肾小盏的后部。伴有肾小盏积水者，呈典型的无回声区内的点状强回声。在不伴有积水的患者，小的肾结石往往容易被肾窦回声掩盖。光滑质硬的草酸钙结石和大的鹿角形结石呈圆弧状回声，后部不限时。尿酸结石等粗糙质软的肾结石和其他成分的小肾结石可显示全貌。

【鉴别诊断】

肾结石应与先天性海绵肾（双侧肾小管扩张伴细小结石）和肾钙质沉着症（双侧，多见于高血钙症和肾小管中毒）鉴别，二者皆发生在肾锥体部，通常不伴声影。

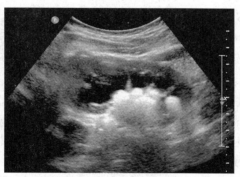

图9-5　肾脏多发结石

四、肾结核

泌尿系结核是继发于全身其他部位的结核病灶，其中最主要的是肾结核。在泌尿系结核中肾结核是最为常见、最先发生，以后由肾脏蔓延至整个泌尿系统。因此肾结核实际上具有代表着泌尿系结核的意义。本病多见于青壮年（占82%），男性略多于女性，为最常见的肺外结核，在未经治疗的肺结核中，并发肾结核者占4%～8%。

【临床表现】

肾结核的临床表现与病变侵犯的部位及组织损害的程度有所不同。病变初期局限于肾脏的某一部分则临床症状甚少,仅在检验尿液时有异常发现,尿中可找到结核杆菌。当结核从肾脏而影响膀胱,造成膀胱结核时,则有一系列的症状出现,其主要表现有尿频、尿急、尿痛、血尿、脓尿、腰痛等。

【超声表现】

大部分中晚期的肾结核可根据其不同的病理发展阶段做出正确的声像图诊断与分型。

1. 特异性感染:在临床上约85%为一侧性病变,其余为双侧性。结核杆菌经血行到达肾脏,结核菌最初侵犯肾皮质继而侵犯髓质及乳头,引起组织破坏,结核结节向肾盏肾盂侵袭破坏,形成干酪坏死区并继发输尿管病变致不同程度梗阻,为声像图改变的基础。超声表现为在肾内出现形态、大小不同低弱或回声病变区,由于肾结核的声像图表现是随肾结核的病理学演变过程的不同而呈现复杂性和多变性,当遇到既不像典型的肾积水,又不像典型的结石、肿瘤、肾囊肿时,即所谓"四不像"。

2. 积水型肾结核:早期肾结核病变局限在肾皮质,病灶小,超声难以发现。当肾盂、肾盏扩张,内呈无回声区,壁粗糙不整,边缘回声增强,多可见输尿管壁粗糙增厚,回声增强,管腔狭窄。

3. 结节型肾结核:当实质内病灶范围逐渐扩大,结节彼此融合,甚至形成干酪样空洞时,超声表现为实质内大小不等的弱回声结节或囊性无回声区,无回声区内透声差。

4. 炎症萎缩型肾结核:高度纤维化是肾结核的另一病理特点,当病变累及肾盂肾盏输尿管时,可引起相应部位的狭窄和梗阻,引起肾积水,同时纤维化病变可使肾皮质和髓质分隔开来,导致肾实质缺血、萎缩。超声表现为肾脏明显缩小,包膜不规则,实质与肾窦分界不清,表面不光滑,高低不平,可见不均匀的强回声区。

5. 积脓型肾结核:当结核结节彼此融合,中心发生坏死,形成干酪样空洞时,声像图上表现为"囊肿"样改变。当肾内病灶浸润范围逐渐扩大,且多不能自行愈合,而病灶彼此融合,中心坏死,最后形成多个空洞或肾积脓,使整个肾内淤积大量脓液。声像图表现为肾实质及肾盂内见单个或多个大小不等的低回声或囊性无回声伴光点,形成积脓型肾结核。

6. 钙化型肾结核:病程日久,钙化是严重肾结核的标志,肾脏弥漫性回声增强,光点粗大,回声不均匀,肾内见大小不等形态不规则的团块状与斑片状强回声伴声影。

7. 混合型肾结核：当肾脏有多种病变混合存在，肾内既有干酪样空洞和肾盏积脓或积水。同时尚存在斑点状、斑团状钙化灶时，超声表现为肾实质回声杂乱，可见多个无回声区及斑片状或团块状强回声伴声影，肾盂、肾盏扩张，内为无声区，可伴输尿管扩张。

【鉴别诊断】

鉴于肾结核声像图的复杂性和多样性，应注意与肾肿瘤、肾积水、肾结石、肾脓肿的鉴别。超声引导组织学活检或抽液（脓）检验可以提供明确的诊断和鉴别诊断依据。

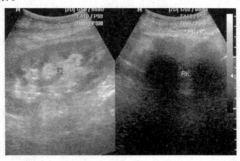

图 9-6　右侧自截肾

五、肾脓肿

肾脓肿是指肾脏实质因炎症化脓而被破坏，形成一脓性包囊，肾功能完全丧失，常见于上尿路梗阻的患者。

【临床表现】

高热、寒战、全身乏力、呕吐、虚脱、病人有不同程度的贫血，为 全身表现，腰痛，慢性病人患侧腰部明显压痛及叩击痛，腰部可扪及肿块。

【超声表现】

患部肾形增大，向外隆起，肾内出现低回声区，有球体感，边界模糊不清，且肾活动度明显受限，以低回声区与周围组织明显粘连，肾轮廓线中断，呼吸时牵住肾脏不能上下移动，实时检查极易被发现。液化后回声减低，边界清楚，但活动受限。抗感染治疗后。低回声肿块可渐次消失，但活动受限持续数月。

早期：肾脏体积形态正常，肾皮质内可见低回声结节，可单发或多发，边界欠清晰，形态欠规则，个别内有小透声区。彩超叶间动脉自然走行于脓肿内或其边缘。叶间动脉血流峰速明显高于正常区域或对侧肾脏相同部位。

中晚期：肾脏体积增大，可有形态失常，皮质内可见混合性包块，包块形态不规则，无包膜，可向外突破肾包膜，包块内可见不规则液性暗区，其周边有厚而毛糙的壁，似虫蚀样，集合系统无明显受压征象。伴有肾结石时肾盏内可见强回声光团伴声影，伴有肾周脓肿于肾周围见梭形或椭圆形低回声区。彩超显示包块区血流丰富。

【鉴别诊断】

与肾癌、肾结核、腰大肌脓肿等鉴别，肾癌肾活动正常，边界清楚，内部有结节，结合感染源和发热、腰痛、白血球上升等。

六、肾先天性异常

（一）融合肾

胚胎发育的早期，若两侧肾原基在脐动脉之间发生融合则产生融合肾，融合肾分为两大类：两肾在中线，一侧融合者称为同侧融合肾；在中线附近融合者称为两侧融合肾或横过型融合肾。

【临床表现】

大多数融合肾患者无症状，但有些可发展为输尿管梗阻。若有输尿管梗阻引起肾积水或结石形成时，则易于感染。体格检查通常为阴性，除非可触及异常位置的肾块。实验室检查尿液分析除了有感染之外，都呈正常。肾功能亦正常，除非每个融合的肾块同时患病。

【超声表现】

肾脏位置较低，形态失常，伴旋转不全，两肾无分界，为二个相互独立的收集系统。

对侧融合肾超声纵向检查，在腹主动脉和下腔静脉前方显示与肾实质回声一致的低回声团块，紧贴腹主动脉和下腔静脉，位置固定。横向移动探头连续扫查，可见团块与两侧肾脏无分界，两侧肾脏连续为一个整体；蹄铁型肾（马蹄肾），两侧肾上极远离中心，位置相对正常。下极靠近中心，位置低，并在中线融合，形成蹄铁状外形。其长轴线呈"V"字形，与正常肾脏正好相反。

"S"型肾（乙状肾）者，连续扫查可见两肾位置上下相差很大，上极明显降低并移至中线与另一侧肾下极融合，形成"S"状外形。两肾长轴接近于平行，肾门也明显转向前，很容易显示其内部结构和出入的血管。同侧融合肾的声像图特点为仅在一侧显示一个外形较长的大肾脏，其集合系统为两个各自相互独立、分界明显的高回声团，颇似重复肾。但是对侧或其他部位再无肾脏回声。

盘状肾较少见，位于骶胛前方或盆腔内口，位置表浅，呈块状或圆盘状低回声团，表面不平，呈分叶状，集合系统呈两个高回声团。融合肾几乎都存在旋转不全。肾积水和结石的发生率明显增加。融合肾位置表浅，CDFI能够判断存在两个收集系统也为其特征。

超声诊断融合肾必须具备三个条件：双肾实质在同一侧或对侧融合；有各自独立、相互分离的收集系统回声和两条输尿管；无第三个肾脏存在。

【鉴别诊断】

1. 重复肾：与同侧融合肾极为类似，对侧有肾脏。

2. 单肾发育不良（肾缺如）：只有一个集合系统的回声，但是，如果合并重复肾，两者很容易混淆。重复肾的两条输尿管开口于同侧三角区，或一个开口位于三角区，另一个开口位于异位低位的其他位置。

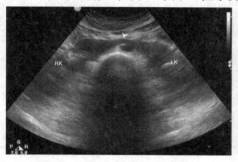

图9-7　融合肾横切面

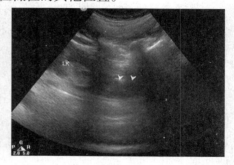

图9-8　融合肾纵切面

（二）分叶肾

分叶肾为肾脏一种形态异常，新生儿期，肾脏呈分叶状，随着肾组织的的继续发育，体积增大，原有凹陷处变的平滑，而某些成年人，仍保留新生儿期肾脏形态，称为分叶肾。

【临床表现】

部分病人可有肾区钝痛、叩击痛。

【超声表现】

分叶肾声像图表现为肾局部隆起或呈波浪状，可显示明显的肾叶切迹。皮质向内折陷，但是无连续中断或节段性丧失，肾实质回声均匀，高分辨率仪器可能显示内部的肾锥体回声。肾窦回声正常或隆起部相对的肾窦回声向实质区轻度延伸。当肾叶向窦内突入时，声像图表现为肾窦分离。肾窦回声区内显示与肾叶回声一致的团块，酷似肾盂肿瘤。多断面检查可见团块与肾实质的连接部较宽，但无分界，肾实质不受压迫。CDFI 示团块两侧有叶间动脉，皮髓质间有弓状动脉。

依据声像图表现，结合病人无临床症状，即可拟诊为分叶肾或肾叶异常。如果随访检查无变化，即可确诊。

【鉴别诊断】

本病需与肾实质或肾盂小肿瘤鉴别。肿瘤显示为与肾实质有分界的球形回声，有膨胀感，肾实质被挤压，有"占位"效应。

此外，肾叶异常尚需与肾柱肥大鉴别。后者回声与肾皮质一致，且更为均匀。使相邻锥体回声分离，内部无锥体回声。肥大的肾柱一般不凸出肾表面，伸入肾窦的部分也较少。

(三) 肾脏发育不全

肾脏发育不全是肾脏在胚胎期间发育障碍的小肾脏，但肾单位和导管的分化发育可以正常，也可以有发育幼稚的表现，可残留胚胎性分叶肾的形态，肾脏表现凹凸不平。

【临床表现】

肾发育不全，临床上多发生于一侧，如双侧发育不全则多较早死亡。病因是胚胎期肾的血供障碍所致。患肾体积小，功能减退，健侧代偿性增大。可有高血压的症状。B 超、CT、MRI 或同位素肾扫描示患肾萎缩，对侧肾代偿性增大。

【超声表现】

患侧肾脏外形尚属正常，但体积明显缩小，长约多在 5～8cm，厚径与宽径为 2～3cm。肾内结构正常，清晰，实质变薄，肾窦较小。对侧肾脏如为健康肾脏，表现为体积增大，各径线相应增长，形态结构均正常。

【鉴别诊断】

先天性肾脏发育不全应与后天性肾萎缩相鉴别，前者肾脏无损害，除体积小外，形态、结构均清晰正常，而后者内里多为肾弥漫性损害所致，组织有不同程度的变化，声像图也与正常肾脏有差异，其外形可尚属正常，但轮廓不整齐、不清晰，肾实质结构模糊，皮质回声增强，肾窦回声显著性下降，与实质分界欠清，还可因原发疾病出现一些局限性回声异常的改变。

(四) 双集合系统

双集合系统是最常见的泌尿系统畸形，也称双收集系统、重复收集系统和重复肾，国外报道发生率为 0.5%～10%。女性为男性 2 倍。

【临床表现】

双集合系统患者的临床表现取决于输尿管异位开口的位置及是否存在合并症。开口位于膀胱颈部之上时，无尿失禁，早期多无明显临床症状。开口位于膀胱颈之下时，婴儿即出现症状，其特点为有正常排尿，同时有滴淋性尿失禁。继发反复尿路感染是双收集系统的最常见病症，患者常有腰痛、血尿、脓尿、发热，有尿路刺激症，久治不愈。

【超声表现】

患肾外形大致正常或长径轻度增大，部分肾脏表面可见一个表浅的切迹，因上极的发育常较下极差，或引流不畅，所以上极相对较小，常有积水回声。双集合系统肾脏声像图的最突出特征为一侧肾内有上下两个相对独立的肾窦高回声团，肾实质呈桥状分隔两个肾窦回声团。每个肾窦回声团较正常肾窦回声小，尤其以上位肾窦更为显著，其形态更为不完整，而且中央多有肾窦积水形成的不规则回声区。在肾窦发育不全时，积水呈囊状，极似肾上极囊肿。个别反复感染的病例，积水内有细点状回声，酷似肿瘤。有肾盂积水者，几乎都有输尿管积水。

沿输尿管追踪扫查，显示扩张的输尿管呈管状或腊肠样无回声结构，CDFI很易将其与血管区别。冠状面倾斜扫查，可能显示两个肾门。辅以CDFI检查，能显示肾动静脉分别进入上、下两个肾门，进一步证明有双集合系统。

【鉴别诊断】

超声诊断双收集系统的主要依据是一侧肾脏内存在两个相对独立的肾窦回声和肾窦输尿管积水征象。若CDFI能显示两个肾门，即可做出诊断，但需与以下疾病鉴别。

1. 双肾盂畸形：双肾盂为上下两组肾盏过早的分别汇合，形成肾盂，继而有移行为一条输尿管，尽管与双集合系统同样有两个肾盂，矢状面扫查声像图也显示为两个分离的肾窦回声，但冠状面纵向扫查可能发现两个肾窦并未被肾实质完全分离，CDFI显示血管从一个肾门出入。无肾盂输尿管积水征象，也无反复尿路感染的临床病史。

2. 同侧融合肾：本病声像图也显示为两个收集系统，两个肾门，但肾位置低，形态明显失常，并伴旋转不全，对侧无肾脏。需注意的是双集合系统伴对侧肾萎缩或发育不良，常给鉴别带来困难。

3. 伪影：在某些断面肾脏声像图显示为完全分离的两部分，酷似双集合系统。其原因可能是声束在肝脏、脾脏、膈肌或其他邻近组织之间反射和折射的结果。多体位、多断面扫查，或深吸气改变这些器官的相对位置，可确认非双集合系统。

第二节　输尿管

一、输尿管结石

输尿管结石大多数来自肾脏，原发性结石很少见。结石常停留于三个生理狭窄部。

结石停留于输尿管下 1/3 段者最多见，约占 60% ~ 70%。输尿管结石多为单侧，双侧仅占 10%。结石部位愈高，梗阻程度愈重，对肾脏的损害亦越严重。

【临床表现】

1. 疼痛：典型症状为患侧肾绞痛，多为突发性、间歇性，其特点是沿同侧输尿管方向放射至下腹、会阴、外生殖器或大腿内侧。钝痛是输尿管被梗阻后产生肾积水、肾包膜受牵拉而引起。

2. 血尿：轻者镜下血尿、重者肉眼血尿。

3. 其他：①多伴恶心、呕吐，吐后疼痛无明显缓解；②结石位于输尿管下段时，产生膀胱刺激症状；③合并尿路感染时，可伴有寒战、发热。

4. 体征：肾区叩击痛或输尿管行程压痛，轻症者不明显。

【超声表现】

1. 输尿管内团块状或斑点状强回声，其后伴声影，部位多发生在输尿管狭窄部。

2. 结石部位以上的输尿管及肾盂扩张。

3. 完全性梗阻时患侧输尿管开口处无喷尿现象。

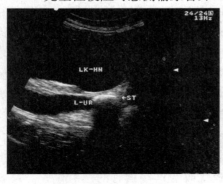
图 9-9　左侧输尿管下段致密结石

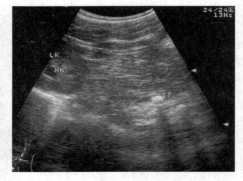
图 9-10　左侧输尿管中段疏松结石

4. 彩色多普勒显示部分结石周边或后方可见五彩镶嵌的多普勒快闪伪像。

5. 不同质地结石的声像图表现：致密结石（草酸钙结石）：表现为其表面光滑，仅显示表面轮廓的弧状强回声团，后方伴有明显声影。疏松结石（尿酸结石）：表现为其表面不光滑，呈圆形或椭圆形强回声团，后方声影较弱或无明显声影。小结石：常显示其整个点状强回声，后方常无明显声影。

二、输尿管囊肿

输尿管囊肿又称输尿管膨出。由于胚胎发育期输尿管于尿生殖窦之间的隔膜未吸收消退，形成输尿管口不同程度的狭窄。亦可是输尿管末端纤维结构薄弱或壁间段的行径过长、过弯等因素引起，导致输尿管末端呈囊性向膀胱内膨出。输尿管囊肿可开口于膀胱内或异位开口于膀胱颈或更远端。

【临床表现】

1. 疼痛：由于输尿管囊肿造成梗阻，逐渐形成输尿管和肾积水，可出现患侧腰部胀痛。

2. 排尿障碍：输尿管囊肿可阻塞尿道内口，甚至可从尿道外口脱出，脱出的囊肿组织为红色的黏膜囊肿。可引起排尿不畅、尿流中断及尿潴留。

3. 尿路感染：容易继发尿路感染，出现尿频、尿急、尿痛症状，并反复发作。

4. 结石：囊肿内可合并结石，并出现肾绞痛及血尿。

【超声诊断】

在膀胱三角区一侧呈圆形或椭圆形环状结构，壁菲薄而光滑，内为无回声区，类似"金鱼眼"。实时观察可见环状结构时大时小，周而复始的不断变化，即所谓"膨缩"征。囊肿膨大时直径多为 2~4cm，缩小时直径多为 0.5~1.5cm。纵断面上，可见囊肿与扩张的输尿管盆腔段连通。较大的囊肿在排尿时可观察到囊壁移向后尿道口，并不同程度的阻断尿流。CDFI 能显示囊壁向膀胱的尿流信号。

输尿管囊肿均伴有不同程度的囊肿近端输尿管扩张和肾积水，少数囊肿合并结石者，在囊肿内显示点状或团状强回声，后伴有声影，有时可见结石回旋于囊肿与其上端扩张的输尿管之间。

【鉴别诊断】

输尿管脱垂为表面光滑的低回声团。顶部呈脐样凹陷，无囊肿特征。输尿管憩室多发生在输尿管与膀胱的交界处，其特点是不突入膀胱腔，而位于膀胱之外与输尿管连通。

三、重复输尿管

肾盂输尿管重复畸形是一种常见的肾和输尿管畸形，大多发生在一侧，但也有两侧的。病理上是由于胚胎早期有两个输尿管芽进入一个后肾胚基所造成。

【临床表现】

临床上常有慢性发热、疼痛等尿路感染症状。

【超声表现】

一般只能显示重复肾，除肾长径增长外，可见强回声的收集系统光点群明显分成两组。但重复输尿管除非合并积水扩张，超声显示不清楚，输尿管扩张时，声像图表现为从重复肾的两个集合系统分别发出两条管状无回声，因畸形不同超声表现也不同。

【鉴别诊断】

1. 附加肾：是独立存在或借疏松组织与正常肾相连接的第 3 个肾脏，较正常肾小。多位于两正常肾之间，脊柱前方或稍偏一侧。附加肾有其独立的集合系统、血液供应及被膜，在解剖上与正常肾脏完全分开。因此，通过 B 超检查比较容易与重复肾鉴别。

2. 肾代偿性增大：当一侧肾脏缺失、发育不全或功能损害时，对侧肾可代偿性增大。但尿路造影检查发现只有一侧集合系统和输尿管，并可发现对侧肾脏病变。

3. 单纯性肾囊肿：尤其肾上极囊肿需与重复肾伴积水相鉴别。B 超检查显示肾囊肿为肾实质内圆形无回声暗区。

第三节　膀　胱

一、膀胱结石

膀胱结石可分为原发性和继发性两种，主要发生于男性。膀胱结石有地区性，多见于 10 岁以下的男孩，似与营养有关。常继发于下尿路梗阻，男多于女，前列腺增生是最常见的原因，约有 16% 的膀胱结石由肾结石下移到膀胱造成，还有 4% 是膀胱异物形成，膀胱憩室也是形成原因之一。

【临床表现】

主要表现为尿路刺激症状，如尿频、尿急和终末性排尿疼痛，尿流突然中断伴剧烈疼痛且放射至会阴部或阴茎头，改变体位后又能继续排尿或重复出现尿流中断。患儿每当排尿时啼哭不止，用手牵拉阴茎，结石损伤膀胱黏膜可引起终末血尿，合并感染时出现脓尿。

【超声表现】

膀胱结石表现为弧形强回声光带，后方伴声影，两侧有披纱样旁瓣伪像，数毫米的小结石可无声影或伴淡声影。结石回声一般随体位改变向重力方向滚动。缝线样结石不随体位移动，或出现在膀胱前壁呈吊灯样，或出现在膀胱三角区，均有膀胱手术史。膀胱憩室内结石、输尿管囊肿内结石、输尿管出口处结石嵌顿；输尿管出口处结石嵌顿往往导致出口处黏膜水肿，声像图上在结石回声前方有圆形囊样回声（黏膜水肿），颇像输尿管囊肿，但不会随输尿管喷尿出现节律性增大或缩小的改变。前列腺增生症伴膀胱沙粒样小结石，声像图显示三角区一片强回声，但无声影。在翻动体位时用超声连续纵向扫查，会见到小结石一闪而过的现象。

【鉴别诊断】

1. 膀胱肿瘤表面钙质沉积：亦会出现强回声和淡声影，易误认为疏松结石，但翻身时位置不会改变。

2. 膀胱异物：膀胱异物可以引起排尿困难，有尿频、尿急、尿痛和血尿。声像图会出现不规则形高－强回声，可伴声影。患者可有膀胱异物置入的病史或伤史。

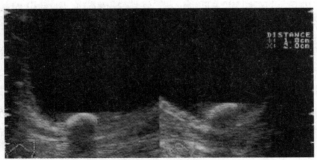

图 9-11　膀胱结石

二、膀胱肿瘤

膀胱肿瘤是指来源于膀胱壁上皮组织和间质组织的恶性肿瘤。超声检查对膀胱肿瘤的检出率与肿瘤的部位和大小有关。膀胱颈部和顶部的肿瘤，或直径小于 0.5cm 的肿瘤容易漏诊。

【临床表现】

1. 血尿：反复出现的无痛性、间歇性肉眼血尿，有的仅表现为显微镜下血尿。出血量可多可少，严重时可全程血尿或挟带血块。尿路刺激症状；当肿瘤伴有感染或肿瘤发生于膀胱三角区时，尿路刺激症状则较早出现。

2. 膀胱刺激症状：肿瘤本身的浸润、坏死、溃疡及合并感染可刺激膀胱，产生尿频、尿急。

3. 排尿困难：由于肿瘤较大，或肿瘤发生于膀胱颈部，或带蒂的肿瘤，或血块形成而阻塞膀胱内口，致排尿困难，甚至产生尿潴留。耻区肿块：以此为起始症状者约 3%，多为膀胱顶部腺癌或其他部位恶性度高的膀胱实体性癌，直肠指检可触及高低不平的硬块。

4. 转移症状：膀胱癌晚期可向周围浸润或向其他内脏转移。当肿瘤侵犯至膀胱周围组织或转移至盆腔淋巴结时，可见耻区耻骨上区疼痛，腰骶部疼痛或疼痛放射至外阴部或大腿。当肿瘤位于一侧输尿管口，可造成一侧输尿管阻塞，肾积水。

【超声表现】

膀胱肿瘤主要声像图表现为膀胱壁菜花样、乳头状或结节状回声，极少弥散性增厚。乳头状瘤和分化良好的移行上皮乳头状癌，瘤体较小，多由瘤蒂连接于膀胱黏膜，并突入膀胱腔。表面粗糙，有时可见尿钙沉积形成的亮点状回声，内部呈较强的点状回声。较大或分化较低的肿瘤，表现呈菜花样或高低不平，内部回声相对减低，而且分布不均匀。瘤蒂粗而短，或基底较宽，呈浸润状。瘤蒂生长处膀胱壁的回声模糊，连续性中断，甚至浸及膀胱周围组织或脏器。膀胱腺癌和鳞状上皮癌的基底一般较宽，呈浸润性生长。无论肿瘤的形态如何，CDFI 几乎均能显示其内部有血流信号。

声像图对膀胱肿瘤的分期，主要依据肿瘤对膀胱壁的浸润深度，所以使用分辨率高的探头或经尿道探头检查能清楚显示膀胱壁的层次结构才比较可靠。参照膀胱肿瘤国际统一的 TNM 分期，声像图将膀胱肿瘤分为两型，四期。

表浅型：肿瘤基底部局限于黏膜或表浅层。肌层未受侵犯，声像图特征为肿瘤基底较窄呈细蒂状，膀胱壁黏膜的高回声线连续，肌层不增厚，连续完好。

浸润型：肿瘤浸润肌层及更深层组织。声像图特征为肿瘤基底较宽，膀胱壁黏膜的高回声线模糊、不完整或膀胱壁肌层增厚，甚至全层连续中断。

四期及其声像图特征为：Ⅰ期：同表浅型。Ⅱ期：肿瘤基底稍宽，基底部与膀胱壁分界模糊。肿瘤基底部肌层低回声带不断续，肌层轻度增厚，但外层高回声线连续。无远处转移征象。Ⅲ期：肿瘤基底宽，膀胱壁全层连续中断。Ⅳ期：膀胱周围、前列腺有浸润征象和（或）有盆腔淋巴结肿大等远处转移征象。

肿瘤的大小与分期无密切关系。匍伏浸润生长的肿瘤虽小而分期高；细蒂的乳头状瘤有时较大而分期却低。由于腔内探头不普及，所以上述声像图特征在经腹壁检查时可能不易显示。简单的判别方法是若肿瘤附着处膀胱壁回声明亮、光滑、整齐、连续，表示肿瘤为表浅型；反之若附着处膀胱壁回声不明显、零乱、不齐或缺损，则为浸润的证据。这种方法在无经腔内探头的情况下，以肿瘤粗略分期简便实用，标志明确，容易掌握。

【鉴别诊断】

1. 前列腺中叶肥大：突入膀胱的肥大前列腺中叶回声酷似膀胱肿瘤。前者病程长，表现光滑，边缘规整，内部回声均匀，纵断面能显示呈漏管状的尿道口，以排尿困难为主；后者病程短，以血尿为主，表面不光整，基底向前列腺浸润生长。

2. 前列腺癌：膀胱底部癌常侵入前列腺使之增大变形，呈不规则的肿块；反之前列腺癌也可侵犯膀胱，突入膀胱生长。当肿瘤较小时，可以发现前列腺癌多数自腺体外后侧向前延伸，而膀胱癌则自膀胱向前列腺内侵犯。但当肿瘤较大时，很难鉴别。

3. 膀胱结核：有肾脏或前列腺结核的表现。当发生纤维组织广泛增生后，表现为膀胱壁增厚，内膜光整、增强，有时可见到钙化形成的斑点状强回声。严重时膀胱变小，饮水后不能扩张。尿液内有较多浓血或组织碎屑时，无回声区内可见漂浮的细点、片状回声或沉积物回声。

4. 腺性膀胱炎：继膀胱黏膜上皮细胞过度增生后，局部形成真正的腺体，呈绒毛状肿块或半圆形小丘。声像图极似肿瘤。但其特征为表面光滑，内部回声高，与膀胱壁分界清楚，无浸润征象。但最后确诊需经膀胱镜活检。

5. 输尿管黏膜脱垂：本病与输尿管口附近的膀胱小肿瘤很易混淆。黏膜脱垂者，回声团块光滑，顶端呈"脐"样凹陷。内部可能发现结石，CDFI显示顶端有喷尿现象。

6. 膀胱结石：膀胱术后，以缝线头为核心形成的疏松结石为附着于膀胱壁的高回声团。酷似肿瘤，改变体位观察，其基底部虽不移动但其体部在原位游离，呈"吊灯"样。内部无血流信号。结合手术史，一般不难鉴别。

7. 子宫体癌：侵犯膀胱的宫体癌或宫颈癌晚期，与侵入子宫壁的晚期膀胱癌有时靠声像图不易鉴别，但子宫体癌者阴道排液和出血在先，而膀胱癌血尿在先。

8. 子宫内膜异位症：异位于膀胱壁的子宫内膜可形成膀胱壁瘤样结节，其特征是随月经周期增大和缩小。内部呈不规则无回声或低回声区，无血流信号。

9. 膀胱内凝血块：呈不规则的团块状、絮状或条带状低回声，与膀胱壁分界清楚，随体位改变移动，内部无血流信号。

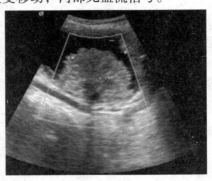

图9-12　膀胱肿瘤呈菜花样高低不平，内部回声分布不均匀

三、膀胱炎

膀胱炎是泌尿系最常见疾病之一，几乎全属继发性感染，尤以女性多见。本病在大多数病例不是作为一个独立的疾病出现，而是泌尿系统感染的一部分或是泌尿系统其他疾病的继发感染。当尿道梗阻（如前列腺肥大、尿道狭窄）或膀胱本身病变（如结石、异物、癌肿及留置导尿管）时，则易感染。膀胱炎分为急性与慢性两种，两者又可互相转化。女性多合并尿道炎，男性常合并前列腺炎。

【临床表现】

急性膀胱炎发病突然，排尿时有烧灼感，并在尿道区有疼痛。有时有尿急和严重的尿频，女性常见。可有伴有终末血尿及时有肉眼血尿和血块排出。患者感到体弱无力，有低热，也可有高热，以及耻骨上不适和腰背痛。

慢性膀胱炎的症状与急性膀胱炎相似，但无高热，症状可持续数周或间歇性发作，使病者乏力、消瘦，出现腰腹部及膀胱会阴区不舒适或隐痛，有时会出现头昏、眩晕等神经衰弱症状。

第九章　泌尿系

【超声表现】

膀胱炎种类繁多，原因各异，大多声像图表现为膀胱（充盈情况下）壁增厚>3mm，壁毛糙、不光滑。

1. 慢性膀胱炎：该症声像图虽有黏膜层弥漫性增厚表现，但黏膜表现均不光滑，呈细颗粒状，黏膜连续性差。另尿频、尿急、尿痛甚至血尿症状一般不如急性膀胱炎明显，慢性膀胱炎急性发作时其声像图与急性膀胱炎大多相似。

2. 急性膀胱炎：急性膀胱炎主要声像图表现以膀胱壁弥漫性增厚为主，且以黏膜增厚多见，黏膜面规整连续性好，或黏膜面不光滑，当伴肉眼血尿时，膀胱内多见点状或团絮状沉积物，探头于腹壁振动时可有漂浮感。此外，有时可见随体位改变而移动的团絮状或团块状高回声（凝血块），无残余尿仍有尿意感，经抗感染止血治疗后上述声像图征象及有关体征一般均可消失。

【鉴别诊断】

1. 腺性膀胱炎：虽然该症其中一类型为全壁增厚型，与急性膀胱炎声像图相类似，但严格来说此症是慢性膀胱炎的一种特殊表现，这是黏膜上皮细胞变性、化生，转变成具有分泌功能的腺细胞，该细胞可向黏膜下固有层伸长增生，形成上皮细胞巢，又由于该细胞可分泌黏液，以至形成囊肿，因此声像图上表现黏膜粗糙不光滑，回声不均匀，可有散在分布的细小的蜂窝状小囊性暗区，而急性膀胱炎无此征象，另可结合其他临床资料加以鉴别。

2. 结核性膀胱炎：主要为病变早期的鉴别，虽然也表现为黏膜充血水肿，但病变多为局灶性，常位于输尿管口及膀胱三角区，早期一般不会形成膀胱壁弥漫性增厚。至于膀胱肿瘤伴出血，一般多为无痛性出血，声像图上其病灶多表现为结节状或乳头状凸起，与膀胱壁管系密切，不随体位改变而移动，膀胱内的凝血块则随体位的改变而移动，两者可据体位的变化以资鉴别。

四、腺性膀胱炎

腺性膀胱炎由于泌尿系统感染、梗阻、结石等慢性膀胱刺激因素引起膀胱黏膜腺上皮化生所引起良性病变。正常人的膀胱黏膜由移行上皮构成，但在各种理化因素如炎症、梗阻慢性刺激下，局部黏膜组织演变成腺上皮，从而导致腺性膀胱炎。腺性膀胱炎在中青年女性人群中好发，常被误诊为尿道综合征。据研究表明，腺性膀胱炎是一种癌前期病变，若不及时处理，约4%的患者几年后演变为膀胱癌。

【临床表现】

主要表现为尿急、尿频、尿痛、镜下血尿、排尿困难等下尿路症状。

— 159 —

【超声表现】

本病的超声检查按声像图的不同表现可分为四型：

1. 弥漫型：膀胱内壁节段性或弥漫性增厚，内部为不均匀低至中等回声，表面高低不平，黏膜下层结构层次尚可分辨。

2. 乳头型：内壁呈乳头状或息肉样突起，为中等回声，边缘不整，基底宽，周围膀胱内壁增厚。

3. 结节型：形态多样，可呈海藻样、团块样或条索状突起，内部不均匀，为低至中等回声，基底部明显增宽，结节与基底间有线状分界，其内往往有多数细小或囊泡样结构的无回声区。

4. 混合型：在弥漫性的基础上并有形态不一的团块突起。彩色多普勒在膀胱病灶内有血流信号，血流较丰富。

【鉴别诊断】

1. 急性膀胱炎：主要声像图表现以膀胱壁弥漫性增厚为主，且以黏膜增厚多见，黏膜面规整连续性好，或黏膜面不光滑，当伴肉眼血尿时，膀胱内多见点状或团絮状沉积物，探头于腹壁振动时可有漂浮感。此外，有时可见随体位改变而移动的团絮状或团块状高回声（凝血块），无残余尿仍有尿意感，经抗感染止血治疗后上述声像图征象及有关体征一般均可消失。

2. 膀胱癌：鉴于腺性膀胱炎与感染性膀胱炎、膀胱癌等有相似的临床表现，临床症状不典型，所以必要的物理检查成为诊断的依据之一。

五、膀胱憩室

膀胱憩室为膀胱壁的袋状突出，分为先天性和后天性两类，前者少见，系先天性发育畸形所致。后者多见，多为下尿路梗阻病变引起，如前列腺增生、尿道狭窄、尿道瓣膜等，使膀胱内压力增高，导致膀胱壁肌层断裂，黏膜向外膨出。憩室好发于膀胱三角区两侧及后壁，大小不一，较大的憩室可将膀胱推压到盆腔的一侧，较小的憩室内径仅为 1～1.5cm 左右。约5%的膀胱憩室合并憩室内结石，偶尔可合并肿瘤。

【临床表现】

膀胱憩室的主要临床表现为两段性排尿和尿液浑浊。合并感染时，出现尿痛、尿频和尿急，憩室内发生结石或肿瘤时，多伴有血尿。下尿路梗阻症状见于多数继发性膀胱憩室。

【超声表现】

膀胱憩室的声像图特点为在膀胱壁外显示紧靠膀胱壁的囊状无回声区，

与膀胱内无回声区相连通。其形态可为圆形或椭圆形。憩室起始部（颈部）内径较小，当膀胱高度充盈时，憩室有不同程度增大，其颈部也随之扩大，排尿后憩室缩小。无感染者，憩室黏膜较为光滑，尿液透声好。当合并感染时，黏膜较粗糙，内部有雾点状回声，憩室底部有沉淀物。膀胱憩室并发肿瘤或结石时，则出现与膀胱肿瘤和结石相似的声像图。

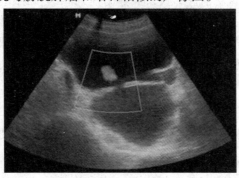

图 9-13　膀胱憩室

六、脐尿管肿瘤

脐尿管肿瘤以脐与膀胱之间的黏液腺瘤为多见。

【临床表现】

临床症状和体征与肿瘤部位有关，近脐部者，破溃较早，脐部有血性或黏液性分泌物，有臭味，活组织检查可确诊。近膀胱者，可压迫膀胱或侵犯膀胱出现血尿。脐尿管中段肿瘤主要表现为腹壁疼痛和腹壁包块。

【超声表现】

脐尿管肿瘤的声像图表现为脐与膀胱之间的实性团块，多为低回声，边缘不规整，内部回声欠均匀，有血流信号，后方回声衰减。近膀胱者，可见膀胱顶部低回声团块，凸入膀胱。

【鉴别诊断】

在脐与膀胱之间的腹壁内软组织团块，高度提示脐尿管肿瘤，需要鉴别的疾病有：

1. 脐下方腹壁纤维瘤：本病好发于经产女性。声像图为位于腹壁肌组织内的圆形或椭圆形低回声团，边界清楚。而脐尿管肿瘤位于腹壁肌组织之下。

2. 腹壁结核：声像图显示为杂乱回声团块，内部有不规则液腔、点片状钙化强回声，无血流信号。

3. 膀胱肿瘤：膀胱肿瘤多位于膀胱三角区，而顶部少见。脐尿管肿瘤尽管可以部分凸入膀胱腔，但大部分位于膀胱之外。

七、膀胱结核

膀胱结核多数继发于肾结核，少数为前列腺结核或精囊结核的直接蔓延，初期膀胱黏膜充血、水肿，形成结核结节，随后发生结核性溃疡、肉芽肿和纤维化。严重者侵及肌层，发生广泛纤维组织增生，形成瘢痕，膀胱壁显著增厚，不光滑，瘢痕挛缩使膀胱容量明显减小并固定。甚至完全失去收缩功能。

【临床表现】

膀胱结核的临床症状主要表现为尿频、尿急、尿痛、脓尿和血尿。

【超声表现】

膀胱结核早期声像图无明显异常。当发生纤维组织广泛增生后，表现为膀胱壁增厚，内膜不光整，回声增强，有时可见到钙化形成的斑点状强回声。严重时膀胱变小，饮水后不能扩张。尿液内有较多脓血或组织碎屑时，无回声区内可见漂浮的细点、片状回声或沉积物回声。

【鉴别诊断】

1. 非特异性膀胱炎：常见于女性，特别是新婚妇女。两者均有尿频、尿急、尿痛、血尿和脓尿。但膀胱炎如果伴有肾盂肾炎，病人有发热和腰痛，耻骨上区有压痛，中段尿细菌培养阳性。排泄性尿路造影，肾脏无破坏性病变。用抗生素治疗后效果明显。

2. 尿道综合征：尿道综合征见于女性，除有尿频、尿急、尿痛外，多伴有下腹部或耻骨上区疼痛，外阴痒。常由于劳累、饮水少或性交后，导致急性发作。膀胱镜检查，膀胱黏膜光滑，色泽较暗，血管清晰。有的虽然模糊，但尚能辨认。三角区血管模糊不清结构紊乱，由于反复炎症损害而变苍白。排泄性尿路造影，肾脏无异常发现。

3. 尿道炎：有尿频、尿急、尿痛。疼痛放射到阴茎头。但尿道炎为尿初血尿。严重者尿道口有脓性分泌物，以晨起时明显。膀胱镜检查：膀胱内无炎症改变，无结核结节。用抗生素治疗效果明显。

4. 膀胱结石：多见于小儿，由于结石的刺激和损伤，有尿频、尿急和尿痛。但膀胱结石有排尿困难，其特点是突然尿中断，改变体位后排尿困难及疼痛可以缓解。膀胱区摄片，显示不透光阴影。膀胱镜检查，可以直接看到结石。

八、膀胱异物

膀胱异物大多经尿道逆行进入膀胱，而且多为患者本人所为。医源性膀胱异物极少见，为膀胱手术或器械检查时不慎遗留。

【临床表现】

异物种类繁多，存留在膀胱内可引起感染、出血和结石等。病人出现尿路刺激、尿液混浊和血尿等症状。

【超声表现】

膀胱异物的声像图表现取决于异物的种类。金属性异物和质硬光滑异物，如塑料、硅胶、乳胶、玻璃、秸秆等呈强或高回声，声影明显或产生混响伪差。管状异物如圆珠笔芯、硅胶或乳胶管等，呈平行条带状高回声，异物横断面呈空心圆形。细长质软的异物和硅胶管、乳胶管、秸秆等，实时扫查其形态可呈卷曲形或折角状。膀胱异物较小者，改变体位，比重大于尿液的异物向重力方向移动，而比重小于尿液的异物向重力反方向漂浮。异物两端固定于膀胱壁者则移动受限。

超声检查对膀胱异物显而易见。膀胱异物的形状和形态不一，声像图表现也各异。但欲判断膀胱异物的属性，有时比较困难，必须启发患者提供病史。膀胱异物遗留的时间较长，可发生膀胱损伤、感染、结石等并发症。

【鉴别诊断】

1. 膀胱结石：主要是要确定究竟是原发结石还是以异物为核心形成的结石，一方面需要仔细询问有无向尿道及膀胱内放置异物的病史，另一方面需要仔细阅读 X 线片，异物在膀胱内停留较长时间后，如形成的结石体积很大而异物本身的体积较小时，在 X 线片上可以看不到异物的阴影，容易误诊为原发的结石；而 IVU 则可见膀胱内造影剂相对密度较低的巨大的充盈缺损。

2. 膀胱肿瘤：膀胱肿瘤的主要症状是间歇性，无痛性肉眼血尿，仅在合并感染时才出现尿频、尿急、尿痛等症状，一般没有排尿困难的症状，B 超检查可发现膀胱内的占位性病变；而 X 线片则没有异常发现，只有在进行 IVU 检查时可发现膀胱内有充盈缺损，膀胱镜检查及同时取活检对确定诊断十分重要，异物在膀胱内

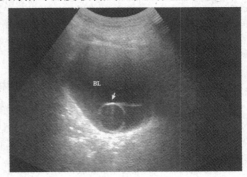

图 9-14　膀胱环形异物

停留时间长并对膀胱壁产生刺激，可使膀胱壁黏膜发生癌变。

3. 膀胱炎：也可有尿频，尿急，尿痛的症状，但 B 超及 X 线检查均无异常发现，膀胱镜检查除可见膀胱黏膜的炎性改变外，膀胱内无异物可见。

第四节　前列腺

一、前列腺增生症

前列腺增生症又叫前列腺良性肥大，是男性常见病、多发病之一，发病年龄多在 50 岁以上，并随年龄的增长发病率逐渐提高。其发病原因与人体内性激素的平衡失调有关。病变起源于后尿道黏膜下的中叶或侧叶的腺组织、结缔组织及平滑肌组织，形成混合性圆球状结节。以两侧叶和中叶增生为明显，突入膀胱或尿道内，压迫膀胱颈部或尿道，引起下尿路梗阻。病变长期可引起肾积水和肾功能损害，还可并发结石、感染、肿瘤等。

【临床表现】

在临床上主要表现为两组症状，即膀胱刺激症状和梗阻症状。膀胱刺激症是由于膀胱出口梗阻或者是非梗阻性逼尿肌不稳定所致，主要表现为尿频、尿急、夜尿、急迫性尿失禁等症状。尿道梗阻可由于膀胱出口梗阻而导致尿道梗阻，在临床上可产生排尿困难、尿潴留、充溢性尿失禁、血尿、泌尿系感染、肾功能损伤、膀胱结石等症状。

【超声表现】

1. 体积增大：前列腺各径线超过正常值，尤其以前后径增大。

2. 形态改变：前列腺形饱满，横切面圆形，整个前列腺呈圆球形或椭圆球形。

3. 包膜整齐、左右对称、内部回声均匀：尽管前列腺有增生的存在，但包膜是完整的，呈高回声，左右侧基本对称，前列腺内除有结石强光点外，其余部分回声均匀。

4. 向膀胱内突出：前列腺向膀胱内突出，呈僧帽状或樱桃状。

5. 内外腺比例失调：正常前列腺内腺不大，内、外腺的前后径比例接近 1:1，而前列腺增生者的内外腺比例可达到 2.5:1 ~ 7:1。

6. 前列腺结石：前列腺结石一般均散在于内腺，在声像图中表现为内腺有许多散在的小强光点，但在前列腺增生伴有前列腺结石时，由于内腺增生，把前列腺结石推移到内、外腺之间排列成弧形，此为前列腺增生的一个特征。

7. 前列腺出现增生结节：结节型前列腺增生患者，在前列腺内出现增生结节，其声像图特点为圆球形等回声结节，有完整的低回声边界，结节可大可小，单个或多个，在经直肠高频超声下可见，易与前列腺癌的回声混淆。

8. 膀胱黏膜小梁小房形成：逼尿肌代偿性增生形成小梁小房，声像图中见膀胱高低度不平，严重者可出现膀胱憩室。

9. 残余尿和尿潴留的出现：在膀胱失代偿后，出现残余尿甚至发生尿潴留。

10. 其他并发症的出现：膀胱结石，反流性双肾及双输尿管对称性扩张积水。

11. 彩色多普勒显示腺体内血流较正常前列腺稍丰富，有时可见增生结节旁有动脉血流环绕。

前列腺增生并非都会出现上述表现，其中内外腺比例失常和出现增生结节为主要依据。

【鉴别诊断】

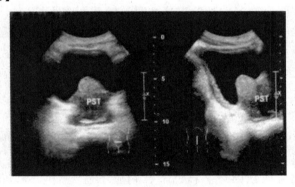

图 9-15　前列腺增生并向膀胱内突出

1. 前列腺癌：前列腺增生的主要位于内腺（移行区），少数位于外腺区（周缘区）。前列腺癌的发病部位主要是位于外腺区（周缘区）。前列腺增生结节呈圆形或类圆形，规则，而前列腺癌不如此表现，当鉴别困难时，可行超声引导下穿刺活检。

2. 膀胱肿瘤：前列腺增生向膀胱突出的部分外形较规则，表面圆隆平滑，边缘整齐，回声与前列腺一致。膀胱肿瘤呈乳头状或菜花状凸起，边缘不整齐，病灶呈不均匀的低中等回声，并可侵犯膀胱肌层。如果前列腺完整则为膀胱肿瘤，若前列腺异常，被膜破坏，应考虑肿瘤来自前列腺。结合两者的临床表现，更有助于鉴别。

3. 急性前列腺炎：两者均表现为前列腺弥漫性增大。急性前列腺炎内部

呈低弱回声甚至低 - 无回声区，边缘毛糙。前列腺增生回声增强，并可见增强的回声结节，其边缘光滑整齐。

二、前列腺炎

前列腺炎好发于中青年男子，为尿路感染或急性前列腺炎的延续，但更多的是继发于其他邻近部位的感染。任何因素导致前列腺长时间充血均能诱发慢性前列腺炎。

【临床表现】

前列腺炎的症状不一，变化很多，急性者以全身感染症状及尿道激惹症状为主要表现，如发热、畏寒、乏力、尿频、尿急、尿痛等。慢性者常为排尿不适或有烧灼感、尿急、尿痛等症状。轻症者可毫无症状。

【超声表现】

1. 急性前列腺炎：前列腺轻度或中度增大，双侧对称或不对称；包膜完整，清晰，内部回声均匀性减低；化脓时，局部回声不均匀增强并可见小片状无回声区；脓肿向周围突破者，前列腺体积较前缩小，包膜不完整。在脓肿形成前，彩色多普勒显示前列腺内血流信号增加，提示炎性充血；脓肿形成后，脓腔内无血供，脓腔周围血流信号极丰富。本病如果较轻，声像图表现也可接近正常。

2. 慢性前列腺炎：轻度慢性前列腺炎时声像图无明显异常。典型的慢性前列腺炎表现有前列腺各径线测值轻度增加或增加不明显，两侧保持对称；前列腺包膜回声清晰、完整，可有轻度不平，一般无明显隆起；内部回声不均，常伴有钙化斑或强回声。彩色多普勒显示血流信号可以增加或无明显变化。

【鉴别诊断】

大多数前列腺炎缺乏特征性声像图表现，需结合临床和实验室检查，与前列腺增生相鉴别。急性前列腺炎与前列腺增生均表现为前列腺弥漫性增大，但急性前列腺炎内部呈低弱回声甚至低 - 无回声区，边缘毛糙；前列腺增生回声增强，并可见增强的回声结节，其边缘光滑整齐。

三、前列腺癌

前列腺癌是老年男性最常见的恶性肿瘤之一。95% 以上为腺癌，其余为移行细胞癌、鳞癌和肉瘤，常起源于前列腺外腺区，从其腺泡和导管发生。

【临床表现】

前列腺癌早期无任何症状，癌肿发展到晚期出现局部症状和远处转移症状。局部症状有尿道梗阻症状，类似于前列腺增生所致的排尿障碍，但血尿的发生率多于前列腺增生。还有部分患者以急性尿潴留为首发症状，晚期病例出现腰、髋、臀部等处的疼痛。远处转移中骨转移是最常见的症状，有时可以是唯一表现（前列腺隐匿癌），骨盆和腰椎是最常累及的部位。

【超声表现】

1. 早期前列腺癌：声像图显示前列腺癌通常为低回声结节（见图9-16），多位于外腺区，肿物边界模糊不清，较大的结节使前列腺包膜向外隆起。部分癌肿呈等回声性或非均质性强回声。

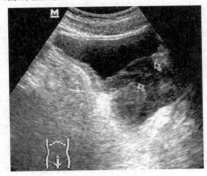

图9-16　前列腺实质内见边界欠清
的低回声区

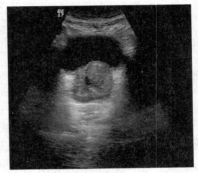

图9-17　前列腺癌（病检为腺癌）

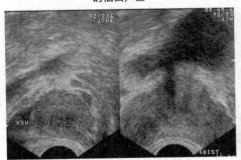

图9-18　前列腺实质内见边界欠清的低回声区

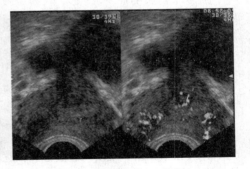

图9-19　彩色多普勒显示低回声区
内血流信号明显增多

2. 进展期前列腺癌：前列腺各径线增大，前后径增加更为明显。前列腺包膜向外不规则隆起，也可出现包膜回声连续性中断。癌肿内部回声不均匀或回声增强。内外腺分界不清楚。当精囊腺受累时，精囊腺结构和回声两侧不对称，腔内见实性回声或结构显示不清楚。

3. 彩色多普勒：前列腺癌血流较丰富，在癌灶的低回声区内出现明显血流增多时，对诊断更有帮助。

【鉴别诊断】

前列腺癌应与前列腺增生、前列腺脓肿鉴别。早期前列腺癌与前列腺增生不易鉴别，只能依靠多点穿刺明确诊断。较大的癌肿与前列腺增生较易区别。前列腺脓肿多在急性前列腺炎基础上发病，前列腺增大、局部呈低回声。

表 9-1　前列腺癌、前列腺增生及前列腺炎的鉴别要点

	前列腺癌	前列腺增生	前列腺炎
病变部位	周围区多见	移行区多见	弥漫性
对称性	多数不对称	多数对称	基本对称
包膜	有中断、不光滑	完整、光滑	完整、光滑
病变回声	多为低回声结节	多为强或等回声结节	多为片状低回声区
结石	多在病变处聚集	常为弧形排列	散在分布
侵犯邻近组织	向精囊及膀胱浸润	无	无

四、前列腺结核

前列腺结核是整个泌尿生殖系统结核病变的一部分。泌尿生殖系统结核中最多见的是肾结核，其他器官的病变大都继发于肾结核，包括前列腺结核。作为继发性结核，男性生殖系结核很少发生于一个器官，而是同时发生在前列腺、精囊腺、输精管、附睾和睾丸。因此，前列腺结核不是孤立存在的。由于附睾结核常有临床表现，故易早期被患者或医生发现，而前列腺结核较为隐蔽，较难发现。

【临床表现】

早期前列腺结核常无症状，有时出现慢性前列腺炎的症状，表现为会阴部不适和下坠感，下腰痛，肛门和睾丸疼痛，大便时痛，痛向髋部放射，症状逐渐加重。

【超声表现】

前列腺结核的声像图表现复杂。腺体可不对称性增大，也可正常，或有局部形态异常。内部回声杂乱，可见多数边界不规则的液性无回声区。加压扫查见病变柔软，易变形。局部钙化时，可显示为伴有声影的强回声团。病灶可突破包膜向周围蔓延，声像图表现为前列腺周围杂乱回声包块，与前列腺无分界。

【鉴别诊断】

虽然前列腺结核的发病在男性生殖系统结核中占第一位，但是早期诊断

比较困难，容易被忽视，需要与一些常见病进行鉴别。

1. 前列腺炎：前列腺结核又称结核性前列腺炎，其早期临床症状与慢性前列腺炎相同，也可见前列腺液中脓细胞增多，因此临床上难以区别。常需做尿液结核菌涂片及培养，以及精液和前列腺液的结核菌检查。

2. 前列腺癌：前列腺结核已坏死、液化改变为主，声像图上表现为病灶边界不清，回声杂乱，而前列腺癌以膨胀性浸润，超声导向下穿刺活检可明确诊断。

3. 前列腺结石：前列腺结核局灶性钙化会误认为结石，但其常伴有附睾、输精管结核，可扪及附睾肿大或输精管有串珠状结节病变。再结合前列腺液检查，二者不难鉴别。

第五节　精囊腺

精囊炎

精囊炎是由大肠杆菌、克雷伯产气杆菌、变形杆菌及假单胞菌等引起。当精囊邻近器官，如前列腺、后尿道、结肠等有感染或任何情况下导致前列腺、精囊充血时，细菌就会乘机侵袭，侵及精囊，诱发精囊炎。精囊炎是青壮年时期男性比较多见的疾病。

【临床表现】

精囊炎以血精为主要临床表现，但有急性和慢性之分，个体差异大。临床表现不尽相同。①疼痛：急性者可见下腹疼痛，并牵涉到会阴和两侧腹股沟。慢性者则可出现耻骨上区隐痛，并伴会阴部不适。疼痛症状在射精时明显加剧。②尿频、尿急、尿痛：急性者尿急、尿痛症状明显，并可见排尿困难。慢性者以尿频、尿急，并伴排尿不适、有灼热感为明显。③血精：表现为射精时排出血精，精液呈粉红色或红色或带血块。急性者血精现象更明显。④其他症状：可有发热恶寒、寒战，此为急性精囊炎所见的全身症状。血尿，也是急性精囊炎的表现之一。而射精疼痛，性欲低下、遗精、早泄为慢性者所见。⑤精囊炎患者做肛门指诊时可触及肿大的精囊，并伴有触痛。也可在下腹部、会阴部及耻骨上区轻度压痛。

【超声表现】

经直肠超声探查可见炎症精囊的回声减低，短径较正常时显著增大，腺管明显扩张，血流也明显增多（急性期较慢性期显著），经过 CT 和 THI 技术的处理，更可以清晰地显示出炎性精囊内扩张腺管增厚、毛糙的管壁，以及内部往复流动的点状囊液回声。

【鉴别诊断】

对精囊炎的检查中，精液常规检查可发现精液中有大量红细胞、白细胞、死精增多，精子的活动力差，精液细菌培养为阳性。血常规检查，急性者可见血中白细胞明显增加。医生将手指插入肛门时可以摸到肿大的精囊，触摸时患者感觉疼痛，下腹部、会阴部及耻骨上的地方有轻度压痛。

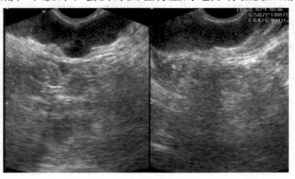

图 9-20   急性精囊炎，双侧精囊肿大，回声减低，内透声欠佳

第六节   阴   囊

一、鞘膜积液

胚胎发育的早期，下腹部腹膜形成一突起，进入腹股沟并延伸至阴囊底部，称为鞘突管。正常情况下，鞘突管在胎儿出生前先从腹股沟内环处闭塞，然后近睾丸端的鞘突管也开始闭塞。闭塞过程由两端向中间延续，使精索部鞘突管形成纤维索，仅睾丸部鞘膜留有间隙，成为睾丸固有鞘膜腔，与腹腔不通。鞘突管在不同部位的闭合不全，形成不同类型的 4 种鞘膜积液：睾丸鞘膜、精索鞘膜积液、睾丸精索鞘膜积液、交通性鞘膜积液。

【临床表现】

1. 少量积液可无症状。若积液巨大，则有阴囊下坠不适，或排尿及性功能障碍。

2. 阴囊部可见梨形或椭圆形肿块，囊性，透光试验（＋），如合并感染则透光试验（－）。

3. 如为交通性鞘膜积液，则肿块大小可随体位的改变而改变。

【超声表现】

声像图特征为阴囊或腹股沟区可见椭圆形或片状的无回声区，透声好（单纯性），偶可合并感染而表现为无回声区内多发散在光点及多数分隔回声（继发性）。

1. 睾丸鞘膜积液超声表现为阴囊明显增大，阴囊内充满无回声区，无回声区的大小取决于鞘膜积液量，睾丸附着于鞘膜囊的一侧，不随体位改变而任意变动，液体三面包绕睾丸，单纯性鞘膜积液时睾丸、附睾形态、大小、内部回声无异常，然而继发于炎症、外伤时无回声区常见浮动的点状低回声或细线样或多数分隔状不规则回声。

2. 精索鞘膜积液超声表现为阴囊的上方或腹股沟区可见一椭圆形或梭形的无回声区，阴囊增大不明显。

3. 睾丸精索鞘膜积液超声表现为液体从三面包绕睾丸，并延伸到精索部位，其纵断面呈梨形，上端较窄。

4. 交通性鞘膜积液超声表现为无回声区随体位变化而改变其大小，无回声区与腹腔相通，仰卧时探头加压暗区缩小，站立位时暗区变大。

【鉴别诊断】

精索鞘膜积液须与精液囊肿鉴别，后者位于附睾头部，圆形居多数，囊壁薄而光滑，大小约 1～2cm，其中可有低回声或沉淀样回声，穿刺抽液有助于鉴别，精液囊肿为微混的乳白色。

二、睾丸肿瘤

睾丸肿瘤可发生在任何年龄的病人，但最常见的是在三、四十岁。精原细胞瘤是最常见的睾丸肿瘤（约占 40%～50%），其次是畸胎癌，约占 20%～50%；胚胎癌占 16%～20%；畸胎瘤占 1%～5%；间质细胞瘤占 1%～5%。虽然睾丸恶性肿瘤比较罕见，只占男性恶性肿瘤的 1.5%，但病人死亡率高，生育和性功能都会受到严重影响。

【临床表现】

睾丸癌临床表现多样，88% 的患者睾丸呈不同程度肿大，有时睾丸完全被肿瘤取代，质地坚硬，正常的弹性消失。大约一半病人有睾丸疼痛症状。当肿瘤转移时可出现腰、背痛症状。睾丸绒毛癌患者，可出现乳房肥大，乳头乳晕色素沉着。如发现病人的睾丸肿大和肿块时，应高度怀疑睾丸癌。

【超声表现】

各种类型的睾丸肿瘤有一个共同特点，就是睾丸增大，彩色多普勒显示睾丸血流明显增加，且同侧阴囊内找不到正常睾丸。各型睾丸肿瘤还有其各自的特点。

1. 精原细胞瘤：睾丸虽增大，形态仍保持椭圆，轮廓整齐。肿瘤内部常呈中等亮度的细小光点，均匀分布，颇像正常睾丸回声。如肿瘤仅累及睾丸的一部分，则可见到肿瘤回声与睾丸回声间存在的微小差别，少数精原细胞瘤也有呈现不均匀回声的。

2. 胚胎癌：睾丸增大，在睾丸内出现不均匀肿块回声，在低回声区内有高回声，偶有囊性变和钙化灶。正常睾丸组织回声受侵犯、缺损直至全部消失。肿瘤的边界欠整齐。高频超声在肿瘤内部可见到结节，结节的边界回声较低。

3. 恶性畸胎瘤：睾丸增大，表现高低不平，呈分叶状，内部回声极不均匀，常有多个不规则液性区，或有钙化强回声和声影出现。液性区出现在肿瘤表浅部位者，切勿认为多房性鞘膜积液。

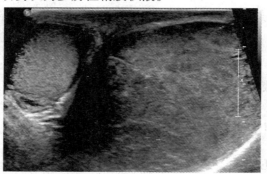

图 9-21 右侧睾丸精原细胞瘤，与周围睾丸实质分界尚清楚，周围睾丸实质受压变薄

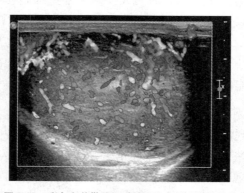

图 9-22 彩色多普勒显示肿块内丰富的彩色血流信号

4. 绒毛膜上皮癌：内部回声欠均匀，强度中等，肿瘤内有时有出血、坏死和钙化。

5. 成熟型畸胎瘤：声像图基本与恶性畸胎瘤相同，但睾丸的肿大不如后者明显，且彩色多普勒显示肿瘤内明显少于恶性畸胎瘤。结合患者常为儿童、临床病史长，发展缓慢或停止发展等特点，不难与恶性畸胎瘤区别。

6. 混合型睾丸肿瘤：声像图受混合的肿瘤成分和比例不同，有很大区别，一般呈不均匀图型，中等回声和高回声交错存在，或有液性区，或有钙化声影。

【鉴别诊断】

阴囊肿大原因很多，除睾丸肿瘤外，还有鞘膜积液、睾丸炎、睾丸血肿、阴囊血肿、附睾炎、附睾结核和斜疝。超声可容易地鉴别肿块是否来自睾丸。在阴囊内探及正常睾丸者，可排除肿块来自睾丸，来自睾丸的肿块在排除睾丸炎、睾丸血肿和睾丸梅毒后，基本上可以确定为睾丸肿瘤。结合病史和体征对睾丸炎和睾丸血肿的排除应无困难。

三、附睾炎

急性附睾炎一般为致病菌通过输精管管腔进入附睾，亦可通过淋巴系统入侵所致。慢性附睾炎一般为严重急性附睾炎不可逆的终末期。精索静脉曲张势必减缓睾丸和附睾的血液回流，降低组织的活力，易为细菌提供致病机会。因解剖因素，精索静脉曲张多发生在左侧，故附睾炎的发生率左侧较右侧高。

【临床表现】

附睾有局限性疼痛和压痛，查体时阴囊肿大，皮肤红肿，腹股沟和下腹部有压痛，发病早期附睾与睾丸分开，数小时后两者即形成一硬块，精索增厚，数日内出现继发性睾丸鞘膜积液。

【超声表现】

附睾弥漫性肿大，以尾部肿大为主，呈结节状，有球形感，其内部回声不均匀，回声强度较睾丸低，境界模糊，部分可与阴囊壁粘连。如结节内脓液形成时，则表现为边缘不规则、透声较差的无回声区，加压探头或推动阴囊时，其内可有点状回声飘动。阴囊壁常增厚，回声减低，阴囊壁增厚与附睾增大是附睾炎的典型表现。鞘膜腔往往积液，同侧的精索增粗，回声减低，精索静脉曲张，同侧的睾丸亦可增大，内部回声减低。

彩色多普勒显示血流信号明显增多，脉冲多普勒检测动脉流速加快，PSV

=0.11～0.38m/s，平均0.22m/s，当＞0.15m/s，可作为附睾炎的诊断指标，RI=0.46～0.65，平均0.55，附睾内或睾丸周围血管阻力＜0.7时，应考虑有附睾炎的可能。

【鉴别诊断】

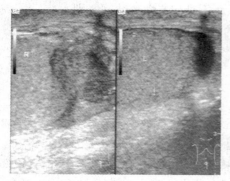

图 9-23　左右侧附睾对比显示出右侧
附睾弥漫性肿大，回声紊乱

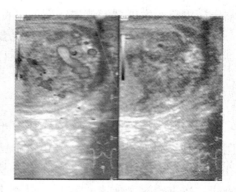

图 9-24　弥漫性肿大的附睾内血流信号
明显增多

四、睾丸扭转

睾丸扭转亦称精索扭转，主要是精索自身扭转而导致睾丸血液循环障碍引起睾丸缺血或坏死。扭转90°～360°不等。睾丸扭转常为自发起病，但强体力活动及突然遇冷也可诱发，其主要原因是睾丸和精索先天畸形，鞘状突发育异常等。分为鞘膜内型和鞘膜外型，前者多发于青少年，可能系睾丸纵隔附着先天发育不良；后者好发于睾丸未降的新生儿，多见于腹股沟外环。

【临床表现】

睾丸扭转发病急骤，来势凶猛，患病一侧睾丸和阴囊会剧烈疼痛。扭转初起时疼痛还局限在阴囊部位，以后会向下腹和会阴部发展，同时还会伴有呕吐、恶心或发热，阴部出现红肿、压痛。由于精索也随之扭转，精索内的血管被阻断，睾丸缺乏血液供应，如不及时治疗，睾丸会发生缺血性坏死，颜色发黑，逐渐萎缩以致功能丧失。

【超声表现】

睾丸和附睾在阴囊内相对位置改变：附睾不再位于睾丸后外侧，而位于睾丸的前外侧、前方或内侧，患侧睾丸位置抬高或呈横位。睾丸肿大，5天后可见逐渐缩小。急性期内部回声减低或正常，显著减低时常伴无回声区。少数合并回声增强，与出血梗死有关。附睾肿大，以附睾头明显。精索增粗；少量鞘膜积液；阴囊皮肤水肿；血流较健侧减少，睾丸周围血流信号在急性期消失或减少，后期可增多。

【鉴别诊断】

睾丸扭转，急性睾丸附睾炎和附件扭转三者的症状体征相似，均可表现一侧阴囊急性胀痛，临床检查不容易区别，但是三者间的超声表现截然不同。附睾附件扭转时附睾血供增多，睾丸附件扭转时，睾丸血供也可增多。而睾丸扭转时，睾丸的血供减少或消失。急性睾丸附睾炎时睾丸或/和附睾明显肿大，血供丰富。炎症也可以波及附件，使附件肿大，回声增强不均匀，但在外力作用下，睾丸鞘膜腔积液中的附件可出现漂浮，明显肿大的附件可于蒂部或体部显示少量血流信号，挤压阴囊时，没有明显的局部触痛点。

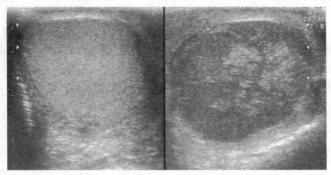

图 9-25　双侧睾丸二维超声对比：左侧睾丸扭转后呈极低回声

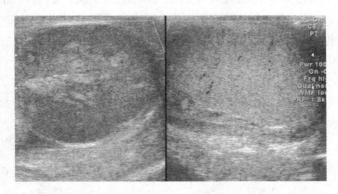

图 9-26　双侧睾丸彩色多普勒超声对比：左侧睾丸扭转后无彩色血流信号

第十章 肠 道

第一节 大肠癌

大肠癌包括结肠癌和直肠癌，是最常见的恶性肿瘤之一，以41~50岁发病率最高。大肠癌约半数位于直肠，1/4位于乙状结肠，其余依次为盲肠、升结肠及横结肠。

对怀疑大肠癌者可进行直肠指检，钡剂灌肠或气钡对比双重造影，纤维结肠镜等项检查。超声检查对大肠癌可以判断肿瘤对肠壁的侵润深度、范围，对周围邻近组织和器官的侵袭情况，有无淋巴、血行远隔转移、术后复发等方面具有独特的作用。

【临床表现】

1. 排便习惯与粪便性状改变常为最早出现的症状，如便次增加，腹泻，便秘，粪便带黏液、脓、血。腹痛为定位不确切之隐痛或腹部不适，胀气等。中晚期有消瘦，贫血以及急，慢性肠梗阻。

2. 腹部可扪及质硬，表面不光滑，活动度不大之肿块（横，乙结肠癌活动度可较大）。

3. 梗阻明显者可见肠型及蠕动波。偶见急性结肠梗阻，癌肿穿孔或癌肿破溃大出血者。

【超声表现】

1. 增厚型：肠壁向心性不规则增厚伴管腔狭窄，肿瘤实质为稍欠均匀的低或较低回声；常见超声病理征象为"假肾"征和"靶环"征（图10-1）。病变处管腔通过不畅、近端肠管淤张或肠梗阻。在肿瘤和近端正常肠管交界处呈现管腔向心性收缩的挛缩状。

2. 肿块型：表现为局限性、形态不规则或呈菜花状的、向腔内隆起的较低回声型肿块，表面不平整，实质回声不均。肿块外界常因癌组织浸润而显得界限不清；病变周围肠壁多正常。

3. 溃疡型：以管壁增厚为主，中心区有局限的溃疡凹陷，溃疡基底处的

— 176 —

管壁和周围部分相比明显变薄。

4. 其他表现：肿瘤部位肠管僵硬，肠蠕动消失。

5. 肿瘤转移征象：大肠癌主要转移途径有：①直接蔓延：进展期大肠癌穿透肠壁直接侵润邻近组织和器官，如膀胱、后腹膜、子宫、输尿管（图10-2）；②淋巴转移：经淋巴结转移到结肠壁上和结肠、直肠周围的淋巴结，声像图显示为椭圆形弱回声结节；③血行转移：癌细胞可侵入门静脉后转移至肝、肺、肾等器官。

大肠癌发生肝转移声像图表现：①肝内有圆形或椭圆形结节常表现为"牛眼"征；②肝内显示多个密集大小不等圆形或椭圆形略高回声团成为"集簇"征；③肝脏转移结节可以钙化，显示为高回声结节后伴声影。

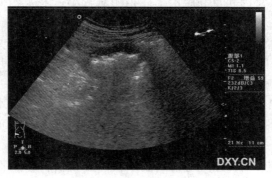

图 10-1　结肠癌

肿瘤实质为稍欠均匀的低或较低回声，呈"假肾"征和"靶环"征

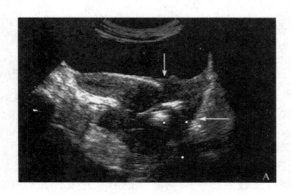

图 10-2　侵犯宫颈及膀胱直肠癌

超声显示直肠癌不规则增厚，呈低回声（↓），与宫颈分界不清，邻近的膀胱壁亦不规则增厚

6. 彩色超声多普勒所见：在肿块型和部分管壁增厚型肿瘤实质内有较丰

富的、不规则的血流信号。如显示肿块内有动脉血流信号，提示有溃疡出血的可能性。

7. 腔内超声表现：使用高频探头经直肠腔内探查，或腔内三维扫查，可判断肿瘤侵犯的深度，准确性可达 84.9% ~ 93.7%。同时可判断有无周围淋巴结转移，最小可检出 4mm 大小的转移性淋巴结。

8. 声学造影表现：静脉注射声学造影剂后，大肠癌与其他胃肠道恶性肿瘤强化形式相似，在动脉期强化明显，静脉期迅速消退。声学造影有利于了解肿瘤的侵犯范围及有无肝转移。

【鉴别诊断】

1. 结肠息肉：息肉起自黏膜层，体积相对较小，多呈乳头状，有蒂，内部回声均匀。

2. 结肠恶性淋巴瘤：以回盲部最多见。表现为肠壁增厚或形成较大的肿块，回声低，中心部可见溃疡形成的线状强回声及气体的多重反射回声。肠管腔无狭窄甚至增大。

3. 结肠平滑肌肉瘤：肿瘤较大，直径大于 5mm，形态可规则或不规则。瘤体内可见液化坏死形成的无回声区。溃疡深大且不规则，可在肿瘤内形成假腔。

4. 其他的鉴别诊断：还应考虑到肠结核、血吸虫病形成的肉芽肿、阑尾周围脓肿、克罗恩病、溃疡性结肠炎等非肿瘤病变。

第二节　肠梗阻

肠梗阻是自空肠起点至直肠之间肠内容物运行受阻表现为受阻部位以上的肠管扩张，肠内容物积存和蠕动功能紊乱，出现腹痛、腹胀、呕吐，不能排气和排便等症状。肠梗阻的发病有缓急之分，急性肠梗阻很常见，发病率仅次于急性阑尾炎，病情发展较快可引起死亡。

【临床表现】

1. 腹痛：机械性肠梗阻因肠蠕动增强，常有阵发性腹绞痛。腹痛发作时病人常自感腹内有气体窜行，可见到或扪到肠型，听到高亢肠鸣音；如果是不完全肠梗阻，当气体通过梗阻后，疼痛骤然减轻或消失；肠扭转和肠套叠时，因肠系膜过度受牵拉，疼痛为持续性并阵发性加重；到病程晚期由于梗阻以上肠管过度扩张、收缩乏力，疼痛的程度和频率都减轻；当出现肠麻痹后，腹痛转变为持续性胀痛。

2. 呕吐：呕吐的频度、呕吐量及呕吐物性状随梗阻部位的高低而有所不同。高位梗阻呕吐出现较早、较频繁，呕吐量较多；低位梗阻呕吐出现较晚，次数也较少，呕吐量较少，低位梗阻由于细菌繁殖的作用，呕吐物还具有粪臭味。

3. 腹胀：梗阻时因肠管扩张而引起腹胀。腹胀程度因梗阻是否完全及梗阻部位而异。梗阻越完全，部位越低，腹胀越明显；有时梗阻虽完全，但由于肠管贮存功能丧失，呕吐早而频繁，亦可不出现腹胀。

4. 停止排气排便：肠梗阻因为肠内容物运送受阻，不能排出体外，故肛门停止排气排便。但必须注意，梗阻部位远端的肠内容物仍可由蠕动下送。因此，即使完全梗阻，在这些内容物排净之前，患者可继续有排气排便，只是在排净之后才不再有排气排便。

此外，肠梗阻的临床症状还有水、电解质和酸碱平衡紊乱，遇有绞窄性梗阻、肠坏死，可出现休克、腹膜炎和胃肠出血等表现。

【超声表现】

1. 肠管扩张伴积气、积液：正常小肠管直径小于3cm，梗阻肠袢管径均在3cm以上，并可显示扩张肠管内的液体、气体及肠内容物，呈无回声、低回声及中强点状回声（图10-3）。

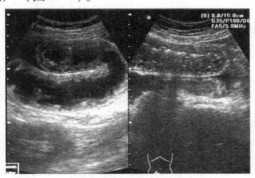

图10-3 肠梗阻
肠管扩张，内部充满渗液

2. 肠蠕动异常：①声像图上可见到近端扩张的肠管内有频繁的蠕动，伴有液体无回声及气体点状回声的往返流动和旋涡流动；②麻痹性肠梗阻受累肠管蠕动减弱或消失时，可见局限性境界较清晰的类似包块样低回声或无回声区，动态观察无明显蠕动样位移，无明显气液流动。

3. 肠黏膜皱襞：可见与肠壁近乎垂直的长短不一的肠黏膜皱襞的线状回声，由两侧肠壁向肠腔内延伸，称为"键盘"征（图10-4）。

4. 肠管张力状态的改变：扩张的肠管外壁光滑、圆润、富有弹性感。肠坏死时局部肠管膨胀性及张力下降，肠管壁下榻，管壁线平直，弹性消失。

5. 有腹腔积液征。

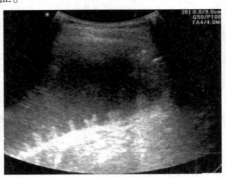

图 10-4　肠梗阻
肠管扩张，肠壁增厚，肠黏膜肿胀、增厚，呈键盘征。
管腔内液性暗区，透声差

【鉴别诊断】

1. 胃十二指肠穿孔：多有溃疡病史，突发上腹剧痛。迅速蔓延全腹，有明显腹膜炎体征，腹肌高度紧张，可呈"板样腹"，腹平片可见膈下游离气体。

2. 急性胰腺炎：多于饮酒或暴饮暴食后发病，以上腹部疼痛为主，腹膜炎体征明显，血、尿淀粉酶显著升高。

3. 胆石症、急性胆囊炎：疼痛多位于右上腹，以发作性绞痛为主，Murphy 征阳性。B 超检查可发现胆囊结石、胆囊增大、胆囊壁水肿等。

4. 急性阑尾炎：多数患者有较为典型的转移性右下腹痛和右下腹局限性压痛，如并发穿孔，会出现全腹痛和腹膜炎体征。

第三节　肠套叠

肠套叠是指一段肠管套入与其相连的肠腔内，并导致肠内容物通过障碍。肠套叠占肠梗阻的 15% ~ 20%。有原发性和继发性两类。原发性肠套叠多发生于婴幼儿，继发性肠套叠则多见于成人。绝大数肠套叠是近端肠管向远端肠管内套入，逆性套叠较罕见，不及总例数的 10%。

【临床表现】

肠套叠依据临床发病缓急和梗阻程度，分为急性、亚急性和慢性 3 型。急性肠套叠多发生于婴儿，以持续、完全性急性肠梗阻者为特征；亚急性肠套叠，痉挛发生时间轻短，呈不完全性肠梗阻，多见于儿童；慢性肠套叠为慢性反复发作，好发于成人。

1. 急性肠套叠：多有腹痛、呕吐、便血、肿块及全身情况的改变。

（1）腹痛：为肠套叠的首发症状。因肠套叠形成后，肠腔即发生梗阻，近端肠段发生剧烈的蠕动和痉挛性收缩，随着每一蠕动波发生，使套入段不断向前推进，将肠系膜牵入鞘内而产生剧痛。营养良好、平素健康的婴儿常出现阵发性的哭闹不安，面色苍白，手足乱动，呈痛苦状。持续 10 ~ 20min 后，安静入睡或玩耍如常。数分钟后又突然发作，如此反复。体质较弱或在肠炎、痢疾基础上发生肠套叠的患儿可无剧烈哭闹，仅表现为阵阵不安和面色苍白，较大儿童患肠套叠时腹痛发作间歇期一般较长。

（2）呕吐：肠系膜受到牵拉引起的反射性呕吐。为婴儿肠套叠的早期症状之一，常在阵发性哭闹开始不久即有发生，吐出物多为奶块或其他食物，以后常夹有胆汁，12 ~ 24h 后，呕吐可渐停止，但常有拒绝哺乳或饮食。较晚再次呕吐，甚或吐出物为粪臭液体，说明套叠所致之肠梗阻已十分严重。

（3）便血：套入部肠壁血循环障碍，肠腔内渗出血液与肠黏膜分泌液混合可出现便血。便血常于腹痛后 4 ~ 12h 发生，起初混有黄色便，很快即排出暗红色果酱样便，有时为深红色血水，也可仅为少许血丝。回结肠型套叠早期即有便血，小肠型肠套叠便血发生较迟，较大儿童往往缺乏肠套叠便血症状，或在发病数天后才发生。若患儿无自行排便，肛门指诊可见手套染血。

（4）腹块：病初腹痛暂停期一般能顺利进行腹部检查，扪及肠套叠所形成的肿块。检查自右下腹开始，依次摸右季肋部，上腹中部及左腹部，因婴幼儿肠套叠以回盲型居多，肿块的部位多沿结肠框分布，严重者可达直肠。肿块表面光滑，可活动，形状多如腊肠或香蕉状，中等硬度，略带弹性。此为确立诊断最有意义的体征。发病超过 1 ~ 2 天者，因套叠部以上小肠胀气显著，故往往难以扪及肿块。

（5）全身情况：随肠套叠的病情进展可出现精神委靡，表情冷漠，呈重病容。48h 后出现肠坏死者可产生腹膜炎体征，全身情况更趋恶化，常有高热、严重水电解质失衡、明显中毒症状与休克等表现。

2. 慢性肠套叠：多发生于成人，症状颇不典型，83% ~ 92% 具有导致肠套叠的器质性病变。其病程发展缓慢，表现为慢性、间歇性、不全性梗阻，症状出现数天、数月，甚或 1 年以上，最后可逐渐发展为急性完全性梗阻。

初发为反复出现肠道炎症及肠道功能紊乱症状，腹痛并伴有恶心和呕吐，大便中可有少量的黏液和血液，也可完全正常。腹部肿块在疼痛发作时可出现或变硬，并可见到肠型，疼痛间歇期恢复原状，若套叠自行复位，则腹块可完全消失。

【超声表现】

1. 肠套叠部位显示边界清楚的包块，其横断面呈大环套小环的特征表现，即"同心圆"征或"靶环"征（图10-5）。外圆呈均匀的低回声环带，系鞘部肠壁回声，低回声带系水肿增厚的反折壁及其鞘部之间的少量肠内液体形成。在大的外圆内，又有一个小低回声环带，形成内圆。内、外圆间为高回声环，中心部为高回声团，其边缘欠光整。套叠部的纵断面呈"套筒"征或"假肾"征（图10-6）。有时可能显示套叠的顶部和颈部，顶部呈头状盲端。"假肾"征通常是在套叠时间较长，肠壁发生严重水肿时出现，或是成人患者存在肠管肿瘤或息肉时出现。

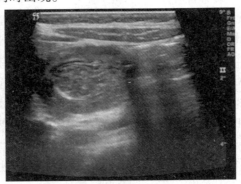

图10-5　肠套叠横切面呈"同心圆"征

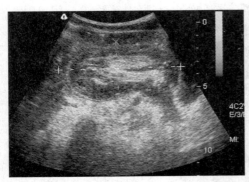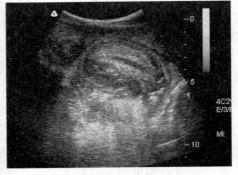

图10-6　肠套叠纵切面呈"套筒"征

2. 肠梗阻表现：声像图显示肠管扩张，内容物积聚，蠕动亢进或显著减弱。

3. 彩色多普勒超声如显示套入的肠管部分无血流信号，可能显示为肠壁缺血坏死，但当血流速度缓慢，仪器的敏感性不够时，也可不显示血流信号，从而出现假阳性结果。

4. 声学造影技术避免了彩色多普勒的内在不足，可以明确显示套入的肠管部分是否有血流灌注，进而准确判断有无肠壁缺血坏死。

【鉴别诊断】

1. 胃肠道肿瘤：亦可出现"靶环"征或"假肾"征，但形态多不规则，肠壁厚薄不一，中心部位可见较强的活动气体反射，改变体位时气体反射变化明显。而肠套叠的中心强回声区多较固定，范围相对较大，且外圆轮廓较光滑、完整。

2. 有时排空的胃窦部也可表现为"靶环"征或"同心圆"征，但形态多不固定，随着胃蠕动的不断出现，"同心圆"也不断变化，或时有时无。

第四节 急性阑尾炎

【临床表现】

本病为最常见的外科急腹症，居各种急腹症的首位。转移性右下腹痛及阑尾点压痛、反跳痛为其常见临床表现，但是急性阑尾炎的病情变化多端。其临床表现为持续伴阵发性加剧的右下腹痛，恶心呕吐，多数病人白细胞和嗜中性粒细胞计数增高。而右下腹阑尾区（麦氏点）压痛，则是该病重要的一个体征。典型的急性阑尾炎病人，腹痛开始的部位多在上腹痛、剑突下或脐周围，约经6-8小时或十多小时后，腹痛部位逐渐下移，最后固定于右下腹部。腹痛的特点：急性阑尾炎的病人腹痛多数以突发性和持续性开始的，少数可能以阵发性腹痛开始，而后逐渐加重。

（1）罗氏征（又称间接压痛）：罗氏征阳性结果只能说明右下腹部有感染存在，不能判断阑尾炎的病理类型和程度。当右下腹疼痛需要与右侧输尿管结石等疾病鉴别时，罗氏征的检查可能有一定的帮助。

（2）腰大肌征：腰大肌征阳性，提示阑尾可能位于盲肠后或腹膜后，当下肢过伸时，可使腰大肌挤压到发炎的阑尾。

（3）闭孔肌征：阳性表示阑尾位置较低，炎症波及到闭孔内肌的结果。

胃肠道的反应：恶心、呕吐最为常见，早期的呕吐多为反射性，常发生在腹痛的高峰期，呕吐物为食物残渣和胃液，晚期的呕吐则与腹膜炎有关。全身反应：病程中发热，单纯性阑尾炎的体温多在 37.5 ~ 38.0℃，化脓性和穿孔性阑尾炎时，体温较高，可达 39℃左右，极少数病人出现寒战高热，体温可升到 40℃以上。

【超声表现】

诊断主要依靠临床表现，以及实验室检查，单纯阑尾炎超声特异性不高，化脓性阑尾炎时超声可见阑尾肿大，腔内有不规则的液性暗区或粪石强回声，阑尾周围可见游离液性暗区。严重包裹时可见与周围肠管粘连造成的较大包块，常常边界不清，内部回声杂乱，可有彩色血流信号显示。

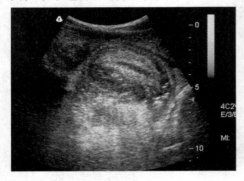
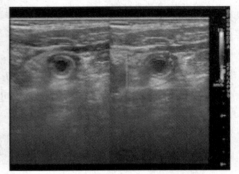

图 10-7　急性阑尾炎　阑尾增大，血供增多　　　图 10-8　急性阑尾炎伴粪石形成

【鉴别诊断】

1. 需要与内科急腹症鉴别的疾病：①右下肺炎和胸膜炎；②急性肠系膜淋巴结炎；③局限性回肠炎。

2. 需要与妇产科急腹症鉴别的疾病：①右侧输卵管妊娠；②卵巢囊肿扭转；③卵巢滤泡破裂；④急性附件炎。

3. 需要与外科急腹症鉴别的疾病：①溃疡病急性穿孔；②急性胆囊炎、胆石症；③急性美克尔憩室炎；④右侧输尿管结石。

第十一章　腹膜后、肾上腺

第一节　腹膜后疾病

一、腹膜后肿瘤

腹膜后肿瘤主要来自腹膜后间隙的脂肪、结缔组织、肌肉、筋膜、血管、神经、淋巴组织等，不包括原在腹膜后间隙的各器官（肾、胰、肾上腺及输尿管等）的肿瘤。腹膜后肿瘤有良性和恶性两大类。恶性肿瘤约占 60% ~ 80%，常见者有脂肪肉瘤、纤维肉瘤、神经纤维肉瘤及恶性淋巴瘤等；良性肿瘤中以纤维瘤，畸胎瘤等为常见。一般而言，腹膜后肿瘤，囊性者常为良性，实质性者多为恶性。

【临床表现】

1. 腹部肿块：腹膜后肿瘤部位深，早期多无症状，当肿瘤发展到一定程度，产生压迫脏器及胀痛时始被发现腹部包块。良性者增长缓慢、恶性者发展迅速，肿块多偏一侧。

2. 压迫症状：胃肠道受压时，可有恶心、呕吐及饱胀感；直肠受压时可有大便次数增多及肛门部胀感，甚至大便变形及排便困难；泌尿系受压常见症状如尿频、尿急、排尿困难或血尿，输尿管受压可致肾盂积水，血管受压则下肢水肿。

3. 疼痛：腹膜后肿瘤出现疼痛是由于包膜张力增大或压迫侵犯刺激神经表现为腰背痛，会阴部痛或下肢痛。

4. 全身症状：出现消瘦、乏力、食饮减退，甚至出现恶病质。少数有内分泌功能的肿瘤，可出现相应的症状。

【超声检查】

1. 肿块境界较清晰，呈圆形或椭圆形，也可称分叶状或形态不规则，体积常较大，可形似儿头大。肿块后缘贴近后腹壁、向前推移腹膜腔器官，甚至抵达前腹壁。

2. 平滑肌肉瘤、纤维肉瘤、脂肪肉瘤、神经母细胞瘤、恶性畸胎瘤等实性肿块，边界不规则，可无包膜或有较强类似包膜回声。内部回声不均、强弱不等，多为低回声。瘤体可因中心坏死、出血、钙化、囊性变等，出现肿块内部不规则无回声或低回声区。

3. 恶性淋巴瘤位于脊柱及腹主动脉前方两侧，多数表现为大小不等类圆形，境界清晰弱回声或类似无回声团块，无后壁回声增强。若数个肿大淋巴结融合成块，可出现分叶状，内部有线状分隔回声。位于肠系膜根部的腹膜后淋巴瘤体积较大，也可因缺血、坏死呈不均质回声。间接征象可见腹后壁大血管移位、受压及肠系膜上动脉与腹主动脉所形成夹角变化。

4. 腹膜后肿块随呼吸移动性小，在吸气鼓腹过程中无移动或移动度小，而腹腔器官吸气时越过肿物向下移动，呼气时恢复原位。肿块较大时常伴有腹膜后血管受压变细、变形及移位等现象。

5. 频谱及彩色多普勒检测：部分恶性肿瘤瘤体内动、静脉血流信号丰富，频谱多普勒检测为低阻型血流；良性肿块仅囊壁有少许血流，内部则无血流。

【鉴别诊断】

1. 腹部肿块伴腰痛钝痛及腔器组织压迫症状。

2. 肿块深而固定，胸膝位检查时肿块固定于后腹膜而无下垂移动感。

3. B 超、CT 或腹膜后充气造影提示肿块位于腹膜后。

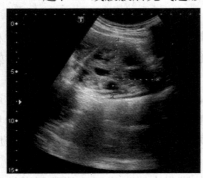 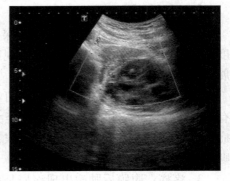

图 11-1 腹膜后脊柱左侧囊实性包块，
包膜较完整

图 11-2 彩色多普勒肿块内部无明显
血流信号

二、腹膜后血肿

腹膜后血肿是指腹膜后器官和血管损伤出血后，血液在腹膜后间隙扩散而形成。最常见的原因是骨盆及脊椎骨折，约占 50% ~60%。腹膜后血肿未合并脏器损伤者宜保守治疗，血肿多可自行吸收。

【临床表现】

临床症状因损伤部位、严重程度和出血多少而异。多数病人有腹痛、背痛和血肿区压痛，肠麻痹较常见。盆腔腹膜后间隙血肿可出现直肠刺激症状，有里急后重感和大便次数增多，直肠指诊常可触及血肿。急性大量出血则可导致失血性休克症状。

【超声表现】

腹膜后间隙出现无回声或低回声肿块，肿块前后径＜上下径，血肿壁可较厚而不规则，如有血块形成则产生较多回声，随访观察可见血肿逐渐吸收演变过程，附近脏器可因血肿挤压而移位。

【鉴别诊断】

1. 囊性淋巴管瘤：多见于婴幼儿，无外伤史。呈单房或多房无回声区，有完整的包膜回声。

2. 腹膜后脓肿：无外伤史，如为化脓性感染，多有寒战、发热、白细胞升高等表现，腰部和髂窝可触及压痛性肿块。若为结核性脓肿，多来源于脊柱结核，其内容物主要是干酪样坏死组织，内部呈中等强度或弱回声，超声显示脓肿部位与 X 线脊柱破坏部位一致，可资鉴别。

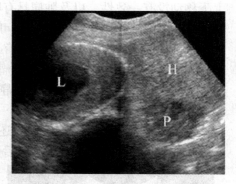

图 11-3　腹膜后腰大肌前方一范围较大的不均匀高回声血肿

第二节　肾上腺疾病

一、皮质醇增多症

皮质醇增多症又称库欣综合征，是由于肾上腺皮质增生或肿瘤所引起。多发生于中青年，女性多于男性。

【临床表现】

主要表现为满月脸、向心性肥胖、水牛背、紫纹、多毛、痤疮、高血压、继发性糖尿病和骨质疏松等。

【超声表现】

超声表现随其病因不同而异。皮质增生，声像图往往不容易显示，有时可见肾上腺弱回声区厚度增大（正常厚度<1.0cm），形态饱满；肾上腺皮质结节样增生则出现类似小肿瘤的弱回声去；皮质腺瘤直径一般为2~4cm，显示圆形或椭圆形内部呈均匀细点状低回声，有明亮包膜回声；腺癌的瘤体较大，大多为圆形或椭圆形，也可显示边界不规整，呈分叶状，内部回声不均匀。

【鉴别诊断】

1. 肝癌：右侧肾上腺较大肿瘤，往往从下面突向肝右叶，在切面图像上有时候易误认为肝右叶或尾状叶肿瘤，但在深呼吸运动时肾上腺肿瘤与肝脏上下移动没有一致性，以及肿瘤具有明亮边界以资鉴别。

2. 肾肿瘤：较大的肾上腺肿瘤可压迫肾脏，使之移位和变形，有时易误认为肾上部肿瘤，但肾上腺肿瘤具有边界，而肾肿瘤则与肾实质无明确分界。

3. 脾及胰尾肿瘤：左肾上腺肿瘤于背部纵切图上要与脾鉴别，并应与胰尾肿瘤鉴别，大的肾上腺肿瘤使脾静脉向前移位，胰尾肿瘤则使脾静脉向后移位。

4. 胰头部肿瘤：右肾上腺肿瘤还应注意与胰头部肿瘤鉴别，前者使下腔静脉向前移位，后者使下腔静脉向后受压。

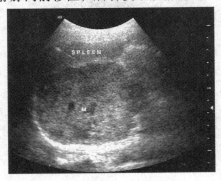 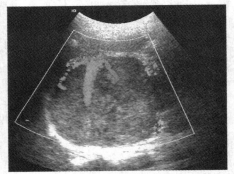

图 11-4　左肾上腺无功能性皮质腺瘤，大小约8cm×9cm，无包膜，无明显液化坏死

图 11-5　彩色多普勒显示腺瘤内较丰富的血流信号，以静脉频谱为主，并可见粗大静脉支

二、嗜铬细胞瘤

嗜铬细胞瘤起源于肾上腺髓质、交感神经节或其他部位的嗜铬组织，其中发生在肾上腺髓质约占90%。肿瘤多数为单侧，属良性，棕黄色，有包膜，内部常有囊性变。约有2%的嗜络细胞瘤为恶性，可转移到肝、淋巴结、骨、

肺等器官。

【临床表现】

陈发型高血压或持续性高血压有阵发性加剧。临床表现是突发性发作心悸、气短、头痛、出汗。发作时血压可骤升至 26.6kPa 以上，持续时间长短不一，一般持续十分钟至数小时，也有长达数天才下降。按摩压迫肿瘤或其他刺激因素可以诱发出现上述症状。

【超声表现】

瘤体呈圆形或椭圆形，直径多数为 3~5cm，边界回声明亮，内部为均匀的中等或弱回声，有时可见肿瘤内出现圆形或椭圆形的无回声区，这是囊性变的证据。内部出血者在肿瘤内部出现不规则无回声区。10%~15% 的嗜络细胞瘤可位于肾上腺之外，常在肾门、腹主动脉旁、髂动脉两侧发现，也有移位于膀胱内、胸腔及纵隔内，如发现肝转移，应考虑其为恶性。

【鉴别诊断】

1. 肝癌：右侧肾上腺较大肿瘤，往往从下面突向肝右叶，在切面图像上有时易误认为肝右叶或尾叶肿瘤，但在深呼吸运动时肾上腺肿瘤与肝脏上下移动没有一致性，以及肿瘤具有明亮边界以资鉴别。

2. 肾肿瘤：较大的肾上腺肿瘤可压迫肾脏，使之移位或变形，有时易误认为肾上腺肿瘤，但肾上腺肿瘤具有边界，而肾肿瘤与肾实质无明确边界。

3. 脾及胰尾肿瘤：左肾上腺肿瘤于背部纵切面上要与脾脏鉴别，并应与胰尾肿瘤鉴别，大的肾上腺肿瘤使脾静脉向前移位，胰尾肿瘤则使脾静脉向后移位。

4. 胰头部肿瘤：右侧肾上腺肿瘤还应注意与胰头部肿瘤鉴别，前者使下腔静脉向前移位，后者使下腔静脉向后移位。

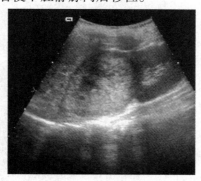

图 11-6 右肾上腺嗜铬细胞瘤，大小约 7.5cm×5.6cm，内部呈不规则的高回声及低回声

5. 其他 许多解剖结构及其变异，可误认为肾上腺肿瘤，如在左侧脾脏内侧缘的突起、副脾、扭曲扩大的脾血管，还有如邻近的十二指肠、空肠肠袢等切面图像也能造成假象，此种情况可用饮水避免胃肠道干扰，可有助于鉴别。

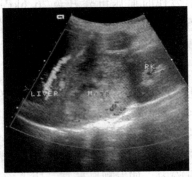

图 11-7 彩色多普勒显示周边及其内见较丰富的血流信号

第十二章 妇科部分

第一节 子宫疾患

一、子宫肌瘤

子宫平滑肌瘤是女性生殖器最常见的一种良性肿瘤，多发生于中年妇女，据有关文献报道35岁以上的妇女中其发生率约为40%。临床多无症状，少数表现为阴道出血，腹部触及肿物以及压迫症状等。如发生蒂扭转或其他情况时可引起疼痛，以多发性子宫肌瘤常见。

【临床表现】

子宫肌瘤的临床表现常随肌瘤生长的部位、大小、生长速度、有无继发变性及合并症等而异。临床上常见的现象是子宫出血、腹部包块、疼痛、邻近器官的压迫症状、白带增多、不孕、贫血和心脏功能障碍。但无症状患者为数亦不少。

【超声表现】

主要与肌瘤的位置、大小和有无继发变性等因素有关。其主要表现有：

1. 子宫体积增大或出现局限性隆起，致子宫切面形态失常，轮廓线不规则。

2. 肌瘤结节一般呈圆形低回声区或等回声区以及分布不均的中强回声区。等回声结节周转有时可见假包膜所形成的低回声晕。肌瘤结节内无继发变性时回声较均匀，以低回声最为多见。

3. 子宫内回声的移位与变形：肌壁间肌瘤可压近和推挤宫腔，使宫腔内膜回声移位或变形，黏膜下肌瘤则表现为子宫内膜回声增强、增宽或可显示瘤体结构。

4. 膀胱产生压迹与变形：较小肌瘤对周围器官无影响，巨大肌瘤，特别是浆膜下肌瘤，可明显地使膀胱移位、变形和引起尿潴留。

5. 宫颈肌瘤则可见子宫内膜线下方即宫颈唇部有一实质性肿块图像，一般有较清晰的边界。有时体积可较大，向后壁生长可达宫体上方。向前壁生长与子宫峡部肌瘤往往难以鉴别。宫颈肌瘤的发生较少，约占2%。蒂较长的黏膜下肌瘤可脱垂至颈管或阴道内变似宫颈肌瘤。

6. 阔韧带内肌瘤多系由有蒂的浆膜下肌瘤突入阔韧带两叶之间，超声显示子宫某一侧实质性肿块图像，将子宫推向对侧。阔韧带内肌瘤体积一般均较大。

【鉴别诊断】

1. 子宫肥大症：患者常有多产史，子宫为均匀增大，但很少超过2个月妊娠子宫，且触不到瘤体。声像图上子宫切面形态正常，表面为均匀性增大，边缘轮廓清晰，无表面凸起，宫腔无变形，子宫切面内无结节状低回声区或团块状高回声，从而可与子宫肌瘤相鉴别。

2. 子宫腺肌病：即子宫肌层内子宫内膜异位症，其临床特点为月经多、痛经明显、子宫大多呈对称性增大，且有经期子宫增大、经后缩小的特征。其声像图表现为子宫呈均匀性增大，边缘轮廓规则，宫腔内膜回声无改变，子宫切面内回声强弱不均匀，月经前后动态观察其子宫大小和内部回声常有变化，但子宫腺肌瘤与子宫肌瘤的声像图往往较难鉴别。

3. 卵巢肿瘤：实质性卵巢肿瘤，尤其与子宫有粘连时，在声像图上容易与浆膜下肌瘤混淆。其鉴别要点除依靠病史外，主要从瘤体与子宫的关系来区别。多普勒检测卵巢肿瘤，则多为高速低阻或高速高阻频谱特点。

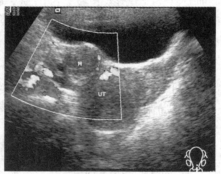

图 12-1 子宫肌瘤

二、子宫体癌

子宫体癌绝大多数为腺癌，称为子宫体腺癌，多发生在子宫内膜，也称子宫内膜癌。是指子宫内膜腺体上皮发生的恶性肿瘤，因原发在子宫体，又称为子宫体癌，是妇科常见的恶性肿瘤，发病率仅次于子宫颈癌，占第二位。

高发年龄为 58～61 岁，尤其好发于绝经后妇女。

【临床表现】

极早期患者可无明显症状，仅在普查或其他原因作妇科检查时偶然发现。一旦出现症状，则多表现为：

1. 子宫出血：绝经期前后的不规则阴道出血是子宫内膜癌的主要症状，常为少量至中等量出血，很少为大量出血。个别也有月经周期延迟者，但表现不规律。在绝经后患者多表现为持续或间断性阴道出血。子宫内膜癌患者一般无接触性出血。晚期出血中可杂有烂肉样组织。

2. 阴道排液：初期可能仅有少量血性白带，后期发生感染、坏死，则有大量恶臭的脓血样液体排出。有时排液可夹杂癌组织的小碎片。

3. 疼痛：由于癌肿及其出血与排液的淤积，刺激子宫不规则收缩而引起阵发性疼痛，约占 10%～46%。这种症状多半发生在晚期。如癌组织穿透浆膜或侵蚀宫旁结缔组织、膀胱、直或压迫其他组织也可引起疼痛，往往呈顽固性和进行性加重；且多从腰骶部、下腹向大腿及膝放射。

4. 其他：晚期患者自己可触及下腹部增大的子宫或/及邻近组织器官可致该侧下肢肿痛，或压迫输尿管引起该侧肾盂输尿管积水或致肾脏萎缩；或出现贫血、消瘦、发热、恶液质等全身衰竭表现。

【超声表现】

1. 癌症早期，子宫大小正常，肌层回声均匀，与内膜界线清晰。

2. 随着癌组织在宫腔内不断增大，并向肌层内侵蚀，子宫体积增大，肌层回声变得不均匀，病灶局部回声较正常肌层减低，二者交界处回声更低，且形态不规则，彩色多普勒显示该处为扩张的血管，呈低阻力型。

3. 子宫内膜弥漫性或局灶性增厚，弥漫型，子宫内膜厚呈不均匀增厚＞6mm，除宫腔内病灶处，肌层内可见稍低回声区域，形态不规则，与肌层分界不清。CDFI 显示病灶区域血管扩张、分布紊乱、阻力降低。局限性，病灶所在部位表现为团块回声，回声稍增强，形态不规则，呈现息肉状突起，与正常组织分界不清，彩超显示绝大多数内膜癌周边或内部可见彩色血流，其频谱表现为舒张期血流丰富，呈低阻力型，阻力指数为 0.42～0.44 和良性病变（0.67～0.71）存在显著差异

4. 当宫腔内的癌灶逐渐增大，内部发生缺血、坏死，病灶内出现不规则无回声。癌组织阻塞子宫颈管时，宫腔内可出现积液，积血所致的无回声区。

5. 病变晚期，癌组织侵犯盆腔内其他脏器，宫旁可探及回声稍低的混合性肿块，与子宫分界不清。

6. 经阴道超声能清晰显示子宫内膜层、肌层及其分界，因而对判断子宫

内膜癌及肌层侵蚀的范围和深度，从而进行临床分期，对手术方式的选择和判断预后均有重要意义。

【鉴别诊断】

子宫内膜癌由于缺乏特征性图像，常与子宫肌瘤变性、多发性肌瘤以及与绒毛膜上皮癌、子宫平滑肌肉瘤等图像类似，鉴别较困难。但子宫内膜癌患者多为老年妇女，临床表现有绝经期后的子宫出血、阴道排液、下腹或腰骶部疼痛等，且患者多有肥胖、高血压、糖尿病三联症之表现。根据子宫超声图像特点或伴有宫腔内积液征象等，结合上述临床表现则可与子宫肌瘤等疾病鉴别。但也有文献报道35%子宫内膜癌患者同时合并有肌瘤。绝经后子宫内膜常呈一线状，厚度3~5mm，如>8mm则应视为异常。

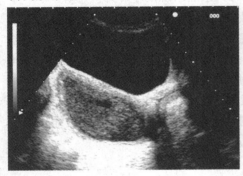 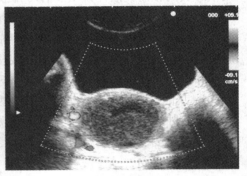

图 12-2　子宫内膜癌　　　　　　　　图 12-3　子宫内膜癌

三、宫颈癌

宫颈癌是全球妇女中发病率仅次于乳腺癌的常见的恶性肿瘤，为妇科最常见的恶性肿瘤。发病率约占妇女恶性肿瘤的6%，其发病年龄分布呈双峰状，为35~39岁和60~64岁。

【临床表现】

临床表现的轻重与病情早晚有关，宫颈上皮内瘤变及镜下早期浸润癌一般无症状。以后各期最早出现的症状主要有阴道出血和阴道排液。

1. 阴道出血：最早表现为性交后或双合诊检查后少量出血，称接触性出血。以后则可能有经间期或绝经后少量不规则出血。晚期病灶较大时则表现为多量出血，甚至因较大血管被侵蚀而引起致命大出血。一般外生型癌出血较早，血量也多，内生型癌出血较晚。

2. 阴道排液：最初量不多，呈白色或淡黄色，无臭味。随着癌组织破溃和继发感染，阴道可排出大量米汤样、脓性或脓血性液体，伴恶臭。宫颈黏液性腺癌患者，由于癌灶分泌大量黏液，常诉大量水样或黏液样阴道排液。

3. 晚期症状：若癌瘤侵犯盆腔结缔组织，压迫膀胱、直肠和坐骨神经以及影响淋巴和静脉回流时，可出现尿频、尿急、肛门坠胀、便秘、下腹痛、坐骨神经痛、下肢肿痛等。癌瘤压迫或侵犯输尿管，可出现肾盂积水、尿毒症。终末期因长期消耗常出现恶液质。

【超声表现】

宫颈癌早期宫颈大小及形态无明显变化，随病情的不断进展，子宫颈增厚，体积增大，回声不均匀，出现实质性肿块，其回声较正常子宫回声减低，与周围组织分界不清。宫颈管形态变发生改变、不规则，有时其内可见实性肿块增充，位于宫颈下端的肿块可造成阻塞而使宫颈管扩张。

晚期，癌肿向子宫体蔓延，导致其形态发生改变；向周围侵犯膀胱、输尿管，膀胱后壁连续性中断、输尿管扩张及肾积水；侵犯直肠及阴道，和周围脏器发生粘连，或发生淋巴结转移，宫颈两侧出现低回声或混合性肿块。

CDFI 检查病变周围和内部有较丰富的彩色血流信号，动脉频谱为低阻力型，阻力指数比宫体恶性肿瘤高。

【鉴别诊断】

1. 子宫颈糜烂与早期宫颈癌相鉴别：可有月经间期出血，或接触性出血，阴道分泌物增多，检查时宫颈外口周围有鲜红色小颗粒，拭擦后也可以出血，故难以与早期宫颈癌鉴别。可作阴道脱落细胞学检查或活体组织检查以明确诊断。

2. 子宫颈外翻：外翻的黏膜过度增生，表现也可呈现高低不平，容易出血，症状与宫颈癌相似，但子宫外翻的宫颈黏膜弹性好，边缘较整齐。阴道脱落细胞学检查或活检很容易鉴别。

3. 宫颈湿疣：现为宫颈赘生物，表面多凹凸不平，有时融合成菜花状，可进行活检与宫颈癌相鉴别。

4. 子宫内膜癌：有阴道不规则出血，阴道分泌物增多与宫颈癌很难鉴别。子宫内膜癌累及宫颈时，检查时颈管内可见到有癌组织堵塞，确诊须做分段刮宫送病理检查。

5. 子宫黏膜下骨瘤或内膜息肉：多表现月经过多或经期延长，有时出血同时可伴有阴道排液或血性分泌物，通过探宫腔、分段刮宫、子宫碘油造影或宫腔镜检查可与宫颈癌做出鉴别诊断。

6. 原发性输卵管癌：阴道排液、阴道流血和下腹痛，阴道涂片可能找到癌细胞。而输卵管癌宫内膜活检阴性，宫旁可扪及肿物，如包块小而触诊不到者，可通过腹腔镜检查可以确诊。通过症状表现及相关检查不难与宫颈癌相鉴别。

7. 老年性子宫内膜炎合并宫腔积脓：常表现阴道排液增多，浆液性、脓性或脓血性。子宫正常大或增大变软，扩张宫颈管及诊刮即可明确诊断。扩张宫颈管后即见脓液流出，刮出物见炎性细胞，无癌细胞。病理检查即能证实。但也要注意两者并存的可能。

8. 功能失调性子宫出血：更年期常发生月经紊乱，尤其子宫出血较频发者，不论子宫大小是否正常，必须首先做诊刮，明确性质后再进行治疗。

9. 其他宫颈良性病变：子宫颈结核、阿米巴性宫颈炎等，可借助活检与宫颈癌鉴别。

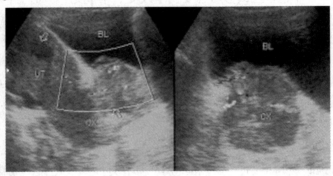

图 12-4　子宫颈癌

四、子宫腺肌病

子宫腺肌病又称内在性子宫内膜异位症，为子宫内膜侵入子宫肌层，属于子宫内膜异位症的一种特殊型，可以和"外在"或主要是盆腔子宫内膜异位症同时存在。子宫内膜可以两种形式侵入子宫肌壁层，即弥漫型和局限型。前者为异位内膜侵入整个子宫的肌壁内，在不同部位其侵入范围和深浅可不同；后者异位内膜仅侵及某部分肌壁，形同子宫肌瘤，但其与周围正常组织并无分界（假包膜）。

【临床表现】

继发痛经发生在年龄较长妇女，即年近 40 岁时，痛经逐渐加重，往往是痉挛性，以至不能坚持日常工作。痛经是由于在经期异位内膜水肿、出血，刺激肌壁痉挛性收缩所致。月经量增多，经期延长，少数可有月经前后点滴出血，这是由于子宫体积增大，子宫腔内膜面积增加，及子宫肌壁间异位子宫内膜影响子宫肌纤维收缩之故。

双合诊往往发现子宫一致性长大，有触痛，但子宫正常大小甚至小于正常者也可有腺肌病存在。

【超声表现】

1. 子宫壁因异位内膜周期性出血，局部纤维组织增生，造成子宫壁增厚，子宫呈均匀性增大，轮廓线尚规则。

2. 子宫腔内膜回声线居中，位置无改变。

3. 子宫切面内回声不均匀，有实质性低回声和强回声区，有时可见小的无回声区，这是由于小的囊状积液所致。

4. 子宫大小和内部回声，月经前后比较常有变化。子宫腺肌瘤可在子宫切面内显示一局限性回声异常区，内有小的无回声区。肿块边缘欠规则，无包膜回声，子宫可呈局限性隆起，呈非对称性增大。且后壁居多，无明显的声衰减。

彩色多普勒血流显像一般无特异性表现，肿块供血来源于子宫正常血管，且在血管的分布上肿块周围无环状或半环状血流环绕，此与子宫肌瘤结节有区别。频谱分析亦表明血流来自子宫动脉终末支的正常肌层灌注，呈中等阻力指数。

【鉴别诊断】

需与子宫腺肌病鉴别者主要是子宫肌瘤，超声检查可从子宫均匀性增大、积血小囊的出现、声像图在月经前后有变化，以及典型的临床表现做出鉴别。但约有10%的肌瘤可合并子宫腺肌瘤，15%的患者合并有外在性子宫内膜异位症，这就增加了鉴别上的困难。

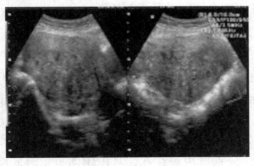

图 12-5　子宫腺肌病

五、子宫先天性发育异常

从胚胎发生学上可知子宫的发生来自胚胎时期两侧的副中肾管，副中肾管的头侧端发育形成两侧输卵管口中，尾端则会形成子宫。根据副中肾管发

育的障碍不同可将子宫、阴道的先天性畸形分为以下 4 类:

1. 副中肾管停止发育

(1) 幼稚子宫或先天性无子宫:两侧副中肾管在会合后短时间内即停止发育或完全未发育。(2) 单角单颈子宫:仅一侧副中肾管停止发育,另一侧发育完全,形成单角单颈子宫,停止发育的一侧也可形成残角子宫。

2. 副中肾管会合后不良

(1) 双子宫:全段副中肾管未会合,形成双阴道、双宫颈、双宫体。(2) 双角双颈子宫:副中肾管部分会合,形成单阴道、双宫颈、双宫体。(3) 双角单颈子宫:副中肾管部分会合,形成单阴道、单宫颈、双角子宫。(4) 弓形子宫:副中肾管接近完全会合。

3. 副中肾管会合后中隔未完全退化

(1) 纵隔子宫:中隔未退化。(2) 不完全纵隔子宫:仅部分中隔退化。

4. 混合缺陷:包括子宫各种形态畸形。

【超声表现】

1. 幼稚子宫和先天性无子宫:幼稚子宫在适度充盈膀胱的情况下,青春后期的妇女,若子宫各切面径线、宫体明显比正常为小,如前后径(即厚度)在 2cm 以下,宫颈相对较长并有明显的位置异常,如过度前屈或后屈,则可提示为幼稚子宫。先天性无子宫常合并无阴道。超声检查时无论在纵向或横向扫查各切面上均不能显示子宫图像。有时可发现两侧的卵巢图像。若能探测很小的子宫,大多无宫腔回声,则称为始基子宫。

2. 双子宫、双角子宫、单角子宫、纵隔子宫、弓形子宫:超声显像对子宫畸形的诊断主要依赖于子宫外形的异常。

双子宫的两侧子宫狭长,左右对称,经阴道超声能在两子宫外侧分别探及子宫动脉,子宫内膜随月经周期出现规律性改变。常有双宫颈、双阴道或阴道完全纵隔,高分辨力的阴道彩超能清晰显示紧贴的两个宫颈回声。必要时可进行过氧化氢声学造影,分别显示各自宫腔回声。

双角子宫表现为纵切扫查未见明显异常,横切子宫下段内膜正常,宫底部子宫分为两部分,分别有内膜存在,其声像图显示宫底增宽,左右各有一角状突起,呈现分叶状或"蝴蝶"征。

单角子宫底部横切面一侧突起,呈等回声,别一侧子宫则形成残角,又称残角子宫。如残角子宫有功能性内膜,可以周期性出血,呈无回声区。分为三型:1 型:与单角宫腔相通;2 型:与单角宫腔不相通;3 型:残角子宫无宫腔。

残角子宫的一侧子宫外形正常,另一侧为突出较小均质等回声;两子宫角间的距离较双子宫两角间距远；因一侧发育好，而另一侧发育不良，有时易和子宫浆膜下肌瘤相混淆。当残角子宫内积血时，又易与卵巢囊肿混淆。只有在残角子宫内妊娠时，方可诊断。但又可误认为子宫外妊娠。妊娠的残角子宫和另一侧正常宫体及内膜回声显示清楚。残角妊娠时，子宫增大，在子宫外上方较高的位置见圆形包块，而发育正常的子宫不大，两者间可见一宽束带相连。纵切时，可扫及一个宫颈。中期妊娠时，因子宫发育异常，子宫形状呈正圆形，肌层较薄，胎儿呈屈曲状，易与双子宫妊娠鉴别

纵隔子宫：分为完全性和部分性纵隔子宫。子宫大小及形态无明显异常。部分性纵隔子宫下段内膜基本正常，在子宫上段及中段呈两团子宫内膜回声，其间距离随扫查切面下行而缩小至消失。

【鉴别诊断】

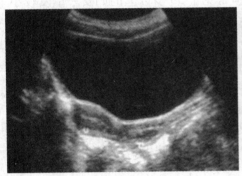

图 12-6　幼稚子宫

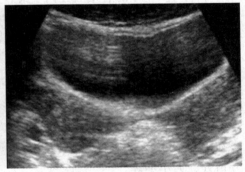

图 12-7　双子宫

生殖道发育异常种类繁多。根据声像图上典型表现，结合临床所见和妇科检查，诊断一般无甚困难。某些复杂子宫畸形可配合超声监视下检查宫腔或采用声学造影、X 线碘油造影等手段予以鉴别。不对称双子宫，尤其是始基角子宫需注意与浆膜下肌瘤鉴别。前者则多可探及中央部有内膜回声与宫腔相连通，可资鉴别。但始基角子宫中央无回腔，无内膜回声显示，易与卵巢肿瘤混淆。卵巢肿瘤多数回声不均匀，多以囊性无回声区为多见，而始基角子宫回声多较均匀，有时尚可探及同侧卵巢回声，可加以鉴别。此外，还需注意与输卵管妊娠的鉴别。三维超声和二维超声相比较，能显示子宫冠状切面，该切面能清晰显示子宫腔形态。正常情况下，子宫宫腔呈"T"字形，回声稍低；周边绕以强回声，为子宫内膜回声。三维超声（经阴道）既能显示子宫外形，又能清晰显示子宫腔形态，对先天性子宫畸形的诊断和鉴别诊断优于二维超声。对诸如双子宫、双角子宫、纵隔子宫等予以鉴别时，依据宫底是否凹陷、纵隔向内延伸的程度将三者区别开来。三维超声显示宫底向

宫腔内凹陷，有间隔向宫腔内突入，将宫腔完全分隔者为双子宫；宫底凹陷，宫腔未完全分隔为双角子宫；仅有分隔而宫底无凹陷为纵隔子宫。

六、子宫内膜息肉

子宫内膜息肉是因炎症、内分泌紊乱等因素的作用而形成，由内膜腺体及间质组成的肿块，常有蒂向宫腔内突起。任何年龄均可发生，很常见的类型的局限性的内膜肿物，凡借细长的蒂附着于子宫腔内壁的肿块，临床上都可称为子宫息肉。因此，在宫腔内的息肉样肿块，可能是有蒂的黏膜下肌瘤、子宫内膜息肉、子宫腺肌瘤样息肉和恶性息肉（癌或肉瘤）。

【临床表现】

本病可发生于青春期后任何年龄，但常见于 35 岁以上的妇女。单发较小的子宫内膜息肉常无临床症状，多发性弥漫性者常见月经过多及经期延长。大型息肉或突入颈管的息肉，易继发感染、坏死，而引起不规则出血及恶臭的血性分泌物。

【超声表现】

子宫无明显增大；宫腔线发生变形或消失；息肉表现为子宫内膜局限性增厚隆起，呈中等回声强度，基底部较窄，或有蒂与之相连。一般体积很小，多在 1cm 以下，最大可达 5cm。该回声可出现在宫腔内、宫颈管，甚至宫颈外口处，大小不等。

【鉴别诊断】

1. 黏膜下子宫肌瘤：鉴别要点一是肌瘤形状圆，息肉为水滴状；二是肌瘤回声可有衰减，息肉无衰减；三是黏膜下肌瘤至内膜基底层变形或中断，息肉则内膜基底层完整无变形。

2. 子宫内膜增生过长：内膜表现为均匀增厚，双侧内膜对称，宫腔线居中。

3. 宫内早早孕：内膜息肉内由于局部水肿坏死积液，回声发生改变时，形成类似早期妊娠囊的结构，应仔细询问病史加以鉴别。

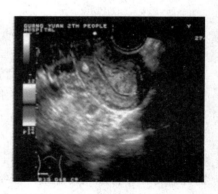

图 12-8 子宫内膜息肉

4. 子宫内膜癌：鉴别的关键是内膜普遍回声不均，彩超检查对鉴别子宫内膜息肉与内膜癌和内膜息肉恶性变有帮助，可显示癌变内膜及肌层受浸润处有丰富的彩色血流信号，并可测及异常低阻力型动脉血流频谱，阻力指数低于0.4。

七、子宫内膜增生

子宫内膜增生症是由持续或过多雌激素影响而引起的内膜变化，是内膜腺体和基质的异常增殖，分三种类型：囊腺性（即单纯性）增生，腺瘤样增生，非典型增生。囊腺性增生最常见且属于良性病变，腺瘤样增生、非典型增生常发生于绝经期妇女，二者均是子宫内膜癌的癌前病变。

【临床表现】

月经周期紊乱，或阴道不规则流血。

【超声表现】

典型的内膜增生声像图上表现为内膜均匀性增厚。一般内膜厚度达10～20mm（包括前后壁内膜），回声增强，呈椭圆形或圆形。囊性增生时，其内有大小不等暗区，多时呈蜂窝状，内膜回声与子宫肌层分界清晰。

【鉴别诊断】

1. 月经周期中分泌期内膜：正常月经周期妇女，分泌晚期内膜厚度可达6～12mm。TVS检查可清晰显示增厚内膜中间的宫腔线回声及增厚内膜回声偏高。内膜与肌层间有低回声晕。呈"三线"征等。

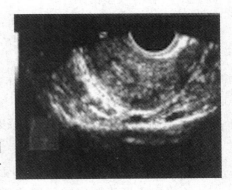

图12-9　子宫内膜增生

2. 子宫内膜增生过长，多见于长期无排卵患者。少量持续的雌激素刺激子宫内膜，致使内膜增生过长。TVS检查可显示增厚甚至可达20～40mm，呈梭状。周时监测双侧卵巢，可见多个小卵泡，或呈多囊卵巢征象。

八、葡萄胎

葡萄胎为绒毛基质微血管消失，从而绒毛基质积液，形成大小不等泡，形似葡萄，故得名。有完全性及部分性之分，大多数为完全性葡萄胎。临床诊断葡萄胎皆系指完全性葡萄胎而言；部分葡萄胎伴有胎盘组织或/及胎儿者，则冠以部分性葡萄胎。在自然流产的组织中发现40%的病人有一定的水泡样变性，但不诊断为葡萄胎。

【临床表现】

1. 闭经：因葡萄系发生于孕卵的滋养层，故多有 2～3 个月或更长时间闭经。

2. 阴道流血：为严重症状，是葡萄胎自然流产的表现。一般开始于闭经的 2～3 个月，多为断续性少量出血，但其间可有反复多次大流血，如仔细检查，有时可在出血中发现水泡状物。阴道流血显然来自子宫，除自阴道流出外，部分蓄积于子宫内；也可能一时完全蓄积于子宫内，从而闭经时间延长。

3. 子宫增大：多数患者的子宫大于相应的停经月份的妊娠子宫，不少患者即因触及下腹包块（胀大子宫或黄素囊肿）而来就诊，但也有少数子宫和停经月份符合甚或小于停经月份者。可能有两种情况：①为绒毛水泡退变呈萎缩状，停止发展，形成稽留性葡萄胎；②部分水泡状胎块已排出，使子宫体缩小，形成葡萄胎不全流产。

4. 腹痛：由于子宫迅速增大而胀痛，或宫内出血，刺激子宫收缩而疼痛，可轻可重。

5. 妊娠中毒症状：约半数患者在停经后可出现严重呕吐，较晚时可出现高血压、浮肿及蛋白尿。

6. 无胎儿可及：闭经 8 周前后，B 超监测，未发现有胎囊、胎心及胎儿。孕周、甚至 18 周仍不感有胎动，听不到胎心。B 超扫描显示雪片样影象而无胎儿影象。

7. 卵巢黄素化囊肿：往往在部分患者出现卵巢黄素化囊肿，可经双合诊发现或更易经 B 超检查发现。

8. 咯血或痰带血丝、贫血及感染，最后导致败血症。

【超声表现】

1. 子宫宫腔内充满蜂窝状、小圆形液性暗区，或因出现宫腔一侧出现片状、不规则无回声暗区或云雾状低回声区；子宫体增大，轮廓清晰，宫壁菲薄。

2. 双附件区多房性肿块，大小不一，呈分叶状，包膜清晰、菲薄，内分隔较细，呈放射状，囊内无回声区，为卵巢黄素囊肿的表现。典型的黄素囊肿并不常出现。

3. 部分性葡萄胎：宫腔内见正常的妊娠囊结构，部分胎盘绒毛呈蜂窝状改变，可见大小不等的圆形液性暗区，异常胎盘与正常结构胎盘所占比例不一定，但有一定的分界。

4. 双胎妊娠、葡萄胎与正常胎儿共存：极少见，妊娠囊内见存活胎儿，与另一完全性葡萄胎之间有较清楚的边界。

5. 子宫内血流：子宫肌壁内血流较非妊娠时丰富，子宫动脉舒张期血流增加，血流阻力下降，阻力指数 RI 在 0.40~0.50。宫腔内蜂窝状液性暗区几乎无血流信号，自宫壁有细条状血流信号延伸到宫腔内。菲薄的肌壁的血流信号与宫内蜂窝状液性暗区的极少血流信号使得子宫似被一彩环包绕。

6. 黄素囊肿血流：细条状血流信号分布与放射状的囊斑间隔上，容易记录到动脉性频谱，类似于超排卵多卵泡发育的卵巢，最大血流速度约 10cm/s，RI 在 0.40~0.50。

【鉴别诊断】

1. 流产：葡萄胎患者虽亦常表现流产现象，但其子宫往往大于同期的妊娠；且妊娠试验阳性，滴定度较高，故不难鉴别。但葡萄胎患者的子宫亦有不特别增大者或当其早期，则往往易与先兆流产混淆。然阳性妊娠试验滴定度在葡萄胎终较高于先兆流产。B 超检查即可分辨。

2. 羊水过多症：多发生在妊娠晚季期，急性羊水过多症或可发生在妊娠中季期，可出现呼吸困难，无阴道流血。而葡萄胎鲜有呼吸困难，但有反复阴道流血。B 超检查可各自查出自己的特征，不难鉴别。

3. 子宫体肌瘤合并妊娠：子宫肌瘤在孕前查出者，不难鉴别。肌瘤合并妊娠一般无阴道流血。双合诊时有可能查到肌瘤存在宫体某部分。B 超检查可以鉴别。

4. 双胎妊娠：单卵双胎并有羊水过多及先兆流产时坏蛋葡萄胎鉴别最为困难。不但临床表现二者极相似，妊娠试验滴定度亦高于正常，常导致误诊。双胎妊娠一般无阴道流血，而葡萄胎常有，超声检查可确诊。

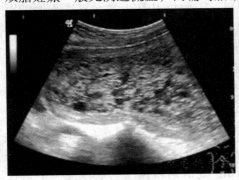

图 12-10　葡萄胎

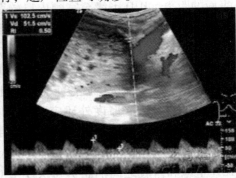

图 12-11　葡萄胎

九、宫内节育器

宫内节育器简称避孕环或节育环，缩写为 IUD，是一种安全、简便、深受广大妇女喜爱的避孕方法，优点是长效安全，一经放入可连续使用 5 年以上；可逆性强，取出节育器后又能立即恢复生育能力；对性生活无影响，不影响哺乳。但临床也有可能失败，导致带器妊娠。副作用是可能引起出血、腰酸、腹坠、感染，甚至发生移位。宫内节育器的避孕原理主要是通过引起子宫内无菌性炎症等作用达到避孕的目的。适宜于已生一孩的妇女、曾做过人工流产的妇女在月经来潮后 3~7 天放置，或人工流产及钳刮术即时、剖宫产或分娩即时；已经排除妊娠的哺乳期；产后 42 天或产后 3 个月内之间放置。

（一）正常宫内节育器

【超声表现】

1. 经腹壁进行子宫纵断和横切扫查，在 IUD 的材质和形状不同，子宫位置不同，以及扫查时超声与 IUD 所形成的角度不同，可显示出不同的回声图像。宫内节育器的声像图共同特征是：节育器均显示强回声。含金属的 IUD 回声最强，周围有声晕，在节育器强回声的后方伴有慧星尾征并拖有声影。如带铜 T 型 IUD 超声影像为：纵断面宫腔内显示直线状强回声，节育器纵臂持 4~5 个串珠状或链条状强回声短条，伴有光晕和后方成片声影。

2. 宫内节育器的超声定位：IUD 正常位置在子宫腔的中央，上缘位于宫腔底部。IUD 确定位置在纵断扫查下进行。定位方法有测量 IUD 上缘与宫底表面的距离，IUD 下缘至宫颈内口的距离。①测量 IUD 上缘至宫底表面的距离：正常宫底肌壁厚度约为 1.2cm，当 IUD 上缘位于宫腔底部时，超声显像 IUD 的上缘距宫底表面浆膜层（宫底外缘）之间的距离为 1.2~2.0cm，表示节育器的位置正常。有的医生把 IUD 顶端置入距宫底外缘距离 ≤1.4cm 的区域内，认为更可能减少脱落。子宫底肌肉的厚度有一定的个体差异。为准确起见，除注意子宫底厚度外还应测量宫体前后壁厚度，再按如下方式计算，预测子宫底肌肉的厚度：子宫前壁厚度 + 子宫后壁厚度 ×4/3÷2 = 子宫底肌壁的厚度。对少数子宫偏大（子宫长短大小 7.0cm）的妇女，因子宫底层较厚，IUD 上缘和宫底之间的距离可大于 2.0cm，此时需根据子宫底厚度、子宫长度，IUD 下缘与宫颈内口的距离等综合分析做出判断，必要时需定期随访观察才能做出确切结论。如 IUD 上缘到宫底表面的距离小于或等于预测值，表示 IUD 位置正常；反之提示 IUD 低置。但因测量方法较为复杂，准确测量子宫前、后壁厚度尚需一定经验，故普查时较少采用。② 测量 IUD 下缘至宫颈内口的距离：测量 IUD 下缘与宫颈内口之间的距离，应结合节育器种类型号，

IUD 纵臂的长度和子宫内的位置，方能较准确地评价 IUD 在 III 度后位子宫内的位置。圆形 IUD 的下缘到宫颈内口间的距离平均为（2.3 + 0.3cm），圆形 IUD 下缘距宫颈内口小于 2cm，应视为下移。目前这两种方法中常采用前一种方法。

【鉴别诊断】

IUD 声应与宫内其他强回声进行鉴别：当宫腔内有胎儿或胎盘残留肌化、子宫肌瘤环形钙化、子宫内膜增生或子宫内膜慢性炎症、瘢痕质地较致密时都可出现强回声，甚至伴有声影，偶有误诊为 IUD 回声。卵巢某些肿瘤的内部也可显示强回声区，不应将卵巢当成子宫，将内部强回声当成 IUD。肠道及阴道内的气体也呈强回声，当膀胱充盈不足时也易与 IUD 混淆。

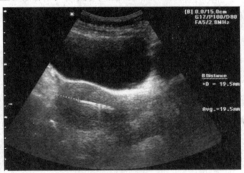

图 12-12   宫内节育器

第二节   卵巢囊性肿瘤

一、非赘生性卵巢囊肿

非赘生性卵巢囊肿亦为常见的卵巢疾病，并非为卵巢肿瘤，而是一特殊性囊性结构。可来自卵巢的卵泡或黄体（月经期、妊娠期及滋养细胞瘤），是一种潴留性囊肿，多能自行消失。包括有卵泡囊肿、黄体囊肿、黄素化囊肿、多囊性卵巢等。前三种潴留性囊肿为功能性。其中滤泡囊肿和卵泡膜黄素囊肿多无临床症状；黄体囊肿常有持续或不规则阴道流血，月经周期延长。这三种囊肿均多发生于生育期。

【临床表现】

1. 卵泡囊肿：多数病人无临床症状，少数可有月经过多或月经过频，囊肿达 5 ~ 6cm 时可有下腹部坠胀或不适感。偶并发囊肿破裂或蒂扭转时可引起下腹部剧痛，甚或休克等。

2. 黄体囊肿：常有持续或不规则阴道流血，或月经周期延长。若囊肿破裂可出现腹痛及阴道流血。黄体囊肿可发生于妊娠早期，一般至妊娠 3 ~ 4 个月便缩小或消失。

3. 卵泡膜黄素囊肿：多发生在生育年龄，常有妊娠、葡萄胎、绒癌或应用促性腺激素（克罗米芬）诱发排卵的病史。除葡萄胎或绒毛膜癌症状外，一般无明显症状，少数病人可感下腹沉重，下坠或隐痛，偶可发生蒂扭转或破裂引起下腹剧痛及休克等。

【超声表现】

1. 卵泡囊肿：卵泡成熟后，移向卵巢边缘，成熟的卵泡长大至 1.8 ~ 2.5cm，可以排卵。如果卵泡成熟后不破裂或闭锁，卵巢持续增大，使卵泡腔液体潴留就会形成卵泡囊肿。多发生在生育期。卵泡囊肿外观如水泡，突出于卵巢表面，常为单发性，囊壁光滑，壁薄透明，内充满清亮的黄色液体。一般大小为 1 ~ 3cm 直径，偶可达 5 ~ 6cm。此种囊肿大多数无临床症状，逐渐自然吸收。偶有持续分泌雌激素引起宫内膜增生，使子宫不正常出血。超声图像可见附件区有一薄壁的小囊肿，单侧性最大很少超过 5cm 直径，内含清亮液。囊肿增大时，可有患侧不适感或发生扭转甚至破裂而引起内出血急腹症，此时不易与异位妊娠（也称宫外孕）区别。

2. 黄体囊肿：黄体囊肿最为常见，在月经周期及妊娠期均可见到。正常黄体囊肿开始时直径仅 1.2 ~ 1.7cm，以后逐渐消失。妊娠早期黄体继续增大而形成妊娠黄体囊肿，直径可达 3cm 大小，个别可增至 10cm 直径，声像图同上，早孕期过后，逐渐消退。

3. 黄素化囊肿：此为滋养细胞疾患合并的一种特殊卵巢囊肿。由大量绒毛膜促性腺激素刺激引起，常为双侧性、多囊性，分隔，表面凹凸不平，壁薄，内含清亮液体，大小差异悬殊。

【鉴别诊断】

1. 非赘生性囊肿之间的鉴别：滤泡囊肿和黄体囊肿一般 <5cm，多为单发，临床很难鉴别。前者多无临床症状，少数可有月经过多、过频表现。囊肿多在 4 ~ 6 周自行消退；而黄体囊肿表现为月经淋漓不断或月经周期延长，可发生于妊娠早期，一般至妊娠 3 ~ 4 个月便缩小或消失；卵泡膜黄素囊肿多见于双侧，囊肿通常 >6cm 以上，多在葡萄胎或绒癌或双胎妊娠后发现，亦有发生在应用促性腺激素治疗后，常在原有葡萄胎、绒癌治愈后或分娩后逐渐自行消退；多囊卵巢综合征多表现为双侧卵巢增大，但临床具有月经不规律，月经稀少，继发闭经、不孕、多毛、肥胖等症状，不难鉴别。妇科检查前三种囊肿囊壁薄，而多囊卵巢综合征增大的卵巢包膜厚，较坚硬。

2. 输卵管积水：本病为输卵管慢性炎症的一种表现，临床常见下腹部不适，隐痛，腰骶部疼痛，下坠感，劳累后加重，可伴有月经失调，不孕，妇科检查在附件区触及长圆形肿物，活动受限，多为双侧。

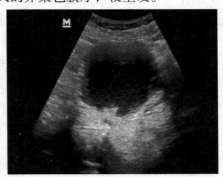

3. 卵巢囊肿：临床多无症状，易和非赘生性囊肿相混淆，但本病囊肿一般直径 >5cm，多为一侧，而且定期检查时囊肿不能自行消退，反而逐渐增大。

图 12-13　左卵巢黄体囊肿

二、多囊卵巢综合征

多囊卵巢综合征少见，其临床表现及病理改变极其复杂，两侧卵巢均匀增大，比正常可大 1~4 倍，外观珍珠样白色，有光泽，包膜紧张、光滑、增厚，触之有张力、囊性感。双侧卵巢增大可不一致，亦有不增大者。切面：包膜一致性增厚，膜下有许多小囊肿，多少不等，多者排列成行可达数十个。囊肿大小不等，一般不超过1cm。囊肿内面光滑，腔内含清亮液。子宫较小。

【临床表现】

1. 月经失调：临床最为常见。主要表现为月经稀少，月经过少，甚至闭经，亦有表现为无排卵型功能失调性子宫出血，量或多或少，周期或不规则。此外，尚有稀发的有排卵月经或黄体功能不足者。

2. 不孕：多为原发性不孕症，它常是患者就诊的原因。

3. 多毛：约半数患者有此表现，多在青春期前后发生，其毛发分布有男性化倾向，多见于上唇上面，乳头旁，腹中线，肛门周围及四肢等。

4. 肥胖：仅见于部分患者。

【超声表现】

1. 双侧卵巢呈均匀性增大，单侧面积 >5.5cm^2，轮廓清晰，包膜回声增强。

2. 卵巢切面内可见数个大小不等的圆形无回声区，多数小于 5mm，其数目多在 10 个以上。

3. 经阴道超声检查可见卵巢髓质回声异常：①髓质面积增大，占据卵巢的主要部分，卵泡被挤向卵巢周边；②髓质回声明显增强，与卵泡形成明显对比；③卵泡之间明显增强的髓质，似卵泡壁增厚，卵巢呈蜂窝状改变；④有时可见有陶氏腔和结肠旁沟少量积液所致的无回声区。

4. 彩色多普勒超声能直观地显示卵巢内血流，表现为髓质内血流显示率高，血流阻力小，流速增加，子宫动脉的阻力亦增强。

【鉴别诊断】

1. 卵泡膜细胞增殖症：临床表现为肥胖，月经稀少或闭经，多毛，音调低沉，额颞部秃发等男性化症状，极少数出现月经过多或绝经后出血，本病男性化症状比多囊卵巢综合征严重，常发生于绝经后。克罗米芬促排卵对本病无效，而对多囊卵巢综合征的成功率可达80%以上。以此进行鉴别。确诊则靠卵巢活检。

2. 卵巢男性化肿瘤：临床可见类似多囊卵巢综合征的症状，但本病肿瘤一般为单侧性、实质性肿瘤，进行性增大，增大的速度较快，血睾酮浓度较高，通常高出 3 倍，而雄烯二酮与脱氢表雄酮增加较少，腹腔镜检查可以鉴别，经地塞米松抑制试验可以区别雄激素的产生来自卵巢还是肾上腺皮质。

3. 肾上腺皮质增生或肿瘤：多囊卵巢综合征患者，ACTH 兴奋试验反应正常，地塞米松抑制试验、17 酮、17 羟均较基数低，加用 HCG 后，17 酮升高，但 17 羟不升高。肾上腺皮质增生患者则相反，促肾上腺皮质激素 ACTH 兴奋试验反应亢进，17 酮、17 羟明显增加，地塞米松抑制试验有反应，加用 hCG 后，17 酮、17 羟不回升。肾上腺皮质肿瘤患者，ACTH 兴奋试验、地塞米松抑制试验均无反应。

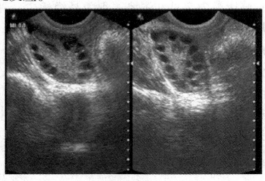

图 12-14　多囊卵巢综合征

三、卵巢子宫内膜异位症

正常情况下，子宫内膜生长在子宫腔内，受体内女性激素的影响，每月脱落一次，形成月经。如果月经期脱落的子宫内膜碎片，随经血逆流经输卵管进入盆腔，种植在卵巢表面或盆腔其他部位，形成异位囊肿，这种异位的子宫内膜也受性激素的影响，随同月经周期反复脱落出血，如病变发生在卵巢上，每次月经期局部都有出血，使卵巢增大，形成内含陈旧性积血的囊肿，这种陈旧性血呈褐色，黏稠如糊状，似巧克力，故又称"巧克力囊肿"，故又称它为"卵巢子宫内膜异位症"。这种囊肿可以逐渐增大，有时会在经期或经后发生破裂，但很少发生恶变。

【临床表现】

（1）痛经为主要症状，为继发性且逐年加重，但也有少数病人无明显的痛经。异位的子宫内膜受卵巢激素的作用，与正常子宫内膜有同样的周期性变化，月经后半期，异位的内膜高度增厚充血，子宫内膜异位瘤内压力逐渐增加，行经时经血聚积囊内，使囊壁承受的压力骤然增加而引起疼痛。因此，子宫内膜异位症痛经的特点多从月经前甚至周期后半期开始，持续整个月经期至月经后数日消失。疼痛部位多在下腹正中，或偏于一侧，病变侵及子宫直肠。月经过多，月经血量多，也是临床常见症状之一，一般月经周期规律表现为经血过多或带经日久。

（2）性交痛：子宫直肠窝阴道后穹隆，宫骶韧带等部位的子宫内膜异位症均可发生性交痛，而且常于月经前较为明显。

（3）不孕：约 30%～70% 的子宫内膜异位症患者伴有不孕症，在原因不明的不孕症患者中约 70%～80% 的患者伴有子宫内膜异位症，患者常因盆腔器官粘连，使输卵管蠕动受阻或输卵管堵塞等机械因素导致不孕，亦可能为卵巢功能不全，自身免疫反应增强，前列腺素增加，泌乳素增高等因素有关。

（4）卵巢子宫内膜囊肿，囊壁较脆缺乏弹性，经血逐渐聚积，囊内压力不断增高，内容物可自囊壁的薄弱部位溃破，溢入腹腔刺激腹膜，引起腹膜炎，出现急腹症。

【超声表现】

囊性肿块，边界清晰或不清。如囊肿周围粘连重，则边界不清；如囊肿与子宫或周围组织粘连少，则边界清晰。囊肿多为中等大小，囊肿内可见颗粒状细小回声，是囊液黏稠表现。有时因陈旧性血块浓缩机化而出现较密集的粗光点图像，呈混合性肿块状。肿块常位于子宫后侧，可见囊肿子宫伴随症。囊肿自发破裂时，声像图示后凹陷，囊肿较前缩小。

【鉴别诊断】

1. 盆腔囊肿：临床表现为发热、下腹疼痛，血液化验白细胞增高。声像图特点：在一侧或双侧附件区见到囊实性包块，其形态不规则，包块壁增厚，内部呈低回声改变，液化区域可出现无回声混有细点状中等水平回声。

2. 卵巢恶性肿瘤：当卵巢肿瘤发生盆腔转移后，其体征与卵巢"巧克力"囊肿相似，但疼痛与月经无关，声像图显示肿块体积增大，形态不规则，内部回声明显不均，低回声、强回声区可见在肿物内同时出现。CDFI 血流丰富，盆腔或腹腔内可见到腹水。

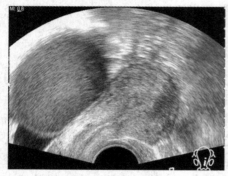 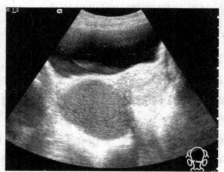

图 12-15　经阴道超声显示的巧克力囊肿　　　图 12-16　经腹部超声显示的巧克力囊肿

四、卵巢畸胎瘤

卵巢畸胎瘤是一种卵巢生殖细胞肿瘤，肿瘤中包含有毛发、牙齿、骨骼和油脂。发病原因尚不清楚，因为多数发生在卵母细胞成熟分裂之前，估计可能是第一次成熟分裂失败所致。

【临床表现】

由于卵巢畸胎瘤的中心常常偏于一侧，位置较高，很容易发生扭转，如不及时处理，肿块很容易发生软化，张力增加，引起囊肿破裂，内容物流入腹腔，引起严重的腹膜炎，继而导致感染和中毒性休克，若引起不可逆性休克，后果将不堪设想，可能会有生命危险。

【超声表现】

（1）成熟型畸胎瘤多数边界清晰，包膜、轮廓完整、光滑。

（2）瘤内油脂祥物质呈现均质、密集细小光点，部分或完全布满囊腔。

（3）油脂与粘液、浆液同在一个囊腔时，则可见一回声增强的水平，称液脂面。

（4）有毛发时可见球形或半球形光团，伴声影或声衰减。液内的毛发光团有浮动感。

（5）骨、牙齿和软骨呈条片状强回声，伴声影或声衰减。

（6）实质性部分呈现不均质性实性肿块，有弥漫分布的中等回声或强回声。

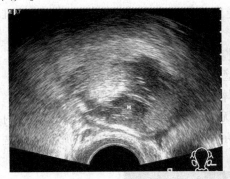 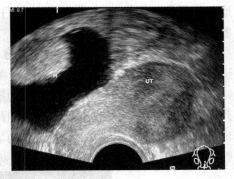

图 12-17　畸胎瘤　　　　　　　　　图 12-18　畸胎瘤

五、卵巢囊腺瘤（癌）

卵巢上皮性肿瘤为最常见的卵巢肿瘤，占原发性卵巢肿瘤的 50% ~ 70%，占卵巢恶性肿瘤的 85% ~ 90%。多见于中老年妇女，很少发生在青春期和婴幼儿。肿瘤来源于卵巢表面的生发上皮，生发上皮来自原始体腔上皮，具有分化为各种上皮的潜能，向输卵管上皮分化形成浆液性肿瘤；向宫颈黏膜分化形成黏液性肿瘤；向子宫内膜分化形成子宫内膜样肿瘤。卵巢上皮性肿瘤分为良性、交界性和恶性。交界性肿瘤是一种低度恶性潜能肿瘤，上皮细胞增生活跃、细胞层次增加、核异型及核分裂象增加，但无间质浸润。

【临床表现】

生长缓慢、转移率低、复发迟。

【超声表现】

1. 单纯性浆液性囊腺瘤：声像图表现为盆腔内薄壁无回声区，大小多数为 5 ~ 10cm，也有大者。内壁光滑。具有典型的囊肿特征。有的其内可见极薄的膜状高回声分隔。

2. 乳头状浆液性囊腺瘤：声像图表现为囊壁内可见小的乳头状高回声突起，单个或多数，有的表现为囊壁或隔，薄厚不均匀，内壁不光滑，粗糙。有时误认为恶性。彩色多普勒分隔上及乳头血流信号稀少。

3. 浆液性囊腺癌：声像图表现为囊壁较厚，呈多房，或可见乳头状不规则高回声团，内壁可见一层较厚的实性肿块，呈衬里状改变，有时实性肿块可塞满囊腔，可见囊壁破坏并向外生长，彩色多普勒分隔上及乳头状团块内可见丰富血流信号。晚期可见腹水回声。双侧卵巢也可能发生病变。

4. 黏液性囊腺瘤：声像图表现为单纯性黏液囊腺瘤类似单纯性浆液囊腺瘤，但是囊壁较厚。除非内部有蛋白凝聚物形成的均匀性团块，否则较难鉴别。

5. 多分隔型黏液性囊腺瘤：声像图表现为盆腔内大小不等的无回声区，壁薄光滑，其内呈多房状，透声差。囊壁及分隔上可有网状血流信号。

6. 黏液性囊腺癌：声像图表现为瘤体较大，呈多房性囊肿，房小而密集。其内可见一支较粗大的高回声带，伸出无数条分支呈放射状改变，或囊肿内出现乳头状实性回声团。彩色多普勒显示分隔或团块内丰富的血流信号。盆腔内常见腹水形成的不规则无回声区。

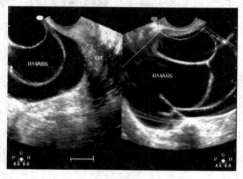

图 12-19 右侧卵巢囊腺瘤

第三节 卵巢实质性肿瘤

一、卵巢纤维瘤

卵巢纤维瘤来源于原始性腺中的性索及间质组织的卵巢性索间质肿瘤，占卵巢肿瘤的 2% ~ 55%，多见于中年女性，单侧为多。肿瘤常伴发腹水或胸水，称梅格斯综合征。

【临床表现】

见于更年期妇女，可伴有腹痛、盆腔包块等症状，约 1/3 患者可有腹水，少数合并胸水。

【超声表现】

声像图上为圆形或椭圆形实性肿块，边界及轮廓清晰，无包膜回声，内部回声似肌瘤，为不均质实性高回声。彩超可在肿块的近场见少许血流信号，可记录到中等阻力动脉频谱，肿块后部分常因伴有声衰减，常无血流显示。

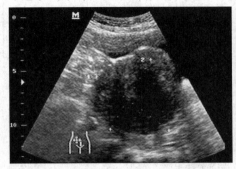

图 12-20　卵巢纤维瘤

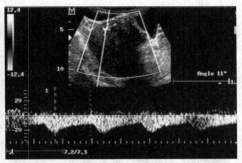

图 12-21　卵巢纤维瘤

二、卵巢癌

卵巢癌是卵巢肿瘤的一种恶性肿瘤，是指生长在卵巢上的恶性肿瘤，其中 90% ~95% 为卵巢原发性的癌，另外 5% ~10% 为其他部位原发的癌转移到卵巢。由于卵巢癌早期缺少症状，即使有症状也不特异，筛查的作用又有限，因此早期诊断比较困难，就诊时 60% ~70% 已为晚期，而晚期病例又疗效不佳。因此，虽然卵巢癌的发病率低于宫颈癌和子宫内膜癌居妇科恶性肿瘤的第三位，但死亡率却超过宫颈癌及子宫内膜癌之和，高居妇科癌症首位，是严重威胁妇女健康的最大疾患。

【临床表现】

最初常无症状，部分病人无意中摸到下腹部包块或妇科检查时偶然发现。可常感下腹部不适，一般无明显腹痛。当出现并发症如蒂扭转、破裂、感染时可出现下腹部疼痛。部分病人可出现月经失调或闭经。如肿瘤嵌顿于盆腔，可引起尿频、便秘。巨大卵巢肿瘤压迫膈肌或有胸腹水时可出现呼吸困难、心悸。如为恶性肿瘤，病人常出现食欲不振、消化不良等消化道症状，有腹水时可出现腹胀，部分病人因此会到消化内科就诊。另外随着肿瘤的增大和出现腹水，有些病人可感腰围增大，甚至自认为是肥胖而减肥。卵巢癌晚期可出现乏力、消瘦、贫血等表现。

卵巢肿瘤良恶性声像图鉴别见表 12-1。

表 12 - 1　卵巢肿瘤良恶性超声声像图鉴别

	良性卵巢肿瘤	恶性卵巢肿瘤
囊实性	绝大多数为囊性	混合性或实性
肿瘤壁	壁薄、清楚、整齐	壁厚薄不均、不清晰、凹凸不平、不规则
腹水	无腹水（少数例外）	多数伴腹水
内部回声	较单纯，囊内分隔薄而均匀，多为无回声区，内壁光滑，或有小乳头	肿瘤内回声复杂，奇形怪状，有实性、混合性和囊区，分隔厚薄不均，大实块，多发乳头，多房状，多隔，多种多样回声

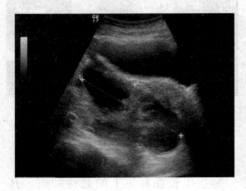

图 12-22　卵巢癌

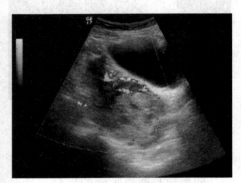

图 12-23　卵巢癌

第四节　盆腔脓肿

盆腔处于腹腔最低部位，腹腔内炎症渗出物或脓液易流入其间，而形成盆腔脓肿。因盆腔腹膜面积较小，吸收毒素也较少，故全身中毒症状较轻而局部症状则相对明显。其治疗效果好。

【临床表现】

1. 急性腹膜炎经治疗体温又复升高、脉快。

2. 下腹部坠胀不适或钝痛，大便次数增多、黏液便及里急后重等直肠刺激症状。

3. 可有尿频、尿急、尿痛等膀胱刺激症状。

4. 下腹有压痛，直肠指检括约肌松弛，直肠前壁饱满，触痛，有波动感。

【超声表现】

单纯卵巢及输卵管炎超声诊断困难。卵巢输卵管炎形成脓肿，声像图可见不均质回声团块。急性期病灶边界模糊，脓肿形成期可见病灶边界清楚，液性暗区中见点状中等回声。

【鉴别诊断】

卵巢输卵管的急性非特异性炎症需与急性阑尾炎及异位妊娠鉴别。转移性右下腹痛是急性阑尾炎的典型临床表现；90% 以上的异位妊娠患者会出现一侧下腹部隐痛、坠痛，或突发性下腹部撕裂性疼痛，如同时有停经史及阴道不规则出血应除外异位妊娠。卵巢结核常伴有腹水及 CA125 升高，需与肿瘤鉴别。

第五节　输卵管积水

输卵管积水是由于为输卵管炎后黏膜细胞的分泌液积存于管腔内，或因粘连闭锁形成输卵管积脓，当管腔内的脓细胞被吸收后，最终成为水样液体，也有的液体被吸收剩下一个空壳，当做造影时显示出积水影。输卵管积水常因分娩或流产时由细菌感染引起，或不洁性交、盆腔感染等原因。细菌经阴道、宫颈、宫腔进入输卵管，通常是双侧输卵管同时感染，但往往是一侧输卵管病变重，导致输卵管壁粘连、充血、水肿而阻塞，输卵管阻塞增粗、变硬，管腔粘连、狭窄，甚至与周围组织粘连，影响输卵管拾卵输送精子卵子，导致精子与卵子不能够结合，最终导致不孕症。

【临床表现】

输卵管阻塞导致积水，大都有输卵管炎症表现，如小腹一侧或两侧疼痛、下坠、分泌物多，月经来潮时血量增多、腰痛等。有部分病人可无明显的临床症状。当输卵管积脓变为浆液性积水被机体吸收后，往往炎症已痊愈而无腹痛症状。输卵管积水常有间断性阴道排液伴不孕。

【超声表现】

某些输卵管积水可以在超声上显示出来，但是超声只能提示有液性暗区而不能最终确诊是否有积水，多在验证的急性期显示出来，超声示子宫一侧或者双侧出现不规则液性暗区，呈腊肠状，管内可见异常回声等。

【鉴别诊断】

1. 陈旧性宫外孕：常有下腹疼痛及出血等症状，声像图显示子宫饱满或略增大，因子宫内膜呈"蜕膜"样变而增厚，回声增强，子宫的一侧可见低回声区，边缘欠清晰，其中心部偶可见胎囊结构，化验血 HCG 水平增高。

2. 还需要与卵巢囊肿蒂扭转相鉴别。

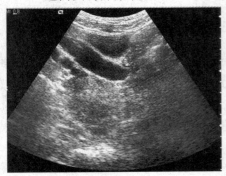
图 12-24 输卵管积水

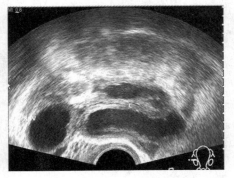
图 12-25　输卵管积水

第十三章　产　科

第一节　异常妊娠

一、异位妊娠

异位妊娠指受精卵着床于正常子宫体腔以外的任何部位，它包括输卵管妊娠、卵巢妊娠、宫颈妊娠、宫角妊娠、残角妊娠、腹腔妊娠及剖宫产瘢痕部位妊娠等，是临床上妇产科常见的急腹症之一。其中，最常见的类型是输卵管妊娠，占异位妊娠的95%左右。特殊部位的异位妊娠是由于受精卵在盆腔某些特殊部位着床发育所致，包括宫颈、腹腔、宫角、残角子宫、子宫下段瘢痕等部位的异位妊娠。其发生率约为4.85% ~ 10.11%。输卵管妊娠是异位妊娠中最常见的类型，是孕卵在输卵管的某一部位着床、发育，以输卵管壶腹部最多见，其次为峡部、伞端、间质部少见。

【临床表现】

输卵管妊娠的临床表现与受精卵着床部位、有无流产或破裂、腹腔内出血的多少及时间长短等有关。

【超声表现】

1. 未破裂型：子宫正常或轻度增大，内膜回声增粗、增强，但宫内无妊娠囊回声，或见宫腔中央部因内膜蜕膜反应所致的假性孕囊光环，即蜕膜管型；于子宫的一侧或宫底上方显示完整的非均质团块，偶可见其中妊娠囊无回声区及囊内胚芽回声和胎心搏动，尤其TVS检查时更易显示；腹腔内无游离液性暗区。

2. 破裂流产型：子宫声像图表现与破裂型相同。子宫周围及附近区呈不规则的非均质性团块图像，内可见不规则无回声区，团块边缘不清晰；陶氏腔及腹腔见不规则的无回声区。

3. 陈旧型：部分宫外孕患者因出血量少或间断地小量出血，使之临床表现不明显，而未被及时诊断或彻底治疗。腹腔内血液逐渐凝固机化，形成盆腔肿块。声像图上主要表现为子宫后方不规则肿块，呈"盆弧形"，边界清晰，肿块内回声多为混合性型；子宫大小多正常，且内膜无增厚征象；腹腔内亦无游离液性暗区。

4. 宫内宫外型：即宫内宫外分别同时有妊娠者，此型极为罕见。声像图上显示子宫增大，宫腔内见完整妊娠囊无回声区及其内胚胎回声、胎心、胎动等；附近区则可未破裂型或流产破裂型征象。

5. 腹腔内异妊：如前所述，继发于宫外孕流产破裂之后，声像图上显示与胎儿分离的子宫图像；胎儿与膀胱之间无宫壁回声；胎儿紧密靠近母体腹壁；宫外胎盘组织回声。

【鉴别诊断】

1. 宫内妊娠流产：若胚胎存活，超声检查宫内可见胎心搏动易于与宫外孕鉴别。若完全流产，宫内已无妊娠囊，显示时则难以区分。但观察宫外有无肿块存在，多数能与宫内妊娠流产做出鉴别。

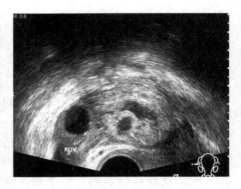

图13-1 宫外孕

2. 黄体破裂：无闭经史，妊娠试验阴性，腹痛多发生在月经之前，一般无阴道出血，声像图上表现为盆腔不规则混合性肿块。以液性暗区为主。但有时单凭声像图改变难以做出区别。

3. 附近区炎性肿块：部分卵巢囊性肿块蒂扭转时有急腹痛，声像图于盆腔内可见边界较清的囊性肿块，子宫无增大，陶氏腔可有少许液性暗区，结合临床病史一般不难鉴别。

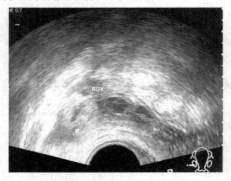

图13-2 宫外孕

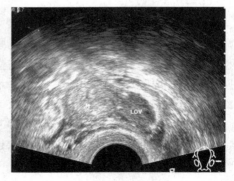

图13-3 宫外孕

二、流产

凡妊娠不到 20 周，胎儿体重不足 500g，而中止者称流产。其中发生在妊娠 12 周以前者称早期流产；发生在妊娠 12 周以后者称为晚期流产。流产依其不同的临床过程，可分为先兆流产、难免流产、过期流产。

（一）先兆流产

停经后出现阴道少量出血，所有妊娠中约 1/4 的妊娠早期可发生阴道流血，其中约 50% 的流血病例将发展为自然流产。

【临床表现】

停经后出现阴道少量出血，有轻微阵发性宫缩。子宫颈口未扩张，子宫大小与停经月数相符。患者伴有轻微下腹痛及下坠感，早孕反应仍然存在，尿妊娠试验阳性。

【超声表现】

1. 子宫腔内仍可显示妊娠囊，形态完整，一定的孕周应该具相应大小的妊娠囊，妊娠囊增长率约为 1.2mm/d。先兆流产时，妊娠囊的增长仍然正常。

2. 胚胎回声内可见一小的管状暗区，具有节律性搏动，此即胎心的搏动。提示预后良好，见到胎心者，自然流产的发生率从 40% ~ 50% 下降至 1.3% ~2.6%。若胎心搏动缓慢，可能与预后不良有关。

3. 卵黄囊的存在提示胚胎组织存活，在声像图中显示为一小而圆的囊性结构，卵黄囊在正常妊娠 5 ~ 6 周出现，卵黄囊的出现虽不像胎心出现那样预示良好的妊娠结果，但卵黄囊显示者约 60% 为正常妊娠。卵黄囊太大或异常，往往也与不良的妊娠结果有关。其直径小于 1cm。在 7 ~ 11 孕周间超声可以显示，此后卵黄囊萎缩。

4.8 孕周后，胚胎可显示小的肢体及其运动，不具有节律性。

5. 子宫腔可见低回声区，其形态不一，范围大小与出血量的多少有关。

6. 经阴道超声检查：由于探头与子宫距离较经腹壁法检查为近，能更好地显示妊娠囊胚胎、卵黄囊等宫内结构等。彩色多普勒超声可显示胚胎心血管内血流色彩及频谱。

（二）难免流产

难免流产由先兆流产发展而来，继续妊娠已不可能。

【临床表现】

阴道出血量增多或有血块，超过正常月经量。妊娠试验多阴性，甚至有羊水流出或胎膜膨出于宫口。

【超声表现】

1. 子宫内妊娠囊变形、皱缩、边缘缺落。文献报道仍有一部分（约 1/4 ~1/2）难免流产的妊娠中仍有所增长，一般在妊娠囊大于 20mm 而未见卵黄囊是孕卵枯萎的标志，属难免流产。

2. 妊娠囊内胎心搏动消失，胚胎肢体活动消失。

3. 妊娠囊位置可下移，移向子宫内口方向。

4. 经阴道超声检查法能清晰显示变形、皱缩的妊娠囊，其位置移近子宫内口。多普勒检测无心管搏动的频谱及彩色血流，示胚已不存活。

【鉴别诊断】

难免流产时的 β – HCG 和妊娠囊大小关系：正常妊娠开始至妊娠 8 周，血中 β – HCG 随妊娠囊的增长而上升。但孕 8 周后妊娠囊继续增长而 β – HCG 达平坦期。然而难免流产的鉴别，在末次月经不明确的病例，是临床上较棘手的问题，观察 β – HCG 的动态变化，有助于鉴别诊断。β – HCG 小 15 ~ 20ng/ml 提示预后不良。

（三）过期流产

过期流产又称稽留流产，系指胚胎死亡达 2 个月以上尚未自然排出。孕妇多有先兆流产经过。此后子宫不再长大或反渐缩小，妊娠反应消失，有时可有反复性阴道出血，其出血量时多时少，尿妊娠试验阴性。

【临床表现】

1. 有停经史，妊娠早期可能有妊娠反应史，甚至有先兆流产史，但随胚胎的死亡，妊娠初期的怀孕征象逐渐消退，如恶心消失、乳房缩小等。

2. 增大的子宫停止增长，子宫颈口闭合，子宫小于停经月份，且不如妊娠时柔软。

3. 阴道流血：在妊娠 3 个月内患者开始是绒毛和蜕膜分离、血窦开放，也就是开始出血，当胚胎全部剥离排出，子宫强力收缩，血窦关闭，出血也就停止了。

4. 出现腹痛的症状：早期流产开始流血后发生持续性下腹疼痛。晚期流产是在阴道流血前就会发生腹痛。

5. 流出血液的颜色：流产开始的时候血液是鲜红色的，时间久了就会变为暗红色或者褐色。异位妊娠通常是出血量少并且颜色呈现出淡红或者褐色，葡萄胎常常显示为暗红色。

【超声表现】

1. 子宫大小较同孕龄为小。

2. 子宫内显示枯萎的妊娠囊，其间无正常的胚胎结构，更不能观察到表示胚胎存活的胎心搏动与胎儿肢体活动。

3. 子宫内大小不等散在的液性暗区，或可显示沿胎盘边缘包绕的液性暗区。

4. 多普勒超声，宫区内无存活胚胎的心管搏动血流色彩及频谱。

第二节 滋养细胞疾病

一、葡萄胎

葡萄胎为绒毛基质微血管消失，从而绒毛基质积液，形成大小不等的泡，形似葡萄，故得名。有完全性及部分性之分，大多数为完全性葡萄胎。临床诊断葡萄胎皆系指完全性葡萄胎而言；部分葡萄胎伴有胎盘组织或/及胎儿者，则冠以部分性葡萄胎。在自然流产的组织中发现 40% 的病人有一定的水泡样变性，但不诊断为葡萄胎。

【临床表现】

1. 闭经：因葡萄系发生于孕卵的滋养层，故多有 2~3 个月或更长时间闭经。

2. 阴道流血：为严重症状，是葡萄胎自然流产的表现。一般开始于闭经的 2~3 个月，多为断续性少量出血，但其间可有反复多次大流血，如仔细检查，有时可在出血中发现水泡状物。阴道流血显然来自子宫，除自阴道流出外，部分蓄积于子宫内；也可能一时完全蓄积于子宫内，从而闭经时间延长。

3. 子宫增大：多数患者的子宫大于相应的停经月份的妊娠子宫，不少患者即因触及下腹包块（胀大子宫或黄素囊肿）而来就诊，但也有少数子宫和停经月份符合甚或小于停经月份者。可能有两种情况：①为绒毛水泡退变呈萎缩状，停止发展，形成稽留性葡萄胎；②部分水泡状胎块已排出，使子宫体缩小，形成葡萄胎不全流产。

4. 腹痛：由于子宫迅速增大而胀痛，或宫内出血，刺激子宫收缩而疼痛，可轻可重。

5. 妊娠中毒症状：约半数患者在停经后可出现严重呕吐，较晚时可出现高血压、浮肿及蛋白尿。

6. 无胎儿可及：闭经 8 周前后，B 超监测，未发现有胎囊、胎心及胎儿。感不到胎动，听不到胎心。B 超扫描显示雪片样影像而无胎儿影像。

7. 卵巢黄素化囊肿：往往在部分患者出现卵巢黄素化囊肿，可经双合诊发现或更易经 B 超检查发现。

8. 咯血或痰带血丝、贫血及感染，最后导致败血症。

【超声表现】

1. 子宫宫腔内充满蜂窝状、小圆形液性暗区，或因出现宫腔一侧出现片状、不规则无回声暗区或云雾状低回声区；子宫体增大，轮廓清晰，宫壁菲薄。

2. 双附件区多房性肿块，大小不一，呈分叶状，包膜清晰、菲薄，内分隔较细，呈放射状，囊内无回声区，为卵巢黄素囊肿的表现。典型的黄素囊肿并不常出现。

3. 部分性葡萄胎：宫腔内见正常的妊娠囊结构，部分胎盘绒毛呈蜂窝状改变，可见大小不等的圆形液性暗区，异常胎盘与正常结构胎盘所占比例不一定，但有一定的分界。

4. 双胎妊娠、葡萄胎与正常胎儿共存：极少见，妊娠囊内见存活胎儿，与另一完全性葡萄胎之间有较清楚的边界。

5. 子宫内血流：子宫肌壁内血流较非妊娠时丰富，子宫动脉舒张期血流增加，血流阻力下降，阻力指数 RI 在 0.40～0.50。宫腔内蜂窝状液性暗区几乎无血流信号，自宫壁有细条状血流信号延伸到宫腔内。菲薄的肌壁的血流信号与宫内蜂窝状液性暗区的极少血流信号使得子宫似被一彩环包绕。

6. 黄素囊肿血流：细条状血流信号分布于放射状的囊斑间隔上，容易记录到动脉性频谱，类似于超排卵多卵泡发育的卵巢，最大血流速度约 10cm/s，RI 在 0.40～0.50。

【鉴别诊断】

1. 流产：葡萄胎患者虽亦常表现流产现象，但其子宫往往大于同期的妊娠；且妊娠试验阳性，滴定度较高，故不难鉴别。但葡萄胎患者的子宫亦有不特别增大者或当其早期，则往往易与先兆流产混淆。然阳性妊娠试验滴定度在葡萄胎终较高于先兆流产。B 超检查即可分辨。

2. 羊水过多症：多发生在妊娠晚季期，急性羊水过多症或可发生在妊娠中季期，可出现呼吸困难，无阴道流血。而葡萄胎鲜有呼吸困难，但有反复阴道流血。B 超检查可各自查出自己的特征，不难鉴别。

3. 子宫体肌瘤合并妊娠：子宫肌瘤在孕前查出者，不难鉴别。肌瘤合并妊娠一般无阴道流血。双合诊时有可能查到肌瘤存在宫体某部分。B 超检查可以鉴别。

4. 双胎妊娠：单卵双胎并有羊水过多及先兆流产时坏蛋葡萄胎鉴别最为

困难。不但临床表现二者极相似，妊娠试验滴定度亦高于正常，常导致误诊。双胎妊娠一般无阴道流血，而葡萄胎常有，超声检查可确诊。

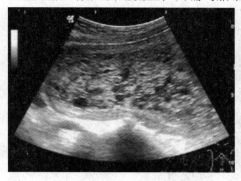
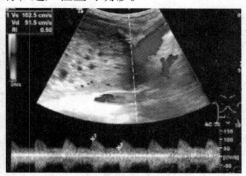

图13-4　完全性葡萄胎　　　　　　　图13-5　完全性葡萄胎

二、恶性葡萄胎和绒毛膜癌

恶性葡萄胎时，水泡样组织侵入子宫肌层，镜检时可见到绒毛膜结构。肿瘤组织中有出血、坏死，并可见滋养细胞异常增生，肉眼无法与绒毛膜癌鉴别。绒毛膜癌时，镜检无绒毛结构，绒毛膜癌多数发生于子宫，可形成单个或多个宫壁肌瘤，呈深红或褐色，为出血坏死组织。肿瘤细胞大面积侵犯肌层和血管，并出现远处器官转移，子宫增大。

【临床表现】

多有葡萄胎流产史。分娩或流产后阴道出现持续不断的出血现象。

子宫复旧不良，测定绒毛膜性腺激素水平持续不正常。

【超声表现】

子宫增大，外形不规则，肌层回声均匀，可出现低回声区，边界清。CD-FI：血流信号增加。宫腔内可见小囊泡样结构，呈"蜂窝"状或散在的液性暗区，清宫后，子宫复旧不良，仍较大，子宫内膜线可显示模糊或有中断现象。由于肌层受侵，回声明显不均，可显示大小不等的回声增强区或回声减低区，边缘不规则，与正常肌层间界限不清。黄素囊肿形成可见一侧或双侧卵巢多房性囊肿，清宫后仍不见缩小或继续增大。

【鉴别诊断】

绒癌的诊断有特异性，即血HCG连续测定不正常就可以确诊，故临床上有阴道不规则流血病史的病人，只要动态检测血HCG值，就很容易与绒癌相鉴别。

绒癌和恶性葡萄胎的临床诊断都依据血 HCG 值，二者临床鉴别有以下 3 点。

1. 妊娠性质：继流产或足月产后发生恶变者为绒癌，继良性葡萄胎后发生恶变者，则可能是恶性葡萄胎，也可能是绒癌。

2. 葡萄胎排出时间：葡萄胎完全排出后在 6 个月以内恶变为恶性葡萄胎；葡萄胎排出后已超过 1 年又恶变者为绒癌；介于二者之间者，临床鉴别较困难，大多数学者仍把这部分病例列为恶性葡萄胎。

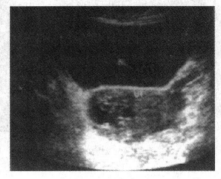

图 13-6　绒毛膜上皮癌

3. 病理：凡在病理标本中肉眼或镜下可找到绒毛结构或葡萄胎组织者为恶性葡萄胎，反之，若只见大片散在的滋养细胞，即不再见绒毛结构，才可诊断为绒癌。

第三节　胎盘异常

一、前置胎盘

根据胎盘与子宫颈内口的关系，将前置胎盘分为三类。

1. 中央性或完全性前置胎盘：胎盘覆盖整个子宫颈内口。

2. 部分性前置胎盘：胎盘部分覆盖子宫颈内口。

3. 边缘性前置胎盘：胎盘边缘达子宫颈内口，但不超越子宫颈内口。

妊娠中期超声检查发现胎盘低置时，不要过早做前置胎盘的诊断，须结合临床考虑，如无出血，28 周前不做此诊断。

【临床表现】

妊娠晚期无痛性反复出血是其主要症状，约占 93% ~95%，5% ~7% 患者无阴道流血。患者的一般情况随出血的多少而定，大量出血时可有脸色苍白、脉搏微弱、血压下降等休克现象。

【超声表现】

超声声像图可清楚看到子宫壁、胎头、宫颈和胎盘位置，并根据胎盘边缘与子宫颈内口的关系可以进一步明确前置胎盘的类型。胎盘定位准确率达 95% 以上，并且可以重复检查，近年来国内外都已采用，基本取代了其他方法。

超声提示前置胎盘时须注意妊娠周数，在妊娠中期超声检查约有30%胎盘位置低，超过内口，随着妊娠进展，子宫下段形成，宫体上升，胎盘即随之上移。

根据胎盘与子宫颈内口的关系，将前置胎盘分为三类。

1. 中央性或完全性前置胎盘：胎盘覆盖整个子宫颈内口。

2. 部分性前置胎盘：胎盘部分覆盖子宫颈内口。

3. 边缘性前置胎盘：胎盘边缘达子宫颈内口，但不超越子宫颈内口。

中央性前置胎盘又可分为：

中央型：胎盘中心覆盖宫颈内口。

前壁型：胎盘大部分附着于前壁，下段小部分延伸至后壁。

后壁型：大部分附着于后壁，下段小部分延伸至前壁。

左侧壁型：大部分附着于子宫左侧壁，下段小部分延伸至右侧壁。

右侧壁型：大部分附着于子宫右侧壁，下段小部分延伸至左侧壁。

以上分型对临床剖宫产子宫切口选择及阴道分娩时人工破膜方向的选择有指导意义。

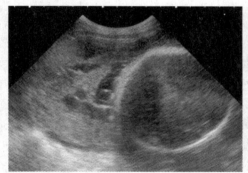 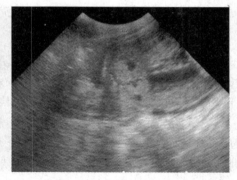

图13-7　胎盘与胎头的关系　　　　　　图13-8　胎盘与宫颈内口的关系

二、胎盘早期剥离

胎盘早期剥离是妊娠20周后，正常位置的胎盘在胎儿娩出前部分或全部从子宫壁剥离，称为胎盘早剥。胎盘早剥往往发病急、进展快，对母儿有生命威胁，是妊娠晚期的一种严重并发症。多见于经产妇，发病率为1:47～1:217。多数于28周以后发病，约50%发生于临产之前。

【临床表现】

腹痛和阴道流血是胎盘早剥的主要症状，可因胎盘剥离面积大小、出血量多少及孕妇自身情况而有轻重差异。

（1）轻型：多以阴道出血及轻度腹痛为主，一般胎盘剥离面不超过1/3，常发生于分娩期，表现为阴道流血，量多，色暗红，伴有轻度腹痛或不明显，产妇贫血程度与阴道外出血量成正比。腹部检查：子宫软，压痛不明显，或仅局限性压痛（胎盘剥离部位）。子宫大小与妊娠月份相符。胎位及胎心清楚（出血量过多时，胎心率可有改变）。短时间内结束分娩，产后检查胎盘，可见胎盘母面有凝血块及压迹。甚至少数在分娩前无症状与体征，仅在胎盘检查时才发现有胎盘早期剥离。

（2）重型：以隐性出血为主，胎盘剥离面超过1/3，同时有较大的胎盘后血肿，多见于重度妊娠高血压综合征患者，表现为突发性持续性腹痛、腰酸、腰背痛，疼痛程度与胎盘后积血多少成正相关，严重时伴恶心、呕吐、出冷汗、面色苍白、血压下降等休克状态。也可表现为仅少量阴道流血或无阴道流血，贫血程度与阴道外流血量不相符。腹部检查：子宫触诊硬如板状，处于高张状态，无间隙性放松，子宫有压痛，且超过妊娠月份应有的大小，并随病情发展宫底不断升高，胎位摸不清，胎心不清或消失（胎盘剥离面超过1/2以上，胎儿多因严重宫内窒息而死亡）。还可能出现子宫胎盘卒中、凝血功能障碍及急性肾功能衰竭等并发症。

【超声表现】

1. 胎盘后血肿：胎盘与宫壁之间出现轮廓不清、边缘不整、形态不规则的液性暗区或强弱不均的混合性团块，有时可见胎盘绒毛膜板突向羊膜腔。产后检查见胎盘母体面有机化的凝血块。

2. 胎盘局部异常增厚：表现为胎盘形态失常，局部不均质增厚或者呈球形，实质回声不均匀。胎盘厚度一般大于5.5cm，此处的胎盘绒毛膜板向羊膜腔隆起。产后检查见胎盘母体面有大面积的凝血块压迹。

3. 胎盘后方液性暗区：胎盘与宫壁之间分离，见条索状或形态不规则的液性暗区。产后检查见胎盘母体面有凝血块压迹。

4. 胎盘边缘游离：胎盘边缘隆起，母体面没有紧密附着在子宫壁，胎膜与宫壁之间有突向羊膜腔内的液性暗区。产后检查见胎盘边缘血窦破裂，邻近胎膜下血肿附着。

5. 如血液破入羊膜腔，可见羊水透声度降低，有细小光点及光团漂浮，产后见羊水呈血性。

6. 彩色多普勒检查：胎盘后血肿、胎盘边缘血肿或早剥区域的胎盘血流信号消失，而不剥离区域的胎盘仍可见彩色血流信号。

【鉴别诊断】

1. 前置胎盘：前置胎盘的出血无诱因，为无痛性阴道流血可反复发生，子宫收缩为阵发性，间歇期完全放松，无压痛，贫血程度与外出血量相符，B超可发现胎盘位置低，无胎盘后血肿。

2. 先兆子宫破裂：往往发生在梗阻性分娩过程中，或有剖宫产史，子宫下段有压痛，并出现病理性缩复环，患者有强烈宫缩，阴道出血量少，血尿。B超检查胎盘位置正常，无胎盘后血肿。

3. 胎盘血管瘤：较大的血管瘤常伴发羊水过多，胎儿宫内生长迟缓，先兆子痫，大多数直径小于1cm，诊断往往是产后检查时才发现，较大的混合瘤超声下可见在胎盘切面内可见到一较大的混合性回声团，CDFI可录及血流频谱曲线。

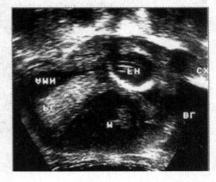

图13-9　胎盘早剥

三、胎盘绒毛膜血管瘤

胎盘绒毛膜血管瘤为胎盘比较少见的原发性非滋养细胞肿瘤，绒毛膜血管瘤一般对母体和胎儿均无严重的不良影响，但其临床的结局更多是取决于肿瘤的大小而不是肿瘤的成分。绒毛膜血管瘤在多胎妊娠较单胎妊娠中高，高原地区人群中其发生率升高。此外，绒毛膜血管瘤可以伴发胎儿的有核红细胞增高，提示含氧量低的刺激导致过度的绒毛的毛细血管增生，虽然这仍然是个推测，不过血管发生可以受血管生长因子的调节。

【超声表现】

1. 直接征象：①可发生在胎盘的任何部位，位于绒毛膜下。
②形态为类圆形或椭圆形，有包膜，边界清。
③回声强弱不等，可为低回声或高回声。
④由于肿瘤的占位致胎盘增大或形态变化，可突向羊膜腔或凸向母体面。
2. 间接征象：大者可见羊水过多

【鉴别诊断】

绒毛膜血管瘤应与下列疾病相鉴别：

绒毛膜血管瘤病是指多灶性为特征的绒毛毛细血管增多并有向正常绒毛渗入趋向的病变，大体表现为多个散布于胎盘实质中的血管瘤结节。

  绒毛膜血管病是指绒毛中毛细血管数量增加，其定义是：胎盘中以 10 倍的物镜观察 10 个视野，每视野含 10 个或以上的绒毛，而每个绒毛含 10 个或以上的胎儿血管。它们无论在大体上和镜下都与绒毛膜血管瘤不同。

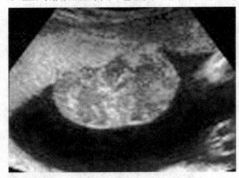

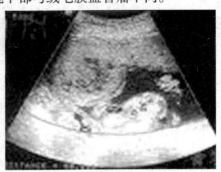

图 13-10 绒毛膜血管瘤   图 13-11 绒毛膜血管瘤

第四节 胎儿畸形

一、无脑儿

  无脑儿又称无脑畸形：胎儿发育过程中神经管闭合缺陷的一种形式。神经管的头端闭合失败，导致大部分脑、颅骨和皮肤缺失。出生的婴儿无前脑和大脑，但是小脑、脑干，脊髓尚存。残余的脑组织暴露。发病率存在明显的地域差别，男女比例为：1∶3.7。家族史/遗传学：多因素，可变的外显率，环境因素影响。复发率 2% ～ 3%。致畸原：丙戊酸，叶酸抑制剂，糖尿病，高温，叶酸缺乏。

  无脑畸形通常是一种孤立性畸形。绝大多数孤立性无脑畸形在遗传方式上是多因素的。

  （1）妊娠阶段足量的叶酸摄取可以保护性对抗无脑畸形。在神经管发育期间（最后一次月经后的 6 周之内）如果暴露于任何影响正常叶酸代谢的物质中，将增加神经管缺陷的可能性。

  （2）丙戊酸，一种抗惊厥药，当孕妇在胎儿发育早期接触该药，将增加神经管缺陷的可能。这类药物诱导的神经管缺陷通常是脊柱裂，无脑畸形的发生也会增加。

  （3）母亲是胰岛素依赖型的糖尿病，胎儿神经管缺陷的发生率明显增高。

妊娠期糖尿病似乎并未有明显增高的神经管缺陷的发病率。

（4）母亲高热的神经管缺陷危险性增高。所以母亲应该避免烫浴盆和其他诱导短暂性高温的因素。同样的，母亲高热也是神经管缺陷的危险因素。

（5）90%的神经管缺陷与遗传的多因素相关。极少一部分病例是家族常染色体显性或隐性遗传。

（5）无脑畸形在一些家庭中与染色体结构异常有关。在这些病例中可以发现其他的畸形和出生缺陷。

无脑畸形分可分为以下几类：

（1）完全性无脑畸形，颅骨缺损达枕骨大孔。

（2）不完全无脑畸形，颅骨缺损局限于枕骨大孔以上。

（3）颅脊柱裂畸形，为完全无脑畸形伴开放性脊柱裂畸形。

（4）联合畸形：脊柱裂，面裂，脐膨出，眼畸形，羊膜带综合征，Cantrell 五联征。

【超声表现】

1. 颅盖骨缺如（正常时妊娠第 9 周时颅盖骨完全形成）

2. 头颅形态异常

3. 无法显示双顶径，无大脑半球。

4. 面颅到眼眶水平正常，胎儿眼眶突出如"青蛙样"。

5. 50% 经常合并颈段或腰骶段的脊髓脊膜膨出，

6. 妊娠后期，吞咽反射缺乏致羊水增多。

需要考虑的其他问题：

无颅畸形；羊膜带综合征 ；脑膨出；枕骨裂脑露

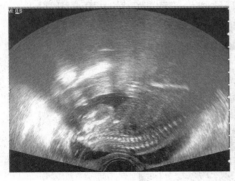

图 13-12 无脑儿

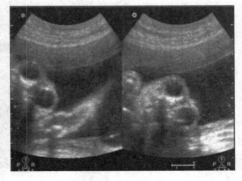

图 13-13 无脑儿

二、脑积水

各种原因导致脑脊液循环通路受阻，脑脊液在脑室系统内过多积聚称为脑积水。发生率约为 2/1000。表现为头颅增大，脑室扩大，脑沟变浅，脑组织变薄。脑积水可分为脑内型，脑外型和混合型三种。

【超声表现】

1. 侧脑室无回声区增大，如脑脊液循环阻塞部位较低可以表现第三、第四脑室扩张。

2. 孕 24 周后侧脑室/大脑半球（LV/HW）比值 > 33%。

3. 侧脑室后角增宽大于 10mm，10 ~ 15mm 为脑室轻度扩大，大于 15mm为脑室明显扩大。

4. 轻度脑积水，双顶径和头围测值可正常，重度脑积水，上述测值均大于正常。

5. 重度脑积水时，脉络丛与脑中线的角度变大，悬垂在侧脑室中。

6. 脑积水严重时，可显示脑动脉阻力增高，甚至舒张期血流断流。

【鉴别诊断】

1. 孔洞脑：常表现非对称性大脑半球空洞，与侧脑室可以贯通，也可能不贯通。

2. 蛛网膜囊肿：为局限清楚的无回声肿块或低回声，囊壁光滑，多位于脑半球表层，囊肿近脑实质部分可有脑组织受压，而囊肿表面多直接紧贴硬脑膜下，不能显示蛛网膜下腔间隙。

3. 注意与前脑无裂畸形、水脑、胼胝体缺失等引起的脑内积水相鉴别。

4. 超声诊断有困难时，MRI 可以提供鉴别诊断信息。

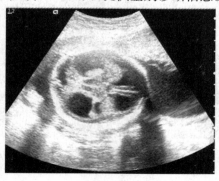

图 13-14　脑积水

三、脑膜膨出和脑膨出

脑膨出：因为枕骨或其他中轴线上的颅骨可能未钙化，使颅内组织从缺损处膨出。如膨出的是脑膜即脑膜膨出，如是脑组织即脑膨出，同时既有脑组织又有脑膜即脑膜脑膨出。多发生在枕部，也可见于羊膜带综合征及 Meck-el – Gruber 综合征。发生率为 1/2000 ~ 1/10000，占神经管缺陷的 5% 。与无脑畸形一样，母血清甲胎蛋白升高。

【超声表现】

1. 胎头旁见包块回声，包块以囊性多见，可以是囊实性成分，也可以是实性的。

2. 包块与胎儿颅骨有直接连续关系，颅骨可见回声连续性中断，包块从颅骨缺损部位脱出。

3. 颅内结构可以有相应的改变，有脑室膨出时，可以有脑室扩大及脑室形态改变。脑组织膨出过多时，可以有脑中线偏移，脑结构紊乱。

【鉴别诊断】

1. 注意与颈部的囊性包块相鉴别，鉴别要点和扫查要点一样，要特别注意包块与颅骨的关系，颈部包块颅骨不应该有缺损。

2. 大的脑膜脑膨出应注意与露脑畸形鉴别，当膨出脑组织过多时颅骨缺损也较大，常常容易与露脑畸形混淆，但仔细扫查仍然可以鉴别。露脑畸形应该是颅骨大部分缺失，这是主要的鉴别点。

3. 当鉴别诊断有困难时，可以考虑 MR 检查。

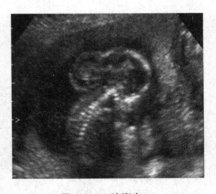

图 13-15　脑膨出

四、脊柱裂

胚胎时期神经管闭合过程中发生障碍，后神经孔闭合不全，脊柱的骨性结构（椎板及棘突）闭合不全，则可发生脊柱裂，可伴有相应节段的脊柱裂。和无脑畸形一样，母血清和羊水甲胎蛋白均显著升高。发生率 1/1000 ~ 4/1000。

【超声诊断】

1. 隐性脊柱裂：几乎都发生在腰$_5$或骶$_1$。病变脊柱处纵切椎弓两排并列强回声, 间距稍宽。缺损局部隆起, 皮肤回声正常, 无囊性膨出。横切时椎弓形态改变, 椎弓呈 U 字形或 V 字形。

2. 脊柱脊膜膨出: 脊柱表面见一囊性或混合性肿物膨出, 膨出部分脊柱横切椎弓形态改变, 椎弓呈 "U" 字形或 "V" 字形, 其至形成一字型。脊柱冠状切面见病变部位的椎弓间距增宽, 形态改变, 病变部位无皮肤覆盖, 仅见膜样结构包裹膨出肿物。如有脊神经膨出, 囊性膨出物中可见到马尾样脊神经丛。可合并有脊柱侧弯。如在膨出物中发现强回声团, 注意脂肪脊髓脊膜膨出。

3. 开放性脊柱裂: 纵切与冠状切面椎体与椎弓间距明显增大, 可伴有部分椎弓或椎体缺失, 表现脊柱部分骨化中心回声连续中断, 还可伴有脊柱变形, 前凸或后凹。横切椎弓正 "八" 字形结构发生改变, 呈 "U" 或 "V" 字形, 或倒 "八" 字形, 椎弓完全开放可呈 "一" 字形。脊柱表面皮肤缺失, 甚至向内凹陷。

4. Arnold – ChiariII 形: 85% ~ 90% 脊柱裂都可能出现这类表现。即脊柱裂同时伴有头颅声像图异常, 表现为小脑异常, 小脑蚓部疝入枕骨大孔, 呈 "香蕉" 征, 小脑延髓池消失。双侧额部向内凹陷, 颞骨略显平行, 呈 "柠檬头", 孕期越早 "柠檬" 征越明显。常伴脑积水。

如马蹄内翻足, 合并脑积水及羊水过多。

【鉴别诊断】

1. 应与骶尾部畸胎瘤鉴别, 鉴别要点为畸胎瘤骶尾椎融合是正常的。

2. 不要把腹部低回声肠腔误认为骶尾部脊膜膨出。鉴别方法: 调整探头方向, 多切面扫查观察低回声与骶尾部的关系, 即可明确诊断。

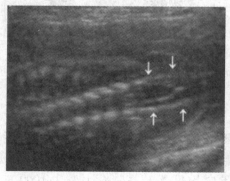

图 13-16　脊柱裂

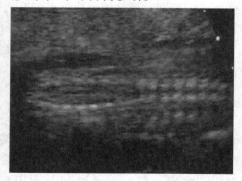

图 13-17　脊柱裂

五、腹裂

腹裂指脐旁腹壁全层缺损，是腹部严重的畸形。缺损处没有疝囊，脐带附着在缺损的一侧，裂口的长短、宽窄不等，裂口小者 2～3cm，只有肠腔从裂口脱出，裂口大者肝、胃、小肠及心脏全部脱出，由于表面无羊膜与腹膜形成的覆盖膜，内脏直接暴露于羊水中。孕妇血清甲胎蛋白增高，对腹裂诊断有帮助。

【超声表现】

1. 在脐旁右侧或左侧，右侧多见，腹壁连续性中断。

2. 有肠管通过脐旁缺损处突出。

3. 脱出的肠管漂浮在羊水中，没有包膜覆盖，肠管回声很强。

4. 裂口较小时，脱出肠腔可嵌顿于裂口，此时可见腹腔内的空腔脏器扩张。裂口大时肝脏、脾脏、心脏均可脱出，漂浮在羊水中。

5. 脐血管与腹壁连接是正常的，彩色多普勒可显示胎儿腹壁与脐血管的血流关系。

【鉴别诊断】

1. 注意与脐膨出鉴别，脐膨出内脏外有囊包绕。腹裂没有囊的包绕，脐带与腹壁的连续关系正常，是腹裂与脐膨出鉴别点。

2. 体蒂异常，除有大量的内脏外翻外，常伴有脐带异常或不能找到正常脐带。

3. 羊膜带综合征也可以有腹壁缺损、内脏外翻，但常常伴有其他畸形，如唇裂、面斜裂、无脑儿、肢体畸形或缺失。

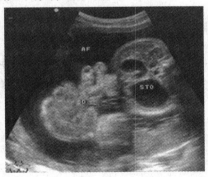

图 13-18　腹裂

六、致死性侏儒

致死性侏儒又称致死性骨骼畸形，以长骨极其短小，尤其是近端长骨，如股骨、肱骨短小为特征。病因不明。占出生婴儿 1/17000。

【超声表现】

1. 长骨明显缩短。Ⅰ型骨干明显弯曲，股骨干骺端粗大呈"电话听筒"状。Ⅱ型骨干弯曲较Ⅰ型为轻，无典型之"听筒"状股骨。

2. 胸腔狭窄，胸围明显缩小，心胸比值 > 60%，矢状切面上胸腔呈"铃"状，肋骨明显缩短，预示肺发育不良。

3. 腹部明显膨隆，胎儿躯干部正中矢状切面图上显示最明显。胸部与腹部相接处有明显分界，胸部向腹部移行时，移行处在腹侧突然增大。引起这一特征的原因，主要为胸部狭窄而腹部相对膨隆。

4. 头颅大，前额向前突出。Ⅱ型常有典型的"三叶草形"头颅，即胎儿颞骨处横切面上可显示头颅呈三角形，两侧颞部明显突出，而前额部变窄向前突出。在显示侧脑室前角和两侧颞部的冠状切面上，头颅也呈三角形，两侧颞部也明显突出。Ⅰ型此种征象不明显，两侧颞部不向外突出。

5. 其他特征有：皮肤增厚、水肿、浆膜腔积液、胎儿在宫内的姿势和运动异常、羊水过多等。

6. 可伴发脑室扩大、胼胝体发育不全、先天性心脏畸形、肾脏畸形如马蹄肾、肾积水、先天性桡尺骨骨性连接等畸形。

【鉴别诊断】

需与成骨发育不良，软骨发育不全鉴别。

七、双胎输血综合征

双胎输血综合征（TTTs）是双胎妊娠中一种严重并发症，围产儿死亡率极高。未经治疗，死亡率 70%～100%。以美国为例，估计每年约有 2200 个胎儿死于 TTTs。目前，胎儿镜下胎盘交通血管激光凝固术治疗 TTTs 成为国际上多个胎儿医学中心的首选治疗方法，可使其中至少一个胎儿存活率达到 75%～80%。

【超声表现】

一般最易观察到的是两个胎儿的径线不一致，即供血儿径线小于正常，而受血儿径线正常或大于正常，且腹围增大特别明显，随着妊娠的继续，两者的差别越来越大，供血儿因不断地向受血儿输送血液，逐渐处于低血容量，动脉压降低、贫血、心脏体积小、体重轻，类似胎儿生长受限。因胎盘阻力增加，超声多普勒可发现供血儿脐动脉舒张末期血流缺如或逆流。同时因低血容量造成肾脏灌注压降低、肾小球发育不良及心房钠肽素分泌减少，引起尿液生成减少（超声下见膀胱小或不充盈），以致羊水过少，严重者因羊水过少，供血儿被羊膜囊包裹，固定悬挂在宫腔一侧，似"贴附儿"。而相应受血儿则因不断接受血液，出现循环负荷过大、多血症、动脉高压、心脏肥大，最终导致高输出量性心衰，超声下心衰最初表现为反向静脉导管血流或脐静脉出现血流搏动，进一步则出现胎儿皮下水肿、胸、腹水及心包积液等。同时受血儿因肾小球数量及体积增加，肾灌注压增加，排泄功能加强，体内心房钠肽素分泌增加，导致尿量过多（超声下见膀胱持续充盈过大），而引起羊水过多。

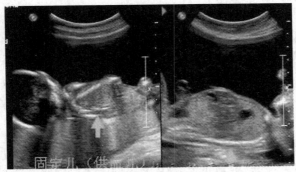

图 13-19　双胎输血综合征（供血儿及受血儿）

第十四章　浅表器官

第一节　甲状腺

一、甲状腺功能亢进

甲状腺功能亢进简称甲亢。指甲状腺肿大，伴有分泌过多的状态。大多数为甲状腺弥漫性增生，通称原发性甲亢、毒性弥漫性甲状腺肿（Graves 或 Basedow 病），因半数有眼球突出，故又称突眼性甲状腺肿。极少数为毒性甲状腺腺瘤所致，又称继发性甲亢、毒性结节性甲状腺肿，后者在腺瘤摘除后即可治愈，而前者即使做甲状腺次全切除也难完全治愈。

【临床表现】

Graves 病在 20～40 岁最常见，10 岁以前罕见，极少是"淡漠型"。临床主要表现包括弥漫性甲状腺肿、甲状腺毒症、浸润性眼病，偶尔有浸润性皮肤病。

1. 代谢增加及交感神经高度兴奋表现：患者身体各系统的功能均可能亢进。常见有怕热、多汗、皮肤潮湿，也可由低热；易饿，多食，而消瘦；心慌，心率增快，严重者出现心房纤维性颤动、心脏扩大以及心力衰竭；收缩压升高，舒张压正常或者偏低，脉压增大；肠蠕动增快，常有大便次数增多，腹泻；容易激动、兴奋、多语、好动、失眠，舌及手伸出可有细微颤动；很多病人感觉疲乏、无力，容易疲劳，多有肌肉萎缩。

2. 甲状腺肿大：呈弥漫性，质地软，有弹性，在肿大的甲状腺上可以听到血管杂音或者扪及震颤。

3. 眼病：大部分病人有眼部异常或突眼，而眼突重者，甲亢症状常较轻。

4. 较少见的临床表现：小儿和老年患者病后临床表现多不明显。

【超声表现】

声像图除发病初期外通常可见整个甲状腺普遍肿大（包括峡部），两叶对称性均匀性增大为主，边缘多规则，内部回声为密集细小光点，低～中等增粗增强，分布均匀或不均匀，一般无结节，甲状腺肿大可为正常的 1－3 倍，严重的可压迫颈动脉鞘，使血管移位。

彩色多普勒血流成像特征：①甲状腺实质内血流信号极为丰富，可分为两型：绝大多数呈弥漫性点状和分支状彩色血流分布，即"甲状腺火海"征（inferno）；少数呈局限性分布，即"海岛"征。这些表现与腺体组织增生，血管增多的病理改变一致。②甲状腺上、下动脉增宽，血流似喷火样。③频谱多普勒为低阻抗的高速动脉湍流频谱，峰值速度（Vp）可大于 74cm/s，甚至 200cm/s，同时可见速度较高的静脉宽带频谱。④甲亢时血流速度的增加可随 T_3、T_4 的升高而加快。在治疗后，甲状腺体积缩小，甲状腺上、下动脉内径变窄，峰值流速降低，每搏血流量减少，"火海"征或"海岛"征消失，T_3、T_4 降至正常范围。因此，CDFI 对甲亢病人的药物疗效、病程观察以及手术时机的选择均有一定的指导意义。

【鉴别诊断】

1. 单纯性甲状腺肿：除甲状腺肿大外，并无上述症状和体征。虽然有时 ^{131}I 摄取率增高，T_3 抑制试验大多显示可抑制性。血清 T_3，rT_3 均正常。

2. 神经官能症。

3. 自主性高功能性甲状腺结节：扫描时放射性集中于结节处，经 TSH 刺激后重复扫描，可见结节放射性增高。

4. 其他：结核病和风湿病常有低热、多汗、心动过速等，以腹泻为主要表现者常易被误诊为慢性结肠炎。老年甲亢的表现多不典型，常有淡漠、厌食、明显消瘦，容易被误诊为癌症。单侧浸润性突眼症需与眶内和颅底肿瘤鉴别。甲亢伴有肌病者，需与家族性周期麻痹和重症肌无力鉴别。

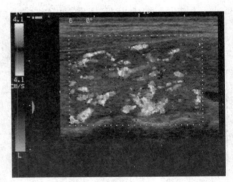

图 14-1 甲状腺功能亢进

二、桥本甲状腺炎

桥本甲状腺炎的全名是慢性淋巴细胞性甲状腺炎，最早由日本的桥本（Hashimoto）根据组织学特性首先报道。本病是一种自身免疫性疾病，可同时伴有其他自身免疫性疾病。

【临床表现】

本病大多数见于 40 岁左右的妇女，男性少见，男女发病之比为 1∶20 左右。起病隐匿，常无特殊症状。80% ~ 90% 的病人主要表现为甲状腺肿大，呈弥漫性，不对称，质地坚韧如橡皮样，表面比较平整。但至病程后期由于甲状腺的逐渐纤维化，甲状腺可见多结节状。

【超声表现】

1. 甲状腺两侧叶弥漫性肿大，以前后径改变最为明显，峡部明显增厚。
2. 甲状腺包膜清晰：平整，病程后期其表面可呈分叶状。
3. 双侧腺体回声弥漫性减低、不均，内有许多强回声条（网格样强回声）。
4. 彩色多普勒表现为早期甲状腺内血流信号弥漫性增加，有的患者甚至与未经治疗的 Grave's 病的血流供应程度无明显差异；晚期腺体纤维化，其内血流信号仅轻度增加或者无明显增加。频谱多普勒表现与正常人相比早期甲状腺上动脉流速明显增快，血流量增多。

【鉴别诊断】

早期桥本甲状腺炎需要和弥漫性毒性甲状腺肿和单纯性甲状腺肿相鉴别，见表 14-1。

表 14-1　早期桥本甲状腺炎与弥漫性毒性甲状腺肿、单纯性甲状腺肿超声鉴别

	早期桥本甲状腺肿	弥漫性毒性甲状腺肿	单纯性甲状腺肿
肿大特点	侧叶前后径和峡部增大为主	侧叶长径增大为主	侧叶长径增大为主
腺体回声	弥漫性减低，许多条索高回声，或伴许多散在的细小低回声	弥漫性减低，较均匀	正常水平、不均
腺体血供	火海征或中度增多	火海征	正常或轻度增加
甲状腺上动脉	流速中度加快（多数 <100cm/s）	流速明显加快（多数 >100cm/s）	流速正常或轻度加快
腺体弹性（探头加压前后径缩短）	不显著	显著	中度
甲功检查	T_3、T_4 正常或降低	T_3、T_4 升高	T_3、T_4 正常
甲状腺微粒抗体和球蛋白抗体	+	−	−

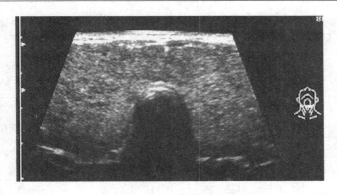

图 14-2　桥本甲状腺炎

三、亚急性甲状腺炎

亚急性甲状腺炎是一种可自行缓解的非化脓性甲状腺炎性疾病，本病病因至今不太肯定，一般认为本病系病毒感染或变态反应所致。

【临床表现】

患者以女性占多数，年龄在 20～50 岁，甲状腺局部有肿痛，质地韧，压痛明显，开始仅局限于甲状腺一侧或一侧的某一部分，不久累及另一侧或甲状腺全部，以致于其表面高低不平，但甲状腺的活动度仍良好。病程一般持续 2～3 个月，可自行缓解。

【超声表现】

1. 甲状腺对称性肿大，探头挤压时有压痛。

2. 双侧腺体内可见数处回声减低区，形态不规则，边界模糊，其内有散在的稍强回声点，有时可表现为单侧腺体内的单个低回声区。

3. 彩色多普勒表现为病灶内部血流信号轻度或无明显增加，周边无环绕血管。仔细观察有的病灶内部可显示正常甲状腺血管穿行，病灶外腺体血供基本正常。

【鉴别诊断】

亚急性甲状腺炎需要与弥漫性毒性甲状腺肿、结节性甲状腺炎相鉴别，见表 14-2。

表 14-2　亚急性甲状腺炎与弥漫性毒性甲状腺肿、结节性甲状腺炎的超声鉴别

	亚急性甲状腺炎	弥漫性毒性甲状腺肿	结节性甲状腺炎
病灶回声	类实性低回声，边界模糊	类实性低回声，边界模糊	回声水平不一，边界清晰或模糊
CDFI	病变区无或轻度增加	回声减低区，尤为明显	病变区丰富，程度不一
病灶占位效应	无，原有血管穿行	无，	有，原有血管穿行
甲状腺上动脉	流速正常或轻度加快	流速明显加快（多数 >100cm/s）	流速正常或轻、中度加快
探头挤压后	病变区无明显变化	回声减低区缩小	实性结节无明显变化
甲功检查	T_3、T_4 正常	T_3、T_4 升高	T_3、T_4 正常
甲状腺微粒体抗体和球蛋白抗体	+	—	—

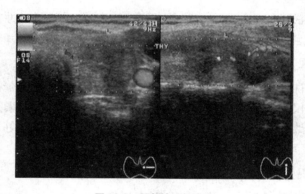

图 14-3　亚急性甲状腺炎

四、甲状腺腺瘤

甲状腺腺瘤为最常见的甲状腺良性肿瘤，病理上分滤泡状（多见）和乳头状（少见）囊性腺瘤两种，切面呈淡黄色或深红色，具有完整包膜。可继发甲亢（约20%）和恶性变（约10%）。

【临床表现】

多见于 40 以下妇女，患者常无任何不适，肿块往往在无意中被发现。一般为单发结节，多位于近甲状腺峡部，质较硬、光滑、无压痛，呈椭圆形或球形，边缘清楚，随吞咽上下活动，生长慢，但恶变、囊性变和出血后，瘤体可迅速增大。

【超声表现】

1. 肿瘤一般为单发，极少数为多发，可位于两侧叶或者峡部。肿物呈圆形或者椭圆形，大小为数毫米至数厘米。

2. 多数腺瘤内部回声均匀，一般为低回声和等回声，少数为强回声。另外，腺瘤内可以合并囊性变、出血及坏死。

3. 肿物边界清楚、整齐，有包膜，周边可见晕环，晕环厚度为 2 ~ 3mm。肿物周边为正常的甲状腺组织。

4. 肿物后壁及后方回声增强或无明显变化，一般无声衰减。

5. 彩色多普勒超声显示腺瘤周边可见明显的环绕血管，内部血供程度不等。多数腺瘤内部可见明显的血流信号，有的形成网状或彩球状，腺瘤内部及周边可探及动脉血流信号。

【鉴别诊断】

甲状腺腺瘤需要与结节性甲状腺肿的结节相鉴别，见表 14-3。

表 14-3　甲状腺腺瘤与结节性甲状腺肿的结节超声鉴别

	甲状腺腺瘤	结节性甲状腺肿的结节
数目、大小	单发多（单叶），较大	常多发（双叶），较小
境界、边缘	清楚、整齐	不清楚、不整齐
包膜回声	完整、清晰、光滑	不完整或不清晰、不光滑
声晕	部分（＋）	（－）
内部回声	稍增强居多，较均匀、细密	低回声不均匀，多衰减
周围甲状腺组织	正常	不正常，结节之间有不均的纤维细条
整个甲状腺轮廓和表面	除近边缘处的可外凸外，通畅整齐光滑	轮廓不平，两叶不对称，表面呈波浪状或结节状隆起
甲状腺各径线	不大或腺瘤侧局限性肿大	可明显增大或不对称肿大

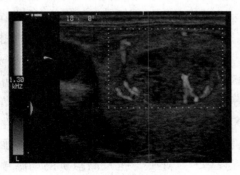

图 14-4　甲状腺瘤

五、结节性甲状腺肿

甲状腺不规则、非对称性增大、实质回声增粗、分布欠均匀，内见多个结节。亦称腺瘤样甲状腺肿，多是在地方性甲状腺肿、弥漫性甲状腺肿基础上反复发生和不均匀的复原反应所致，形成增生性结节，其结节并非真正腺瘤，多个结节形成，可使甲状腺变形，甲状腺更为肿大，大者可达数百克，甚至数公斤，故又称多发性结节性甲状腺肿。结节性甲状腺肿的女性发病数较男性高。一般都发生在青春期，在流行地区常出现于入学年龄。

【临床表现】

结节性甲状腺肿一般没有功能上的改变，患者基础代谢率正常；但当结节较大时，可压迫气管、食管、血管、神经等而引起下列各种症状：

1）压迫气管：比较常见。自一侧压迫，气管向另一侧移位或弯曲；自两侧压迫，气管狭窄，呼吸困难，尤其在胸骨后甲状腺肿时更显严重。气管壁长期受压，可导致气管软化，引起窒息。

2）压迫食管：少见。仅胸骨后甲状腺肿可能压迫食管，引起吞咽时不适感，但不会引起梗阻症状。

3）压迫颈深部大静脉：可引起头颈部的血液回流困难。患者面部呈青紫色的浮肿，同时出现颈部和胸前浅表静脉的明显扩张。

4）压迫喉返神经：可引起声带麻痹（多为一侧），患者发音嘶哑。压迫颈部交感神经节链，可引起 Horner 综合征，极为少见。

【超声表现】

甲状腺多以不同程度的不规则非对称性增大，实质光点稍增粗，分布欠均匀，其内有多个结节（单发少），部分结节边界欠清晰，回声多为中等偏强回声，亦可低回声，结构不均匀，结节内可见强光斑及液性暗区，结节之间可见纤维组织增生所形成的散在性点线状回声，部分结节退行性变：内部出血、囊性变、纤维组织增生、钙化、坏死则可有不同的相应表现。结节周围无正常甲状腺组织，而腺瘤周围可见正常组织。

CDFI：表现为腺体内见分布增多的点状血流信号，可见粗大迂曲的分支状血管，在大小不等的结节间穿行或绕行，在腺瘤样结节周围，血流呈花环状包绕结节，并有细小分支伸入结节内，小结节或有液性暗区的结节内无血流信号，部分结节表现程度较轻，血流分布亦无明显增加，频谱多普勒较复杂，可测到高速湍流频谱、高速低阻抗及高阻抗的动脉频谱，也可测到小静脉频谱。

【鉴别诊断】

本病诊断要点主要是甲状腺结节和甲状腺功能基本正常。T_4 正常或者稍低，但是 T_3 可以略高以维持甲状腺功能正常，甲状腺 ^{131}I 摄取率常高于正常，但是高峰时间很少提前出现，T_3 抑制试验呈可抑制反应。血清高敏感性 TSH 浓度测定是评价甲状腺功

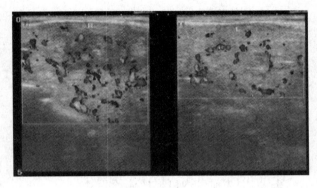

图 14-5　结节性甲状腺肿

能的最佳指标，血清 TSH 常正常。依据吞咽时随着喉和气管上下移动这个特征，不难诊断。但是如果有炎症或恶变存在，甲状腺肿与周围组织发生粘连，这一特征则不再出现。有结节的患者应与甲状腺肿瘤、甲状腺炎相鉴别；位于甲状腺峡部的结节或囊肿，可以误诊为甲状舌管囊肿。胸骨后或胸内甲状腺肿有时不易与纵隔肿瘤鉴别；与主动脉弓动脉瘤鉴别不难，后者多有搏动。

六、甲状腺癌

甲状腺癌是头颈部常见的恶性肿瘤，占全身肿瘤的 1% ~ 2%。女性较多见。甲状腺癌病理上主要分为乳头状腺癌、滤泡状腺癌、髓样癌、甲状腺未分化癌四种。

1. 乳头状腺癌：是最常见的类型，约占 70%。一般分化较好，恶性度低，以颈部淋巴结转移为常见。

2. 滤泡状腺癌：约占甲状腺癌的 20%。播散途径虽然可经淋巴转移，但主要通过血液转移到肺、骨和肝脏。

3. 髓样癌：约占 2% ~ 5%。起源于甲状腺 C 细胞。肿瘤多为单发结节，偶为多发，质硬固定，有淀粉样沉积。

4. 甲状腺未分化癌：占甲状腺癌 5%，主要发生在中年以上患者，男性多见。恶性度大，生长迅速，一般短期内就可浸润气管、肌肉、神经和血管，引起吞咽和呼吸困难。颈部可出现淋巴结肿大，也可肺转移。

【临床表现】

好发于中年以后，其临床表现为气管前、颈正中或稍偏一侧出现肿块，质地坚硬，不能随吞咽而上下移动，固定不可推移，逐渐增大；颈部可见淋巴结肿大，压迫气管，呼吸困难，声音嘶哑。常较早侵犯血管发生血行转移，

以颅骨和肺转移多见。

【超声表现】

甲状腺癌Ⅰ：

1. 癌瘤边界不规整，呈锯齿状或蟹足状。

2. 内部呈不均质低回声。

3. 癌瘤内可出现点状或簇状钙化点。

4. 囊性变时常液化不全。

5. CDFI有新生血管及动静脉瘘现象。

甲状腺癌Ⅱ：

1. 周围小血管内可形成癌栓。

2. 向颈部淋巴结转移而肿大。

3. 侵犯喉返神经，引起声带麻痹。

【鉴别诊断】

甲状腺癌需要与其他两种主要的良性甲状腺结节相鉴别，见表14-4。

表14-4　甲状腺癌与甲状腺腺瘤、结节性甲状腺肿的超声鉴别

	甲状腺癌	甲状腺腺瘤	结节性甲状腺肿
数量	单发多见	单发多见	多发多见
形态	不规则	椭圆形或圆形	规则或不规则
边界	模糊、不整齐	清晰，整齐，有高回声包膜	清晰或模糊，整齐或不整齐
内部回声	多为实性不均质，低回声	均匀，多为等或高回声，少数为低回声	回声水平不等
囊性变	少见	常见	常见
晕环	常无	常有	有或无
环绕血流	无或<1/2圈	常有，>1/2圈	常见，弧形、颗粒状
钙化	微小钙化	少见，粗大	无变化、增强或衰减
后方回声	衰减或无变化	无变化或增强	血供程度不一
CDFI	癌灶血供丰富，分布不规则	实性部分血供丰富，分布尚规则	欠均或不均匀
其余甲状腺组织	正常	正常	无
侵犯被膜或周围结构	有	无	无
颈部淋巴结转移	可伴有	无	无

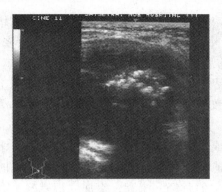

图 14-6　甲状腺未分化癌

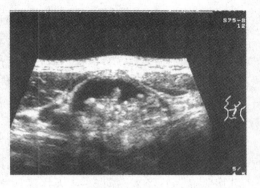

图 14-7　乳头状甲状腺癌

第二节　乳　腺

一、乳腺增生症

乳腺增生症是指乳腺上皮和纤维组织增生，乳腺组织导管和乳小叶在结构上的退行性病变及进行性结缔组织的生长。其发病原因主要是由于内分泌激素失调。乳腺增生症是女性最常见的乳房疾病，其发病率占乳腺疾病的首位。近些年来该病发病率呈逐年上升的趋势，年龄也越来越低龄化。据调查约有 70% ~80% 的女性都有不同程度的乳腺增生，多见于 25 ~45 岁的女性。乳腺增生症主要分为单纯性乳腺增生（乳痛症）、乳腺腺病、乳腺囊性增生、乳腺腺瘤样增生。

【临床表现】

乳房的不同部位单发或多发地生长一些肿块，质地柔软，边界不清，可活动，常伴有不同程度的疼痛。尤其在月经前、劳累后或是生气（中医称气郁）等情绪波动时，肿块增大，疼痛加重，而在月经后肿块明显缩小，疼痛减轻。疼痛一般是胀痛，很少有刺痛感。应该提醒的是，乳腺增生有转变为乳腺痛的可能，所以如果患乳腺增生时间较长者则应去医院检查，以便及时诊断和治疗。

【超声表现】

1. 单纯性乳腺增生（乳痛症）：超声显示腺体小叶增大，增厚，排列规律，回声光点较强但很均匀。若合并有癌肿块时，可见到在增厚的腺体内有异常的低回声区，形状不规则，内部回声不均匀。若肿块 < 0.5cm 时，和增生组织混杂，无明显边界，难以区分是肿瘤还是增生的结节。当腺体致密，结构紊乱，其超声灰度反差明显，肿块容易显示。

2. 乳腺硬化性腺病：常在乳腺内有界限不清的硬结，体积较小，临床上常难以与乳癌相区别，超声表现为腺体致密，结构紊乱，灰度反差明显，无明显包块，易与乳腺癌鉴别。

3. 乳腺囊性增生病：两侧乳房同时或先后发生多个大小不等的结节，多呈圆形，质韧，与周围组织界限不甚清楚，但与皮肤或胸大肌不粘连。平时乳房胀痛，月经来潮前 3 ~ 4 天疼痛加剧，但月经一来潮，疼痛立即减轻。有人认为，本病与卵巢功能失调有关。其病程长，增生结节呈间歇性发展。声像图表现：两侧乳房增大，但边界光滑、完整。腺体增厚，结构紊乱，回声分布不均，呈粗大光点及光斑。如有囊性扩张，腺体之间可见大小不等、边缘明显的无回声反射区，其后壁回声增强，为乳腺管扩张，体积以数毫米至 1 ~ 2cm 不等，极少数可更大，形状较规则。

4. 纤维腺瘤样增生：是由于间质、腺泡或导管周围不同程度的纤维组织增生、细胞成分较少的玻璃样变的纤维组织所形成的瘤样肿块。声像图表现为单个或多个均匀或欠均匀低回声实质性肿块，周边规则或不均匀，与四周较强回声的乳腺组织形成清楚的边界，无包膜，后方可伴声影，易误诊为腺纤维瘤。

【鉴别诊断】

1. B 超检查：因其便捷、经济、无创、无痛等优点成为临床上较常用的检查手段，随着超声影像的发展，高频超声的应用，大大提高了超声的分辨率，能够发现乳腺内的微小病灶，尤其对囊性和实性肿瘤的鉴别，是其他影像学难以取代的。

2. 乳腺 X 线检查：乳腺 X 线检查是发现早期癌和微小癌的重要手段，但不必要在短时间内反复检查，尤其是青春期、妊娠哺乳期的乳腺对 X 线敏感，过度暴露会增加乳腺癌的发病率。一般在 30 岁之前至少应该行一次钼靶检查，30 ~ 40 岁每 2 ~ 3 年检查一次，40 岁以后 1 ~ 2 年检查一次。对于微钙化的检查是别的影像检查不能比拟的。

3. 乳腺核磁检查：乳腺核磁检查敏感性很高，特异性中等。因其价格相对较高，检查时间长，空间相对狭小密闭，所以目前没有普及。其对于乳腺 X 线加超声检查阴性的微小乳腺癌、术后的复查、假体植入或注射丰胸乳腺的检查、乳头溢液、高危人群的筛查等方面有很大的优势。

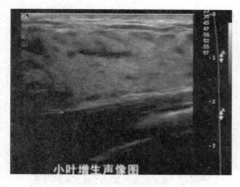

图 14-8 乳腺小叶增生

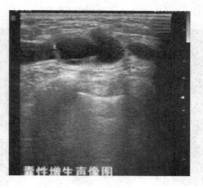

图 14-9 乳腺囊性增生

二、乳腺导管扩张症

乳腺导管扩张症是由于乳晕周围的导管阻塞，引流不畅、停滞，继而乳腺导管扩张，导管周围出现无菌性炎症。本病的确切病因尚不明确，多发生于中年妇女，往往有哺乳困难史。

【临床表现】

临床表现为乳晕区曾有过急性炎症，消退后反复发作，乳晕处可扪及硬结，有粘连，反复溢液，长期存在可达数月至数年。多数伴有乳头发育不良或乳头畸形，像乳头内翻、乳头分裂、乳头扁平等，继发细菌感染，形成瘘管，很难愈合。同侧腋窝淋巴结可肿大、质软、有触痛。

【超声表现】

1. 乳晕下导管扩张，形成低回声区，呈不规则，有时管腔内可见细弱回声，透声性差，后方回声不增强而往往轻度衰减。

2. 病灶位置表浅，常累及皮下脂肪达到皮肤。

3. CDFI 低回声区内多见点状血流信号，检出率达 100%，血流多位于病灶的中心处。血流速峰值（PSV）在 17cm/s 左右，阻力指数（RI）＜0.70。

【鉴别诊断】

1. 本病急性发作期应与急性乳腺炎，乳腺脓肿相鉴别。后者有红、肿、痛现象。炎性肿块边界欠清晰，内部回声增强，分布不均匀。脓肿形成期，边缘增厚而不光滑，回声增强，界限不清，内部为不均质回声区，其中有散在光点及分隔光带。

2. 本病应与乳腺癌相鉴别，后者无急性炎症史，肿块多发生于外上象限，逐渐增多并无反复发作等加以鉴别。

3. 本病应与纤维腺瘤相鉴别：后者可活动，无炎症，可发生于任何部位。

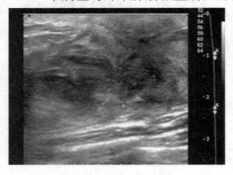
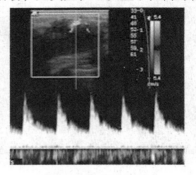

图 14-10　浆细胞性乳腺炎二维图　　　图 14-11　浆细胞性乳腺炎血流图

三、乳腺炎

乳腺炎是指乳腺的急性化脓性感染，是产褥期的常见病，是引起产后发热的原因之一，最常见于哺乳妇女，尤其是初产妇。哺乳期的任何时间均可发生，而哺乳的开始最为常见，产后由于金黄色葡萄球菌的感染，而引起急性乳腺炎，如治疗不当或反复感染，可形成慢性化脓性乳腺炎，炎症周围结缔组织增生、增厚，形成肿块。

【临床表现】

1. 初起阶段：初起常有乳头皲裂，哺乳时感觉乳头刺痛，伴有乳汁郁积不畅或结块。继而乳房局部肿胀疼痛，结块或有或无，伴有压痛，皮色不红或微红，皮肤不热或微热。全身症状不明显，或伴有恶寒发热，胸闷头痛，烦躁，容易发脾气，食欲不振。

2. 成脓阶段：患乳肿块不消或逐渐增大，局部疼痛加重，或有搏动性疼痛，甚至持续性剧烈疼痛，伴有明显的触痛，皮色红，皮肤灼热，并有壮热不退，口渴思饮，恶心厌食，同侧腋窝淋巴结肿大压痛。至乳房红肿热痛第10天左右，乳房肿块中央渐渐变软，按之应指，有波动感，局部漫肿发热，压痛明显，穿刺抽吸有脓液，有时脓液可从乳窍中流出，全身症状加剧。

3. 溃后阶段：当急性脓肿成熟时，可自行破溃出脓，或手术切开排脓。若脓出通畅，则局部肿消痛减，发热、怕冷症状消失，疮口逐渐愈合。若溃后脓出不畅，肿势不消，疼痛不减，身热不退，可能形成袋脓，或脓液波及其他乳络形成传囊乳痈。亦有溃后乳汁从疮口溢出，久治不愈，形成乳漏。

【超声表现】

1. 在炎性肿块上检查时，肿块边缘局部增厚，边界不十分清楚，但回声增强。探头挤压肿块时，局部有压痛。

2. 内部回声增强，但分布不均匀。

3. 如形成脓肿时，内部呈不均质的无回声区，但边界增厚而不光滑。

4. 慢性炎症或脓肿液化不全时，内部可呈现不均质的光点或光团。

5. CDFI 显示：肿块周围及内部呈点状散在血流信号。

【鉴别诊断】

1. 应与乳腺癌相鉴别。除参照临床症状及体征进行鉴别外，声像图示乳腺癌为低回声衰减肿块，边界不整，常有浸润。有时两者的声像很相似，难以区分。

2. 应与乳腺囊肿相鉴别：后者边界光滑、壁薄，内部呈均匀的无回声区。

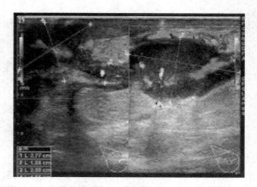

图 14-12　浆细胞性乳腺炎

3. 应与乳腺导管扩张症相鉴别：后者无红、肿、痛症状，但超声显示导管扩张。

4. 应与乳腺结核相鉴别：后者病程长，症状轻，应结合全身结核改变来鉴别。

四、乳腺纤维瘤

乳腺纤维瘤是发生于乳腺小叶内纤维组织和腺上皮的混合性瘤，是乳房良性肿瘤中最常见的一种。可发生于青春期后任何年龄的女性，但以 18～25 岁的青年女性多见，好发于乳房的外上部位，约75%为单发，少数为多发。

【临床表现】

乳腺纤维腺瘤最主要的临床表现就是乳房肿块，而且多数情况下，乳房肿块是本病的唯一症状。乳腺纤维腺瘤的肿块多为患者无意间发现，一般不伴有疼痛感，亦不随月经周期而发生变化。少部分病例乳腺纤维腺瘤与乳腺增生病共同存在，此时则可有经前乳房胀痛。

乳腺纤维腺瘤的肿块好发于乳房的外上象限。腺瘤常为单发，亦有多发者。腺瘤呈圆形或卵圆形，直径以 1～3cm 者较为多见，亦有更小或更大者，偶可见巨大者。表面光滑，质地坚韧，边界清楚，与皮肤和周围组织无粘连，活动度大，触之有滑动感。腋下淋巴结无肿大。腺瘤多无痛感，亦无触痛。其大小性状一般不随月经周期而变化。肿块通常生长缓慢，可以数年无变化，但在妊娠哺乳期可迅速增大，个别的可于此时发生肉瘤变。

【超声表现】

病变呈圆形、椭圆形或分叶状，长轴与乳腺腺体平行，纵横比≥1。边界清晰，包膜完整，可有侧方声影。内部回声均匀，后方回声可增强。探头加压时有一定的压缩性。大部分纤维瘤具有这些典型超声表现。随着病变进展，有些腺瘤发生变性、钙化等，可显示为形态不规整，回声不均匀，与乳腺癌鉴别较难。CDFI 显示多数纤维腺瘤内血流不丰富，仅见点或棒状血流信号。

【鉴别诊断】

乳腺纤维瘤应和乳腺癌、乳腺囊性增生鉴别：乳腺癌多呈低回声，后方回声衰减，探头加压不变形；形态多不规则，边界不清，无包膜，边缘呈锯齿状或蟹足状，向周围组织浸润性生长；周边有不规则强回声晕；纵横比大于1；肿块内有沙砾样钙化；同侧腋窝有淋巴结肿大；CDFI 有穿支血流，呈高速高阻等。三者区别如表 14-5：

表 14-5　乳腺纤维瘤与乳腺癌、乳腺囊性增生超声鉴别诊断

	乳腺囊性增生	乳腺纤维瘤	乳腺癌
发病年龄	25～40	20～25	40～60
数目	多数或成串	常为单个	常为单个
质地	比正常乳腺稍硬	中等硬度	坚硬
表面	较光滑	较光滑，有的表面虽有小结节，但较柔软	常不光滑，有时表面有坚硬的小结节
形态边界	不规则，边界不清	较规则，多为圆形、椭圆形，边界清楚	不规则，边界不清晰
与皮肤关系	不粘连，乳房皮肤正常	不粘连	易侵犯皮肤引起粘连，典型者粘连处乳房皮肤呈"橘皮样"改变
活动度	活动	活动	侵及胸壁发生粘连时，活动度差或不能推动
乳头溢乳	一般无，若有多为浆液性，极少数为血性	一般无	时有，多为血性或脓血性
腋窝淋巴结	无肿大	无肿大	可触及质硬、粘连、肿大的淋巴结
疼痛	常有，以月经期为甚	无	早期无
生长速度	缓慢	病程年余或数年，肿物生长缓慢，术后可复发	病程常较短，肿物生长迅速

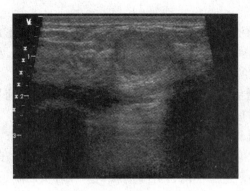

图 14-13　乳腺纤维瘤

五、乳腺癌

乳腺癌是女性最常见的恶性肿瘤之一，据资料统计，发病率占全身各种恶性肿瘤的 7% ~ 10%。它的发病常与遗传有关，以及 40 ~ 60 岁之间、绝经期前后的妇女发病率较高。仅约 1% ~ 2% 的乳腺患者是男性。通常发生在乳腺上皮组织的恶性肿瘤，是一种严重影响妇女身心健康甚至危及生命的最常见的恶性肿瘤之一，男性乳腺癌罕见。

【临床表现】

主要临床表现为乳腺肿块、乳腺疼痛、乳头溢液、乳头改变、皮肤改变、腋窝淋巴结肿大。

【超声表现】

1. 肿块形态不规则，边界不清，无包膜，边缘成锯齿状或蟹足状，向周围组织浸润性生长。

2. 内部多成低回声、实性衰减暗区，分布不均匀，少数呈等回声或者强回声，探头加压肿块不压缩。

3. 肿块周边可见不规则强回声晕。

4. 肿块内微粒样或簇状钙化。

5. 病变纵径大于横径，纵横比大于 1。

6. 肿块呈小分叶形态。

7. CDFI：血流多丰富，有新生血管和动静脉瘘，形成高速高阻及动静脉混叠现象（RI 大于 0.7），癌瘤内有穿支动脉血流存在。

8. 同侧腋窝有淋巴结肿大，考虑为淋巴结转移灶。

【鉴别诊断】

1. 乳腺纤维腺瘤：常见于青年妇女，肿瘤大多为圆形或椭圆形，边界清楚，活动度大，发展缓慢。对于 40 岁以上的女性不要轻易诊断为纤维腺瘤，必须排除恶性肿瘤的可能。

2. 乳腺囊性增生病：多见于中青年女性，特点是乳房胀痛，肿块可呈周期性，与月经周期有关。

3. 浆细胞性乳腺炎：是乳腺组织的无菌性炎症。临床上 60% 以上呈急性炎症表现，肿块大时皮肤可呈橘皮样改变。40% 的病人开始即为慢性炎症，表现为乳晕旁肿块，边界不清，可有皮肤粘连和乳头凹陷。

4. 乳腺结核：是由结核杆菌所致乳腺组织的慢性炎症。好发于中青年女性。病程较长，发展缓慢。局部表现为乳房内肿块，肿块质硬偏韧，部分区域可有囊性感。肿块边界有时不清楚，活动度可受限，可有疼痛，但无周期性。

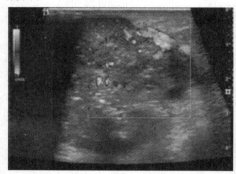

图 14-14　乳腺癌

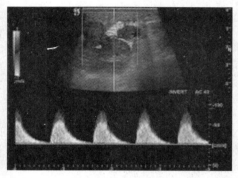

图 14-15　乳腺癌

第三节　涎　腺

一、涎腺炎

涎腺炎有急性和慢性之分，前者常由细菌感染引起，后者可从急性拖延所致，也可因梗阻继发感染引起。其中以颌下腺炎中最多见，与其特定的解剖及生理因素有关，因颌下腺导管行进路线较长，行走方向自下而上，颌下腺本身分泌的唾液又含有较多的黏液成分，故易导致逆行感染。

【超声表现】

急性声像图通常表现腺体弥漫性肿大，内部回声低而不均匀，可呈混合性图象，因其为炎症浸润，故无占位性病灶，发生脓肿时，局部可见液性暗区，形态不规则，有时内可见等回声碎屑。慢性分为导管型及腺体型，导管型见腺体导管及分枝导管扩张，有时呈节段性，而腺体型则整个腺体可均匀增大，与周围组织分界不清，腺体回声分布不均匀，腺内有散在分布的低回声区，内部回声也可弥漫增强，常见有慧星征的光点，为微气泡所致，多伴有导管结石，有时可见导管的管状回声，后壁清晰无衰减，化脓性则呈混合性图象。

CDFI 表现为整个的腺体内出现随机分布的点状血流信号，与弥漫型良性淋巴上皮病极为相似。

【鉴别诊断】

涎腺急性炎症须与流行性腮腺炎、涎腺区淋巴结炎、周围间隙感染及涎腺区肿瘤区别。

二、腺淋巴瘤

腺淋巴瘤又称淋巴乳头状囊腺瘤或 Warthin 瘤，是腮腺较为好发的良性肿块之一，约占腮腺全部肿瘤的 5%～10%，发病率仅次于腮腺多形性腺瘤。该肿瘤几乎全发生于腮腺，男性好发，多见于中老年男性。一般生长缓慢，通常直径 2.0～4.0cm。

【临床表现】

大多数患者以生长缓慢的无痛性肿块为主诉。肿块呈圆形、椭圆形，表面光滑。多数病例肿瘤质地软，有柔性，少数为囊性。边界清楚，可活动，与皮肤无粘连，一般瘤体不超过 6cm。临床很难与其他腮腺肿瘤相鉴别。术中可见本瘤包膜菲薄，质脆，虽易剥离，但易穿破而溢出黄色或棕色液体。少数病例肿块有波动感或压痛。一般无功能障碍。

【超声表现】

腮腺内可见单个（或多个）（椭）圆形肿块，大小在 2.0～4.0cm。肿块可以呈实质性低回声，分布尚均匀，也可以呈混合性回声，内有小的无回声暗区，并可见分隔多灶性特征。肿块组织由于透声性好，声束易通过，后方回

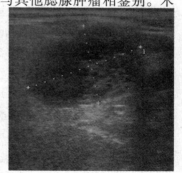

图 14-16　腮腺腺淋巴瘤

声（稍）增强，境界清晰，包膜反射光带薄而完整，硬度一般或较软。CDFI显示肿块内部血流信号较丰富或一般，周边部少许，呈长条状。

三、多形性腺瘤

多形性腺瘤又称混合瘤。肿瘤由上皮组织、黏液样组织和软骨样组织三者混杂在一起所组成，因组织具有多形性或混合性而得名，为颌面部常见的良性肿瘤，占涎腺全部良性肿瘤的80%左右。该瘤可发生于任何年龄段，通常发生在30~60岁之间。70%以上见于腮腺，但也有发生于颌下腺及小涎腺者，发生于舌下腺者则极少见。

【临床表现】

腮腺混合瘤一般无明显自觉症状，生长缓慢，病程可达数年甚至数十年之久。肿瘤多表现为耳下区的韧实肿块，表面呈结节状，边界清楚，中等硬度，与周围组织不粘连，有移动性，无压痛。表现为耳垂下出现肿块，生长缓慢，无明显症状，常偶尔发现。肿块位置多较深，表面光滑，质中等，推之可动。肿块向内发展，侵及咽旁间隙时，可使鼻咽、口咽侧壁内移，或软腭膨隆。如肿块固定，质硬，局部疼痛，或累及面神经，有混合瘤恶变可能。

如肿瘤出现下述情况之一时，应考虑有恶变之可能。①肿瘤突然增长迅速加快；②移动性减少甚至固定；③出现疼痛或同侧面瘫等。

【超声表现】

腮腺内见一个或多个呈（椭）圆形、不规则形或分叶状肿块。肿块大小常在1.5~3cm。约1/3的肿块纵径等于（或大于）横径。内部回声主要取决于肿块组织的特性，肿块大多数呈实质性低回声，分布欠均匀，如软骨样组织成分较多则呈强回声区，如黏液组织较多则呈点状无回声暗区且呈散在性分布。肿块囊性变时内部回声类似囊肿声像，光点呈翻滚样漂动。肿块的肌上皮组织和黏液样组织，由于透声性好，声束易通过，肿块的后方回声（稍）增强，且增强效应的

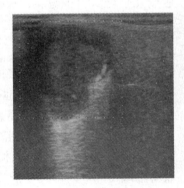

图 14-17　腮腺混合瘤

程度随肌上皮组织和黏液样组织所占比例增大而增强。如软骨样组织，声束不易通过，肿块的后方回声可衰减。肿块通常边界清晰、欠清晰或呈过渡型（以呈逐渐移行变化为其特点）。肿块大多数有包膜，包膜厚薄不一，但也有少部分肿块包膜不完整，或包膜内有瘤细胞侵入或形成卫星瘤结，甚至可见

部分肿块穿出包膜外生长，在声像图上可显示包膜反射光带呈断续状或包膜反射光带不清晰。硬度一般或偏硬。

CDFI 显示肿块内部或周边部血流信号一般，呈蓝色或红色，呈短棍状、条状或树枝状。脉冲多普勒测得典型动脉谱、欠典型动脉谱，有的呈静脉谱。

四、涎腺淋巴结炎

腮腺是三个大涎腺中淋巴结最为丰富者，故涎腺淋巴结炎多见于腮腺。腮腺区淋巴结大致分为三组：浅淋巴结组、腺实质淋巴结组、深淋巴结组，三组淋巴结均汇入颈深上区淋巴系统。腮腺淋巴结收纳腮腺与腮腺相应的面部皮肤、眼睑外侧的结膜、外耳道、咽鼓管和鼓室黏膜的淋巴液回流，上述部位的炎症常可引起腮腺内淋巴结炎症和肿大。

【临床表现】

本病的临床表现可有腮腺炎症史，有轻度压痛，有的可扪及肿块，质中，一般能活动。局部淋巴结肿大，最初在常见部位，如颌下、颏下、颈深上淋巴结肿大、压痛、周界清、活动无粘连。病情继续发展，淋巴结炎症波及周围组织时，淋巴结触诊不活动，疼痛加剧，进一步发展为腺源性蜂窝织炎。慢性淋巴结炎有反复消胀史，2~3个淋巴结，质中等硬度，活动、压痛。

【超声表现】

腺体内有单个或数个椭圆形肿块，内部呈低回声，分布均匀或欠均匀，边缘光整，包膜反射光带有，硬度一般，淋巴门结构清晰。如炎症急性发作也可表现为混合性回声。儿童由于淋巴系统发育尚未完善，故常发生腺源性淋巴结炎，其声像图特点为淋巴结肿大较明显，内部呈低回声，分布不均匀，若内部有局限性液性暗区，常考虑为淋巴结内部组织化脓所致，包膜反射光带有，硬度较软。CDFI 显示淋巴结内部血流信号丰富，呈火焰状或树枝状。

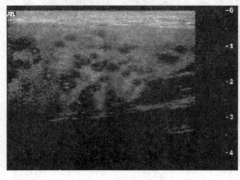
图 14-18　腮腺淋巴结炎

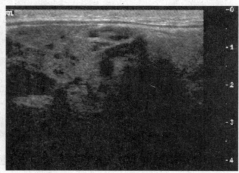
图 14-19　颌下腺淋巴结炎

第四节　眼

一、视网膜脱离

视网膜脱离并非是视网膜与脉络膜之间的分离，而是视网膜的神经上皮层与色素上皮层的分离，两层之间有一潜在间隙，分离后间隙内所潴留的含蛋白质丰富的液体称为视网膜下液。临床上可分为原发性网脱和继发性网脱，后者通常因损伤或肿瘤所致。

【临床表现】

1. 闪光感：多为视网膜脱离的最早期症状，其本质是玻璃体后脱离时产生的视网膜刺激症状，在视网膜周边 1～2 个象限出现电弧光样症状，患者常能指出明确的闪光方位。

2. 飞蚊症：亦为玻璃体后脱离的症状之一，也可为视网膜血管破裂后血细胞进入玻璃体所致。

3. 视野缺损与中心视力下降：视网膜脱离发生时在最先脱离区域所对应的方位发生视野缺损，随视网膜脱离范围增加视野缺损增大。最先发生视野缺损对应的视网膜部位常是视网膜裂孔所在部位。视网膜脱离累及黄斑时，中心视力严重下降。

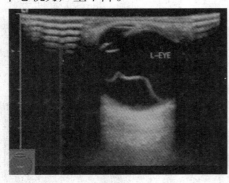

图 14-20　视网膜脱离

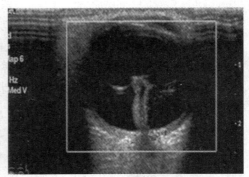

图 14-21　视网膜脱离

【超声表现】

视网膜脱离的声像图表现是在玻璃体暗区内、后壁前方出现不规则的连续性带状回声，呈中等亮度，光带的一端与球壁视乳头相连，另一端或两端粘附着锯齿缘。部分性视网膜脱离者光带凹面向眼球中心，转动眼球时光带飘浮隆起度不一致。完全性视网膜脱离者，光带常呈"V"形的特征性改变，额面水平扫查时，脱离的视网膜呈圆形或卵圆形改变。光带后端连于视神经乳头，两前端连于锯齿缘。

二、泪腺混合瘤

泪腺混合瘤又称为泪腺多形性腺瘤，是一种泪腺的上皮性肿瘤。组织学上，泪腺混合瘤包含双层腺管上皮，同时含有异常的基质成分，如脂肪、纤维、软骨组织等，因此称为"混合瘤"。泪腺肿瘤在眶原发性肿瘤中发病率最高，而泪腺混合瘤又是其中最常见者，有良性及恶性二种。

【临床表现】

多形性腺瘤多表现病程较长，常在 1 年以上。发生于 20～50 岁青壮年，无自发痛感。典型症状为泪腺区无痛性包块，缓慢增大。较少疼痛、复视。最常见的症状为单眼进行性眼球突出及眼球下移位，眶外上方可扪及硬性肿物，表面有正常泪腺时触诊有颗粒感，无触痛，不能推动。也可出现眼睑肿胀，少部分患者有上睑下垂及眼球运动障碍等症状。肿瘤压迫眼球，产生散光、视力减退。

泪腺良性多形性腺瘤容易复发，复发后多数病变侵及广泛，甚至可引起骨破坏。

【超声表现】

典型的良性多形性腺瘤超声显示为眶外上方圆形或类圆形占位病变，边界清楚、光滑，内回声多为低回声，分布均匀，声衰减中等，无可压缩性。多普勒检测肿块周边有少量血流信号。由于肿瘤压迫引起的泪腺窝扩大，在 B 超上显示为肿瘤后界局部向后突出，这是骨压迫征，这些声学特征非常符合多形性腺瘤的组织学所见。A 超则为眶外上方占位病变，出入肿瘤波峰较高，内为均匀的中高波，中等衰减非常类似海绵状血管瘤的超声学特征。

【鉴别诊断】

1. 泪腺腺瘤：肿物大小中等，呈圆球形，与皮肤及周围组织无粘连，质韧可移动，增长缓慢，血管较丰富。

2. 泪腺淋巴细胞性病变：多发生于老年人，可单侧或双侧发病，类似炎性假瘤，病史较短，眶前部可触及实性肿物，有压痛，超声扫描显示病变区低回声、边界清楚，较少声衰减。

3. 泪腺炎性病变：炎性假瘤常好发于泪腺，临床表现睑肿胀、疼痛、反复发作，有用激素治疗好转史。超声显示局部病变区（扁平形）低回声。常合并邻近眼外肌增厚或眼环增厚，病变常侵及睑部泪腺。

4. 皮样囊肿：可发生于眼外上方泪腺区，临床上不易与泪腺肿瘤相区别。

5. 其他泪腺区病变：泪腺囊肿、神经鞘瘤或肉芽肿少见。

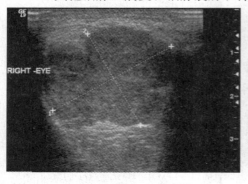
图 14-22　泪腺混合瘤

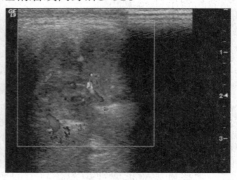
图 14-23　泪腺混合瘤

三、视神经脑膜瘤

视神经脑膜瘤最常发源于视神经鞘，很少来自眶壁骨膜或眼眶内残留的蛛网膜。颅内脑膜瘤向颅外蔓延，也可以累及眼眶。在视神经的原发肿瘤中，脑膜瘤约占 1/3。双侧视神经脑膜瘤常并发神经纤维瘤病。

【临床表现】

视神经脑膜瘤好发于 20～50 岁的女性。临床表现特点是早期视力丧失，而眼球外突发生较晚。经常并发视乳头水肿和视神经萎缩。

【超声表现】

1. 肿块位于球后肌圆锥内视神经区，眼球后视神经暗区变粗，呈锥形或团块状，其前端与隆起的视乳头相连。

2. 肿块内的边界清楚整齐。

3. 肿块内呈低回声，声衰减明显，肿块后壁回声缺如或不能完全显示。

【鉴别诊断】

需与视神经胶质瘤，视神经炎，视神经炎性假瘤等鉴别。

与视神经胶质瘤的鉴别点有：①好发年龄不同，胶质瘤多发生于儿童；②"轨道"征有利于诊断脑膜瘤；③脑膜瘤沿脑膜蔓延，而胶质瘤沿视觉通道蔓延；④脑膜瘤侵犯硬膜，边缘不规则；⑤脑膜瘤很薄，呈鞘状，并有钙化；⑥视神经管内脑膜瘤除了引起骨性视神经孔扩大外，还常见到附近前床突骨质增生硬化。

四、眶海绵状血管瘤

眶海绵状血管瘤是成年人最常见的眼眶良性肿瘤，占眶内肿瘤的 10% ~ 23%，发病女性多于男性，多单眼发病。肿瘤主要由高度扩张的窦状血管组成。肿瘤内血液淤滞，可造成血管内血栓、出血。肿瘤为圆形实性肿块，呈暗红色，切面呈海绵状，多孔。

【临床表现】

病情发展缓慢，最初症状为渐进性眼球突出，视力一般不受影响；但若肿瘤位于视神经旁，可压迫视神经，导致视力下降或视野缺损，多数肿瘤位于眼球后方，少数可发生在鼻侧、颞侧、眶下部。

【超声表现】

1. 在肌圆锥内可发现圆形、椭圆形高回声团块。

2. 肿物边界清晰，有包膜，少数周边可见声晕，其后均有中度声衰减。

3. 肿瘤内回声强，呈规律分布，如栅栏状，是本病特有。

4. 当肿块内血栓形成或出血时，肿块内回声不均匀。

5. 肿瘤透声中等，后壁边界可清楚看到。

6. 彩色多普勒显示，肿块内点状血流信号或无血流信号；脉冲多普勒检查可测到低速血液频谱。

【鉴别诊断】

1. 神经鞘瘤、神经胶质瘤发病较血管瘤低，声像图上多从视神经周围开始呈梭形膨大。肿物有包膜，但内回声呈均匀低回声和无回声。而海绵状血管瘤回声是栅栏状强回声。

2. 炎性假瘤较多见，也好发于肌圆锥内，但该肿物多呈圆形或椭圆形低回声肿块，与视神经的关联较少。

3. 脑膜瘤超声下可见到清楚的肿物前壁回声，而后壁回声显示不清，彩色血流丰富，往往结合 CT 检查进一步确诊。

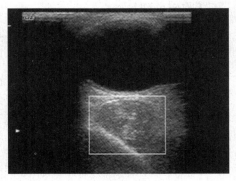

图 14-24　眶海绵状血管瘤

五、Graves 眼病

本病病因尚未完全阐明，多与内分泌失调有关。

【临床表现】

多发生在 20～40 岁，是全身疾病的局部表现，单眼或双眼突出，引起眼直肌增粗肥大、脂肪组织和球结膜水肿。

【超声表现】

1. 本病主要表现为多条眼直肌肥大，增厚，眼直肌厚度大于 4 毫米。

2. 眶脂肪增多水肿，使眶后肌圆锥肥大，其内有点状小无回声区，水肿严重可出现 Tenon's 囊，内有少量积液。声像图上眼球后壁后方有无回声带。

3. CDFI：血流丰富，收缩期峰值明显增高，血流速度增加。

【鉴别诊断】

本病与眼眶炎性假瘤肌型鉴别，后者为一侧眼肌增粗，而 Graves 眼病为多条眼直肌增粗。眼球突出与肿瘤鉴别时，本病球后无任何占位表现。

六、眼眶炎性假瘤

眼眶炎性假瘤为临床常见的眼球突出原因之一，是原因不明的非特异性炎症，属于免疫性疾病范畴。病理为慢性炎症，肉芽肿形成纤维化，可侵及眶后结缔组织、单条眼外肌、泪腺等部位。

【临床表现】

临床可表现为急性期或慢性期，眶内一种组织受累，也可多种组织同时受累。病情容易反复。眼眶炎性假瘤主要症状和体征均与眶内组织炎性水肿、细胞浸润有关。

具体表现为：眼球突出和移位、水肿与充血、眼球运动障碍及复视、眶内触及肿块、眶周疼痛、视力下降等。

【超声表现】

1. 由于病理呈多样化的表现，如淋巴细胞肉芽肿或纤维增生肿块，超声在眶内可见到圆形，扁圆形低回声实质性肿块，边界清楚而不规则，肿块后壁衰减。

2. 如炎症侵犯泪腺可引起泪腺肿大，在眼颞外上方，可检查到低回声实质肿块。

3. 如果侵犯眼肌时，多为一侧眼肌肥大，眼肌厚度大于 4 毫米。

【鉴别诊断】

1. 与 Graves 眼病鉴别，炎性假瘤是一侧眼肌肥大，而后者是多条眼肌普遍肥大。

2. 与泪腺恶性肿瘤鉴别，泪腺恶性肿瘤边缘不规则，内部回声不均匀，后壁回声衰减，进展快。而炎性假瘤是边缘整齐的肿块回声。

3. 与眶海绵状血管瘤鉴别，后者肿块内呈栅栏状强回声。

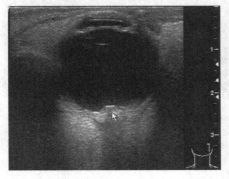 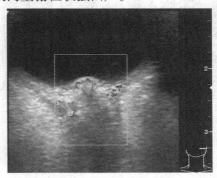

图 14-25　眼眶炎性假瘤　　　　　　　　　　图 14-26　眼眶炎性假瘤

七、脉络膜黑色素瘤

脉络膜黑色素瘤占眼肿瘤的 2%～4%，常发生在儿童，它起源于脉络膜黑色素膜，血管壁将黑色素瘤厚厚地包裹，最常见的部位为乳头旁和眼球后极。

【临床表现】

临床症状取决于肿瘤的位置和大小。当侵犯后极时，视觉早期就受到影响，而仅位于周边部的肿瘤则可完全无症状。

【超声表现】

脉络膜黑色素瘤多位于后极部，表面较光滑，边界清晰，呈类椭圆形、蘑菇状、葫芦形、穿窿形和球形等。大的黑色素瘤突向玻璃体腔内，形态呈蘑菇形，颈部边界清楚，黑色素瘤的内部回声不均匀，大多表现为肿瘤前部呈均匀致密中等强度点状回声，其后回声逐渐减低，靠球壁的基底部呈无回声，即所谓的"挖空"征，"挖空"征是声像图诊断脉络膜黑色素瘤的主要依据。"挖空"征的肿瘤前部回声强，与肿瘤前部细胞丰富而密集，间质内有丰富的小血管有关，而其后回声逐渐衰减则与由前到后肿瘤细胞坏死液化逐渐增多，在肿瘤基底部接近球壁处浆液渗出明显有关。

CDFI 表现为肿瘤内部彩色血流显示率极高，几乎为 100%，可见动、静脉血流，其血流的丰富程度似乎与肿瘤的大小有关，中等大小的肿瘤（5～15mm）其血流相对较丰富，而在很大的肿瘤（＞15mm）其血流反而稀少。

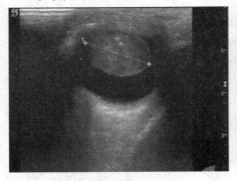 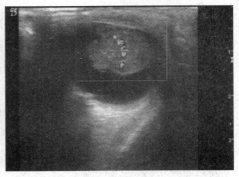

图 14-27　脉络膜黑色素瘤　　　　　　　　图 14-28　脉络膜黑色素瘤

八、视网膜母细胞瘤

视网膜母细胞瘤是以视网膜内颗粒层，偶或节细胞层和外颗粒层为起源的胚胎性恶性肿瘤，绝大多数见于 3 岁以下儿童，偶也见于成人，是儿童最多见的恶性肿瘤。习惯上将肿瘤发展分为眼内生长期、青光眼期、眼外蔓延期和转移期四个阶段，但并不完全按此病程发展。

【临床表现】

视网膜母细胞瘤的临床表现依据肿瘤的大小和位置有所不同，例如早期的肿瘤很小，如果又位于视网膜的周边部，对视力没有影响，临床上没有任何症状，最容易漏诊，所以出现临床症状的都是中晚期病例。临床表现主要有白瞳、斜视、视力下降和眼球充血等；其他相对少见的临床表现还有眼球突出、假性前房积脓、无菌性眶蜂窝织炎、流泪等。

【超声表现】

视网膜母细胞瘤的声像图表现为在玻璃体内可见呈不规则、类圆形、半圆形或月牙形等形态的实质性肿块。肿块大小视病程而定，晚期整个玻璃体可被肿块填满。肿块的内部回声表现为强弱不等的中等偏强回声，其间可见散在钙化点、钙化斑回声，部分可伴声影，肿瘤内出现钙化斑回声是超声诊断视网膜母细胞瘤的主要声学特征之一。视网膜母细胞瘤常伴视网膜剥离。CDFI 可显示视网膜母细胞瘤由视网膜中央动脉供血，可见视网膜中央动脉直接进入肿瘤呈分支状分布，彩色信号为朝向探头流动的红色血流。脉冲多普勒表现为高收缩期流速，低舒张末期流速，阻力指数较高。

【鉴别诊断】

1. 黑色素瘤：多见于成人，声像图表现为半球形低回声区，脉络膜凹陷征，继发性视网膜脱离，彩色血流较丰富。

2. 血管瘤：多见于成人，声像图表现为低隆起，多呈扁平状物，高度一般 <5mm，多为高回声，均匀，无明显彩色血流，随访观察生长缓慢。

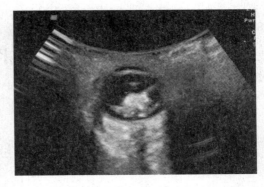

图 14-29　视网膜母细胞瘤伴视网膜脱离

九、玻璃体积血

玻璃体积血常导致玻璃体混浊，其原因有两类：①外伤性：包括手术所引起的积血。②非外伤性：多见于视网膜血管病变，如视网膜静脉阻塞、视网膜静脉炎、高血压性视网膜病变、糖尿病性视网膜病变、视网膜裂孔形成等。

【超声表现】

玻璃体出血的超声表现为早期少量出血时玻璃体内见大小不等、强弱不均散在点状回声，它可以是局限性也可以是玻璃体的散漫性分布，点状回声的运动性是出血的特征；大片出血或出血进入厚的玻璃体内则表现为形状不规则、点片状或云团样回声，该回声强弱不一、边界不清；陈旧性出血可为散在的小条束状强回声，强回声往往粗细不一，边缘不规则，后运动减弱。

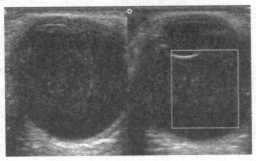

图 14-30　玻璃体积血：玻璃体内絮状光点及光带

第十五章 肌肉骨骼系统

第一节 肌肉、肌腱、软组织

一、肌肉损伤与血肿

直接或间接暴力，可使肌肉撕裂，并引起小血管破裂产生血肿，非外伤引起的血肿可发生于全身出血性疾病（如血友病），应用抗凝剂治疗时。损伤后局部出血，形成血肿，然后机化、纤维化，受损组织形成瘢痕。

【临床表现】

急性损伤出现局部肿胀和疼痛，轻者肌肉无力，重者功能运动障碍。当合并有肌肉断裂时，在断裂处出现沟状凹陷。局部检查有明显的压痛，皮下有淤斑。发生在筋膜间室的血肿，有神经症状，如皮肤感觉异常等。

【超声表现】

血肿的回声表现决定于损伤的部位和时间。肌肉挤压伤无血肿形成时，可只表现为肌肉厚度增加，回声减低，肌肉的纹理结构仍可正常。刚发生的新鲜血肿，用 5～7.5MHz 探头，呈强回声，有不规则的壁；用 2.5～3.0MHz 探头，呈无回声。4～6 天后血块溶解则变为无回声区，边界较清晰或欠规则，一般无明显包膜，有时血肿内会出现分隔（见图 15-1）。肌肉的局限性血肿呈圆形或卵圆形，常平行于肌束；位于肌腹之间者，血肿沿筋膜平面分离，多呈纺锤形；沿肌腹周围扩展的血肿则表现为无回声区包绕肌肉，血肿内无明显血流信号。新近发生的肌肉撕裂，可见断裂肌肉的回缩部分被血肿包围；出血伴有小的部分肌肉断裂或分离时，显示为形态不规则的低回声区或无回声区。而慢性或反复性损伤，显示为边界不清、内部回声不匀的混合性回声，有时有少量积液。时间较长的血肿机化后形成一肿块，质地较硬，表现为边界清晰的低回声区。

【鉴别诊断】

急性肌肉血肿根据声像图的表现，结合临床病史即可确诊。机化的血肿需与肌源性肿瘤、小腿肌间静脉血栓等鉴别。

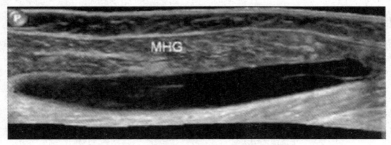

图 15-1　腓肠肌内侧头和比目鱼肌之间的血肿

二、肌肉脓肿

属于软组织炎症的范畴，可因软组织本身各种感染、局部血肿、异物所致，也可因骨、关节感染而引起。

【临床表现】

典型表现为高热、寒战，受累部位皮肤发红、肿胀、皮温升高，可有压痛，脓肿形成后有波动感。

【超声表现】

声像图的表现取决于感染的类型和脓肿形成的阶段，一般脓肿显示为肌肉部位不规则或椭圆形的无回声、低回声或混合型回声，大多数边界不清。有异物的脓肿，则显示低或无回声内有强回声，提示异物的存在。位于肌腹筋膜间的脓肿，纵切呈纺锤形，横切呈新月形，探头加压脓肿不变形，并有压痛。若为产气菌感染，脓肿内可见气体回声，而不能显示脓肿无回声区。慢性脓肿的壁较厚，边界较清楚，加压探头多有疼痛（见图 15-2）。

CDFI：脓肿形成早期时可显示较丰富的血流信号。

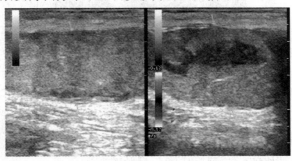

图 15-2　肌间脓肿

【鉴别诊断】

肌肉脓肿需与淋巴囊肿、软组织肉瘤坏死、横纹肌溶解症、血肿等鉴别，因肌肉脓肿超声表现有多样性，必须结合临床和穿刺加以鉴别。

三、肌疝

肌疝又叫筋膜疝，是肌肉的一部分，通过先天性或后天性肌外膜及筋膜缺损或潜在薄弱部位向外突出至皮下或邻近的肌间隙。多见于小腿外侧肌组，特别是胫前肌。

【临床表现】

皮下出现局限性有弹性的肿块，有的只在运动时或下肢站立时出现。大多数肌疝是无症状的，有的可出现疼痛、肌肉痉挛和压痛。

【超声表现】

肌肉经筋膜缺损处疝出时，在筋膜外皮下出现实质性肿块，一般呈半圆形，内侧与肌肉相连无边缘，外侧可见规则或不规则边界回声，两端可探及变薄的高回声筋膜，裂口处回声中断，缺损裂隙呈低回声。无并发症时，疝出部分回声与邻近肌肉相似，纹理和结构也正常（见图15-3）。急性肌疝可呈高回声，慢性反复疝，多呈低回声。肌疝可在某种肢体位置松弛或加压时复位消失。因此，需动态观察肌肉疝出和复位的过程，以明确诊断。CDFI 显示肿块内部的血流信号与周边肌肉组织相似。

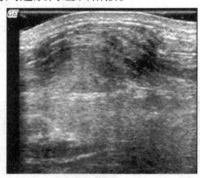

图 15-3　肌疝

【鉴别诊断】

需与表浅的肿块如脂肪瘤、皮脂腺囊肿等鉴别。

四、横纹肌溶解症

横纹肌溶解症是指横纹肌细胞由于各种原因发生坏死溶解、释放肌红蛋白等毒性产物入血所引起的一组临床综合征。此病可由不同的原因引起，如过度超负荷运动、肌肉创伤、代谢性疾病、感染、滥用药物及中毒等。

【临床表现】

局部肌肉疼痛、压痛和收缩无力，肢体出现局限性或弥漫性肿胀，出现肌红蛋白尿等。部分患者可发生急性肾功能衰竭，短暂无尿。

【超声表现】

病灶较小者，肌肉中出现局限性梭形均匀低或无回声病灶，周边回声较强，病灶周围肌肉纹理正常。病灶较大者，整个肌腹肿大，肌肉内正常纹理结构消失，回声强弱不均，或回声强度普遍增高，肌腹及纤维间隔周围因渗出和水肿，则显示为网状低回声。病灶内多无血流信号，周围可见血流信号。

【鉴别诊断】

需要与肌肉血肿及脓肿相鉴别。横纹肌溶解的特点是多处损伤且位置深，当诊断不清时可借助穿刺和化验来鉴别。

五、骨化性肌炎

骨化性肌炎常见于运动员和经常锻炼的人，大多有外伤史，亦可由感染导致，以肌细胞变性、血肿机化和结缔组织增生为特点，后期发生局限性骨化或钙化。病变除肌肉外，外骨膜、肌腱、韧带均可出现。一般为单发，亦可多发或双侧发病，但非进行性多肌肉受累。

【临床表现】

早期局部肿胀，后期关节局部症状消失，但活动受限，并可触及到疼痛性肿块，质硬，无移动性。

【超声表现】

早期（数周内）肿块呈周边不规则的低回声，内部回声不均匀；中期（1～2个月）为周边呈高回声带环绕，低回声区中央可见散在点状高回声；后期肿块完全骨化，呈不规则强回声团，后方伴或不伴有声影（见图15-4）。部分病人可表现为低回声区内有带状或条状强回声，后方伴有声影。在早期，病灶周围可探及丰富血流信号。

【鉴别诊断】

早期需与血肿、脓肿、软组织肉瘤及纤维瘤病等鉴别。中期与肿瘤性疾病中之新生骨或钙化鉴别，如骨软骨瘤、骨旁型骨肉瘤等。骨肿瘤大多起自骨骼，可见骨皮质本身的改变，而骨化性肌炎起病于深层软组织，而骨骼无变化，少数能见到外骨膜呈低回声增厚，但皮质无变化。

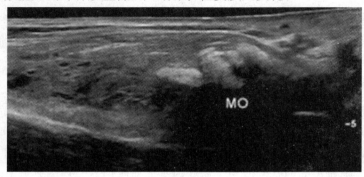

图 15-4　骨化性肌炎

六、先天性肌性斜颈

先天性肌性斜颈又称颈肌损伤性斜颈，是因单侧胸锁乳突肌挛缩引起头颈外观不对称畸形。

【临床表现】

一般在出生 3 个月内可触及胸锁乳突肌内的梭形肿物，质硬，无压痛，6 个月后消失。患儿表现为头偏向患侧，下颌转向健侧，颈部活动受限，并随年龄增加，斜颈更明显。

【超声表现】

双侧胸锁乳突肌不对称，患侧较对侧局限性增厚或均匀性增厚（见图15-5、15－6），病变部位内部结构模糊，肌束纹理紊乱，呈不均匀高或低回声，肌外膜连续。

CDFI：早期血流较丰富，随病程延长，血流信号逐渐减少或消失。年长儿童可仅见肌肉回声增强，内部回声不均匀等改变。

【鉴别诊断】

婴幼儿需与颈部肿大淋巴结、软组织肿瘤等鉴别，这两种病与胸锁乳突肌无关，因此并不难诊断。

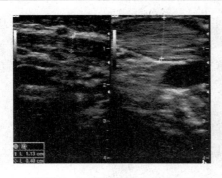
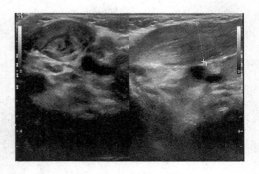

图 15-5 左右侧胸锁乳突肌纵断面　　　图 15-6 右侧胸锁乳突肌横断及纵断面
　　　　　　　　　　　　　　　　　　　　　　显示胸锁乳突肌明显增粗

七、闭合性肌腱断裂

开放性肌腱断裂常由直接损伤引起，容易诊断，而闭合性肌腱断裂多由间接暴力所引起，但往往有肌腱过度使用受损的病史。

【临床表现】

开放性损伤，可见伤口及断裂的肌腱、局部出血，易于诊断，常不需要超声检查。闭合性全层撕裂损伤，常于断裂当时可闻异常"砰"的响声，随即发生肌肉无力、运动丧失、疼痛、局部肿胀、淤血及压痛。由于肌腹回缩、断裂处可出现凹陷。

【超声表现】

1. 急性完全性断裂：肌腱横向回声完全中断，近端回缩，在断裂水平看不到腱回声，断端间渗液和血肿充填呈低回声或无回声（见图 15-7、图 15-8），关节屈伸时，肌肉局部变形，断端距离增大，探头加压有疼痛。

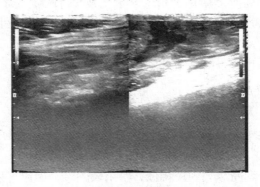

图 15-7 皮肤连续性完整，肌层断裂处可见积液

2. 急性不完全断裂：表现为在肌腱间质内，出现沿肌腱长轴腱纤维劈裂，

不易显示回声中断，但在断裂裂隙部，可因出血或液体渗出，出现低或无回声。

3. 慢性断裂：断端间显示为无纤维状结构的低回声增厚，瘢痕愈合则局部变薄呈高或强回声。

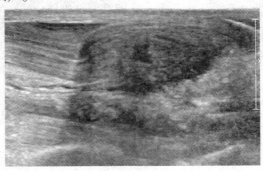

图 15-8　跟腱断裂

八、脂肪瘤

脂肪瘤是最常见的良性肿瘤，可发生在任何年龄及任何有脂肪存在的部位。最常好发于皮下脂肪组织，其次是四肢及躯干腰背部。

【临床表现】

一般无明显症状，表现为缓慢生长的无痛性肿块，位于体表的脂肪瘤质地软，可推动，边界清晰，无压痛，位于深部的脂肪瘤触诊较困难。

【超声表现】

切面形态常为椭圆形或扁平形，长轴与皮肤平行，边界清晰，一般有包膜。内部回声可表现为低回声、等回声、稍强回声或混合性回声，多数内部回声可比脂肪回声高。其内回声均匀或不均匀，不均匀者可见点状或线状强回声，后方回声可增强。探头加压可见肿块变形。彩色多普勒显示肿块内多无血流信号（见图15-9）。

【鉴别诊断】

软组织陈旧性血肿机化：其表现可有液性暗区，后方回声增强比脂肪瘤较明显。

脂肪肉瘤：二者图像表现极相似，鉴别较困难，确诊得依靠活检。

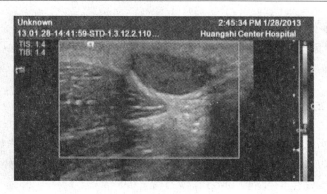

图 15-9 脂肪瘤

九、脂肪肉瘤

脂肪肉瘤起源于间叶细胞，也是软组织肿瘤中较常见的一种，好发于大腿、臀部、腘窝深部和腹膜后。

【临床表现】

同脂肪瘤，也表现为无痛性肿块，邻近骨骼的脂肪肉瘤，易侵犯骨骼或发生转移。

【超声表现】

肿块可无包膜或有假包膜，部分肿块边界清晰，内部呈低回声或不规则较强回声，可见坏死、液化或钙化，后方回声可衰减也可增强。彩色多普勒显示肿块内部及周边均可见较丰富的动静脉血流信号。

【鉴别诊断】

需与脂肪瘤、纤维肉瘤等相鉴别。

十、软组织转移瘤

较原发性恶性肿瘤少见，可发生于黑色素瘤、肺癌、乳腺癌、肾癌等。当肌肉内出现肿块时，应首先考虑为原发性肿瘤，其次为转移瘤。大多数转移瘤可找到原发病灶，极少数转移瘤找不到原发病灶。

【临床表现】

多以皮下或肌肉内软组织肿块而就诊。

【超声表现】

转移病灶发生于皮下或肌肉内，边界清楚或不清楚，形态规则或呈分叶状，内部多为低回声，均匀或不均匀，后方回声衰减或增强。彩色多普勒显示肿块内有较丰富的血流信号。

【鉴别诊断】

需要与原发性软组织肿瘤相鉴别，前者可找到原发病灶，确诊应靠活检。

十一、异物

软组织或肌内异物是最常遇到急诊的问题，常发生在软组织或肌肉的开放性损伤，如火器射伤，物体的爆炸或爆裂，缝针误刺等，可分为金属性和非金属性，后者包括玻璃、木竹、砂石等。

【超声表现】

新鲜伤口有出血，局部疼痛使运动受限，创面可有泥沙、木屑等异物残留。合并感染的异物局部肿胀、疼痛，或伤口经久不愈。较表浅的异物，有时可触及硬结。

【超声表现】

一般表现为软组织或肌内出现点状、条状或团块状的高或强回声，后方伴或不伴有声影（见图 15-10）。如木质异物通常表现为高回声，后方可伴或不伴声影；金属异物表现为强回声，伴有明显的"慧星尾"征，加压皮肤或使肌肉收缩可以引起移位。当异物合并出血或脓肿时，表现为高回声周围有低回声晕。当有瘘孔形成时，可探测到与皮肤相连的不规则形窦道，多呈低回声，内端与异物相连。异物周围有炎症时，可探及较多的血流信号。

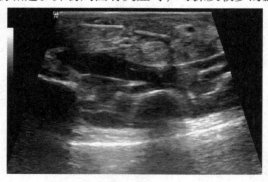

图 15-10　软组织木质异物

【鉴别诊断】

需与钙化灶、静脉石、骨化性肌炎等相鉴别。

十二、骨筋膜室综合征

骨筋膜室由骨、骨间膜、肌间隔和深筋膜所围成，内含有肌肉、神经及血管。当肢体受压，骨筋膜室内组织压力升高到足以损害室内肌肉和神经的血液供应时，可发生骨筋膜室综合征。

【临床表现】

急性者受累肢体出现疼痛、肿胀、局部压痛、肢体被动牵拉痛、皮肤苍白、感觉异常、肌力减弱等。

【超声表现】

急性者：显示受累肢体明显肿胀，皮肤及皮下组织增厚，筋膜室内肌肉肿胀增厚，早期回声减低，肌束周围可见线状低回声，继之肌肉回声不均匀增强；当发生肌肉坏死时，肌纹理模糊或消失，呈云雾状或磨玻璃样。由血管损伤或骨折血肿引起者，筋膜室内可出现血肿，呈局限性低或无回声。

CDFI：早期仅见静脉受压，血流消失，动脉血流信号增多，RI 指数增高，进而血流信号减少甚至消失。慢性者：两侧对比扫查，显示筋膜室内肌肉回声减低或回声不均，运动后 CDFI 显示动静脉血流异常。

【超声表现】

急性筋膜室综合征需与血栓性静脉炎、动静脉血栓等鉴别。

第二节　关节、滑囊、腱鞘

一、关节积液

关节产生病变或出现某些全身性疾病时，关节液增多即形成关节积液，造成关节疼痛、不适。关节积液是各种关节滑膜炎症的共同症状和诊断关节疾病的最重要证据。积液的性质可分为脓性、浆液性、血性等。最常发生在大关节，尤其以膝、髋、肘关节多见。

【临床表现】

主要表现关节充血肿胀、疼痛、活动困难及功能受限。

【超声表现】

少量积液位于关节隐窝处（见图 15-11）。大量关节积液，关节囊扩张外凸，关节腔明显增宽，呈无回声，加压时无回声区可散开，液体内可见漂浮的细光点回声。关节滑膜增生肥厚时，表现为呈绒毛状或结节状的低回声在暗区内飘动。

CDFI：可探及较丰富血流信号。关节积液的诊断标准：膝关节 > 3mm；髋关节 > 5mm；或 > 对侧 2mm；术后 > 5mm > ；肩盂肱关节外展 90°在腋下测定，≥3.5mm 或 > 对侧 1mm；踝前胫距关节 > 3mm。

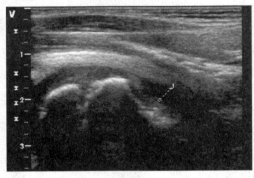

图 15-11　髋关节积液

二、关节游离体

大多数小继发于其他关节疾病，如半月板的损伤、类风湿性关节炎及骨关节炎等疾病。常发生在大的滑膜性关节，尤以膝关节多见。

【临床表现】

表现为突然发生的关节绞锁、疼痛，有时可触及游离体肿物，经适当活活可解除关节绞锁，症状暂时消失，久之可产生关节积液，因活动受限引起肌肉萎缩。

【超声表现】

游离体显示为局限性的强回声，呈圆形、椭圆形或不规则形，其后方可有声影，当关节内无积液时，游离体贴附在相对应的骨端表面，不易分清；当关节有积液时，显示游离体不与关节的骨结构相连，周围被液体包绕。

【鉴别诊断】

需与半月板损伤及囊肿、滑膜性软骨瘤病等鉴别。

三、肩关节周围炎

简称肩周炎，是以肩关节囊及其周围韧带、肌腱和滑囊等软组织慢性炎症粘连，限制肩关节活动，引起肩部疼痛、活动障碍的疾病。

【临床表现】

发病年龄大多 50 岁以上，女性发病率略高于男性，且多见于体力劳动者。由于 50 岁左右的人易患此病，所以本病又称为五十肩。表现为肩部疼痛、肩关节活动受限、患肩怕冷、肩关节周围可触到明显的压痛点等。

【超声表现】

肱二头肌长头肌腱炎，腱体肿胀，边缘模糊，腱内部出现局限性低回声或回声不均，多见于关节盂区或肱横韧带区。肱二头肌长头肌腱腱鞘滑膜炎，腱周围出现明显无回声区。肩腱钙化，腱内可见大小不等斑点状强回声，后方声影不明显。部分病例于冈上肌腱与三角肌之间出现无回声区，肩峰至肱骨头间距增大。

【鉴别诊断】

需与肩腱袖损伤、颈椎病等鉴别。

四、痛风性关节炎

痛风是由嘌呤代谢障碍导致高尿酸血症，引起反复发作急性关节炎、痛风石、尿酸性肾结石、痛风性肾病为特点的疾病。痛风性关节炎是由尿酸钠结晶在关节软骨、滑膜、关节囊及其周围软组织等处沉着形成痛风石，引起慢性炎症反应。表现为邻近的肌腱、腱鞘及滑膜发炎增厚、软骨退行性变，甚至骨质被侵蚀而缺损，日久可导致骨关节畸形。

【临床表现】

好发于中老年人，最先累及跖趾和指间关节，尤其是第一跖趾关节，反复发炎，而后累及大关节，主要表现为关节肿胀和剧痛，后自行缓解，反复发作等。

【超声表现】

急性关节炎期，受累关节周围软组织肿胀，累及肌腱和腱鞘时，肿大肌腱周围出现回声减低区，出现关节积液。大关节受累时关节软骨变薄、缺损，邻近关节的滑囊滑膜增生，积液扩张，内可见点状高回声。

CDFI：局部血流信号增多。长期慢性炎症，骨质受侵蚀破坏时，可见骨质回声凹陷，关节腔变窄，出现痛风石，表现为低回声或高回声结节，后方多无声影。常合并肾结石。

【鉴别诊断】

需与骨关节炎、滑膜性软骨瘤病等鉴别。

五、滑囊炎和滑囊囊肿

滑囊为结缔组织中的囊状间隙，存在于关节附近，骨突与皮肤、肌肉及肌腱之间，肌腱骨附着处，以及肌肉和肌肉之间。滑囊常因外伤、感染及邻近关节疾病而发炎、充血和渗出，囊内滑液增加形成囊肿。

【临床表现】

滑囊囊肿表现为在关节及肌腱附近出现圆形、椭圆形或不规则形的包块，局部肿胀，可有疼痛及邻近关节运动受限。

【超声表现】

急性滑囊炎滑囊壁均匀性增厚，慢性滑囊病变滑膜增生多呈低或高回声（见图15-12）。滑囊囊肿表现为邻近关节、骨突部局限性出现大小不等的圆形或椭圆形无回声肿物，边界清晰，壁光滑，无搏动，后方回声增强。与关节相通者，多呈茄形，一端窄长与关节腔相连，大小可发生变化（见图15-13）。

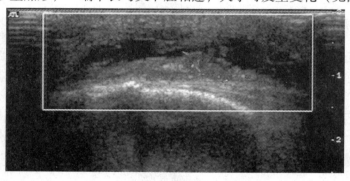

图 15-12　髌前滑囊炎并滑膜增生

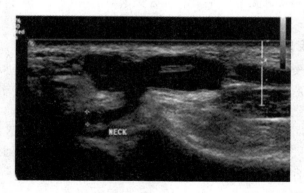

图 15-13　滑囊囊肿，可见一个窄的颈部与关节腔相连

【鉴别诊断】

需与动脉瘤、血肿、半月板囊肿、腱鞘囊肿等相鉴别。

六、腱鞘炎

腱鞘炎又称腱周炎，可由多伤、局部感染、邻近的关节炎或骨异常、异物或长期摩擦等引起，多见于腕、足、指、趾有腱鞘和滑膜鞘的肌腱。

【超声表现】

急性腱鞘炎，受累肌腱直径增大，边缘粗糙，回声不均；腱鞘内液体增多增宽，显示为无回声；腱滑膜鞘增厚呈低回声，有时横切面上肿大肌腱周围可出现环状低或无回声。

CDFI：腱鞘周围的血流信号增多。慢性狭窄性腱鞘炎，肌腱边缘不清，局部回声增强，肌腱在腱鞘内滑动受限或消失。腱鞘或肌腱发生钙化时，表现为强回声后伴声影 。

七、腱鞘囊肿

腱鞘囊肿是关节囊、韧带、腱鞘上的结缔组织因局部营养不良发生退行性变形成囊肿。部分病例与外伤有关。腱鞘囊肿的囊壁为致密的纤维结缔组织，囊内为无色透明胶陈黏液。囊腔多为单房，也有多房者。目前临床上将手、足小关节处的滑液囊疝和发生在肌腱的腱鞘囊肿统称为腱鞘囊肿，而发生在大关节的附近的囊肿，则以关节或部位命名，如腘窝囊肿。

【临床表现】

腱鞘囊肿可发生于任何年龄，多见于青年和中年，女性多于男性。囊肿生长缓慢，多呈圆形，直径一般不超过 2cm。也有突然发现者。少数可自行消退，也可再长出。部分病例除局部肿物外，无其他不适。多数病例表现为局部酸胀或压痛，影响活动。

【超声表现】

声像图表现为紧邻肌腱处的囊性包块，探头加压不变形，多为单发，边界清晰，可见包膜，呈圆形或椭圆形，囊内透声好，囊液黏稠时为低回声。较大的囊肿后方回声增强。陈旧性囊肿其内可有点状或斑块状高回声，可有分隔。若发生出血、感染后，囊壁可增厚，内部回声不均匀。CDFI：囊内无血流信号，周围可探及少许血流信号。

【鉴别诊断】

一般不难诊断，但有时需与滑囊囊肿和半月板囊肿相鉴别。

八、腘窝囊肿

腘窝囊肿由膝关节滑膜袋状疝出，或腓肠肌－半膜肌滑液囊异常扩张所形成，又叫 Baker 囊肿。常表现为膝关节后方腘窝处的肿块，触摸质软，有囊性感。膝关节伸直时囊肿明显，而屈曲时囊肿体积似乎减小。

【临床表现】

易导致伸膝和屈膝受限，伴膝后疼痛，疼痛较轻，紧张膨胀感明显。偶尔囊肿可以压迫阻碍静脉回流，引起小腿水肿。

【超声表现】

膝关节后方腘窝内，腓肠肌与半膜肌之间可见大小不等的无回声区，边界清晰，形态呈梭形、椭圆形或不规则形，大多数囊壁光滑较薄，内透声好，少数囊壁毛糙较厚，内可见飘浮的密集点状回声及光带分隔（见图 15-14、15-15），囊肿后方回声增强。

CDFI：囊肿内部及周边无明显血流信号，部分囊壁上可见星点状血流。根据囊肿与关节腔的关系，可分为单纯型滑膜囊肿型（Ⅰ型）和膝关节后疝型（Ⅱ型）。Ⅰ型腘窝囊肿形态规则，呈圆形或椭圆形，因与关节腔不相通，探头加压时，囊肿不变形；Ⅱ型腘窝囊肿形态不规则，因基底部与关节腔之间有一蒂状管道相通，囊肿可压缩变形。

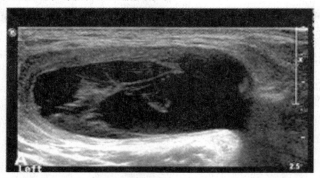

图 15-14　腘窝囊肿，囊肿壁厚、内有分隔

【鉴别诊断】

脂肪瘤：表现为皮下脂肪层内椭圆形均质的低回声。

血管瘤：为形态不规则的低回声区，彩色多普勒超声可鉴别，血管瘤可探及彩色血流信号，可检出静脉血流频谱。而腘窝囊肿则无血流信号。

动脉瘤：表现为有搏动的无回声肿块，可检出动脉血流频谱。

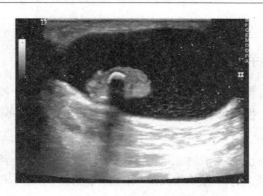

图 15-15　腘窝囊肿伴游离体

九、滑膜性软骨瘤病

滑膜性软骨瘤病是一种少见的良性关节病，是由滑膜软骨化生而引起。以滑膜上形成软骨结节为特征，这些软骨小体多呈砂粒状，多时可达数十个，可带蒂生长，向关节腔内突出，亦可脱落进入关节腔内，成为游离体，受关节滑液滋养而逐渐长大，后期软骨结节可发生钙化或骨化，所以也称滑膜骨软骨瘤病。此病好发于关节，尤以膝、髋、肘、肩关节多见，掌指和指间关节滑囊及腱鞘偶有发生，多为单侧发病。

【临床表现】

缓慢发病，患侧关节肿胀，间歇性疼痛，关节活动受限，活动时关节有不同声响，有时可触及肿块和出现绞锁现象。

【超声表现】

关节腔积液，关节腔内出现无回声区，关节腔增大，滑膜增厚凹凸不平，回声增强。关节滑膜向腔内隆起的斑点状强回声结节，脱落时形成关节游离体。数量和大小不等，最大直径可达数厘米，游离体形态不一，可随关节运动而移位（见图 15-16）。有时关节面不光滑，关节软骨回声增强或断裂缺损。在膝关节发生者，常同时发生髌上滑囊炎和腘窝囊肿。

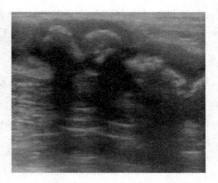

图 15-16　右膝关节滑膜软骨瘤

【鉴别诊断】

需与局限性骨化性肌炎、关节周围钙

化、神经关节病、骨软骨瘤等相鉴别。

十、膝关节半月板损伤

膝关节半月板损伤包括半月板及盘状软骨撕裂、半月板退行性变、半月板关节囊分离等。损伤部位可在前角、体部和后角，多由间接暴力引起。

【临床表现】

急性者表现为伤后关节肿胀、疼痛、运动受限。慢性者表现为弹响、绞锁、关节间隙压痛，有时合并膝关节周围肌肉萎缩等。

【超声表现】

正常半月板表现为膝关节内倒置的三角形低回声，尖端指向关节间隙，底部朝向皮肤。存在膝关节积液时，半月板、关节游离体及滑膜也可清晰显示。当半月板损伤完全断裂，间隙较宽时，可见两个强回声的断端之间有一带状低回声，或三角形尖端消失，其内见长条状低回声。半月板退行性变常发生在半月板中间部，表现为在半月板结构内出现多发性不规则较强回声；进一步发生变性或形成囊肿时，则表现为不规则低回声或三角形区内出现无回声。陈旧性损伤，表现为不规则片状或团块状强回声。半月板关节囊分离表现为半月板边缘局限性回声增强，边周部向内移位，凹陷或与外侧韧带分离，出现低回声裂隙。

【鉴别诊断】

需与关节游离体、滑膜炎、滑膜性软骨瘤病等相鉴别。

十一、膝半月板囊肿

膝半月板囊肿主要发生在半月板内或半月板周边，囊肿较小，多在关节内，较大者可突出至关节外，多与外伤后软骨黏液性变有关。

【临床表现】

膝关节及其周围疼痛，可触及肿物，伸膝时明显，屈膝时变小或消失。

【超声表现】

表现为圆形或椭圆形无回声，边界清晰，后方回声增强，单房或多房，内部回声均匀，有时可见点状或碎屑样回声，与半月板关系密切（见图15-17）。体积较大的囊肿可从关节内突出于关节外，呈游离状态，随关节伸屈囊肿大小也有变化，伸膝时明显增大，屈膝时变小。CDFI：囊肿内无血流信号。

【鉴别诊断】

需与腘窝囊肿、滑液囊肿、局部包裹性关节积液等相鉴别。

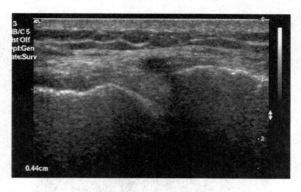

图 15-17　半月板囊肿

十二、发育性髋关节发育不良和脱位

发育性髋关节发育不良，传统诊断名称为先天性髋关节脱位，目前统一称之为发育性髋关节发育不良或发育性髋关节脱位，它包含了这一组疾病的各种病变，包括髋关节脱位、半脱位和髋臼发育不良。超声主要对新生儿至 6 个月龄婴儿进行发育性髋关节发育不良的诊断和筛检，还可监测髋关节的发育过程及患儿的早期治疗过程。

【临床表现】

新生儿至 6 个月龄婴儿表现为：大腿皮纹和臀纹不对称，关节弹响和下肢不等长，髋关节活动受限，尤其是屈曲、外展活动受限等。

【超声表现】

完全脱位者表现为股骨头与髋臼完全分离，股骨头向外上方软组织内移位，髋臼内空虚且变浅，骨性髋臼顶内缘变平坦或变圆。

半脱位者表现为股骨头向外轻度移位，与髋臼间出现较宽的间隙，头与臼不能完全嵌合，骨性髋臼发育不良，由于股骨头向外上方移位，髋臼顶受压变形。

按 Graf 分型，在髋关节冠状面超声图像上做三条线：基线：自关节囊在髂骨上的起点至骨性髋臼外侧缘引一直线；软骨髋臼盖线：为骨性髋臼外侧缘至纤维软骨盂缘中央的连线；髋臼盖线：髋臼窝内髂骨下缘至骨性髋臼外侧缘的连线。此方法要求在标准图像上必须见到平直的髂骨、圆弧型的骨性髋臼顶和软骨性髋臼顶。基线和髋臼盖线相交成 α 角，用来衡量骨性髋臼发育的程度，软骨髋臼盖线的延长线和基线相交成 β 角，代表软骨髋臼盖发育的程度（见图 15-18）。根据 α、β 角大小将髋关节分为四型，Ⅰ型：α>60°、 β<55°，为正常髋关节；Ⅱ型：α为43°~60°、β为55°~77°，即骨性髋臼发育不良，软骨盖变形；Ⅲ型：α<43°、β>77°，即半脱位，股骨头向后上方脱位，软骨髋臼盖受压变形；Ⅳ型：完全脱位，股骨头位于软组织内。

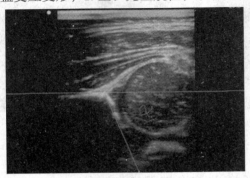

图 15-18　正常婴儿髋关节 Graf 法测量图示

第三节　骨　骼

一、骨折

骨或骨小梁的连续性或完整性中断称骨折。分为创伤性骨折、疲劳骨折和病理性骨折。

【临床表现】

一般表现：局部疼痛、肿胀、皮肤淤斑、压痛和功能障碍等。骨折的特有体征：畸形、异常活动、骨擦音或骨擦感。

【超声表现】

长轴切面骨折段可见骨皮质强回声光带回声中断，两断端间可见错位，呈阶梯状（见图15-19），有的表现为骨折处局限性凹陷、成角或两断端重叠，粉碎骨折可见大小不等的碎骨片。青枝骨折处局部凹陷，其对侧稍突出，骨皮质可无回声中断。骨折时多伴有周围软组织回声改变，邻近断端处组织层次紊乱。有骨膜下血肿形成时，骨膜呈穹窿状高回声，在骨膜与骨皮质之间见无回声暗区。

陈旧性骨折显示骨折处有骨痂生成，骨折断端显示不清，骨痂呈弧状或不规则块状强回声，后伴声影，骨痂后方骨皮质多不显示，呈宽窄不等的回声失落，骨痂前方软组织有不同程度的变薄。

软骨骨折断面平直且较整齐，多无碎骨片，骨折处错位多较显著，常有重叠或成角，因软骨具有较好的透声性，软骨骨折时超声可显示软骨的内部和前后两缘，骨折两断面均可显示，伴有血肿形成时，呈三角形或椭圆形低回声或混合性回声，形态多规则。陈旧性软骨骨折，表现为骨折断端边缘模糊，随时间延长骨痂形成后，骨折处见斑片状强回声，愈合后原骨折处表现不光滑，凹凸不平或有不同程度的隆起，软骨内部回声增强不均匀，后方可伴有声影。

骨折后，骨折部位周围出现低回声血肿，其内无血流信号，周围组织内可探及血流信号；当有骨痂生成时，骨痂内可显示丰富的血流信号。

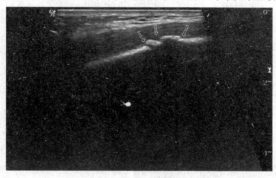

图 15-19　肋骨骨折

二、肋软骨炎

是一种自限性非化脓性软骨内炎性疾病。原因不明，好发于第 2～4 肋软骨。

【临床表现】

表现为受累肋软骨疼痛，局部肿大压痛，皮肤无异常。

【超声表现】

声像图表现为骨表面连续性好，病变处的肋软骨呈局限性增厚、隆起（与相邻两端正常部位相比），增厚的肋软骨内部回声略增强，无破坏，周边部回声稍模糊，且该部位探头加压痛阳性。

【鉴别诊断】

需与胸壁结核、胸壁骨肿瘤等鉴别。

三、骨髓炎

骨髓炎由化脓性细菌感染而引起的骨髓、骨皮质和骨膜炎症。致病菌多为金黄色葡萄球菌和链球菌。感染途径多由身体其他部位化脓病灶，经血运传播到骨骼，或由邻近感染蔓延及外伤经皮肤直接感染所引起。好发于长骨干骺端。

【临床表现】

急性骨髓炎，多发生于儿童及青少年，临床起病急，其主要症状为高热寒战、肢体剧痛，患儿常哭叫不止，患者肢半屈曲位拒动等。急性骨髓炎治疗不及时，转为慢性骨髓炎。

【超声表现】

急性骨髓炎：早期出现骨膜下脓肿带状无回声区，骨膜被掀起呈拱形抬高并增厚，或者在骨周出现脓肿无回声区。当出现骨质破坏时，声像图上骨皮质回声中断，骨的正常结构失常，骨质中出现不规则、边缘不清的低回声区，并夹杂有较强的回声。周围软组织肿胀，有时软组织内可探到脓肿无回声区。CDFI可见血流信号增多。

慢性骨髓炎：骨皮质回声带呈不规则强回声，表面凹凸不平，骨瘘孔处骨皮质局限性回声中断或缺损；死骨形成并分离时，则呈孤立性点状、带状或块状强回声，后方伴声影，其周围为低回声区包绕（见图15-20）。

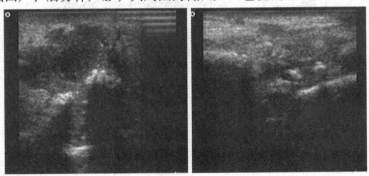

图15-20　慢性骨髓炎死骨形成

【鉴别诊断】

早期需与急性蜂窝织炎和单纯软组织炎症鉴别，后者表现为软组织厚度增加，而无骨膜下或骨周脓肿存在。慢性骨髓炎需与骨结核鉴别。

四、股骨头无菌性坏死

临床较常见，发病机制不完全明确。起病缓慢，早期为跛行，疼痛及乏力。由于肌肉痉挛髋关节常呈屈曲状。

【超声表现】

早期髋关节囊轻度肿胀，少量积液，股骨头边缘轻度毛糙不整；之后股骨头逐渐变小，表面不光整，新月状强回声带破碎不连续，横径加大变扁，股骨颈变宽略缩短，关节间隙稍宽或正常；晚期股骨头新月状反射增强变宽，股骨头边缘不整，高低不平，变扁，股骨头缩入股骨颈内，相反大粗隆相对升高。

【鉴别诊断】

需与髋关节结核、一过性髋关节炎等相鉴别。本病的主要特点是股骨头破碎、变扁。

五、骨软骨瘤

骨软骨瘤是常见的良性骨肿瘤，是附着于干骺端的骨性突起，因基底形状不同可分为带蒂和广基两种类型，均与骨干相连。可发生在任何软骨内化骨的骨骼上，多见于长骨的干骺端，其中以股骨和肱骨最多。

【临床表现】

骨软骨瘤本身无症状，但可因压迫周围组织而影响功能。

【超声表现】

表现为自干骺端向外突出的骨性突起。肿瘤的基底部为正常骨组织，可以是长蒂形或宽基底。骨皮质与正常骨皮质相连续，后方伴声影（见图 15-21）。骨软骨瘤表面的骨软骨帽声像图表现为低回声，覆盖于肿瘤表面，边界清楚，一般成人 <2mm，儿童 <3mm，当超过时应考虑恶变。骨软骨瘤表面与软组织摩擦形成滑囊，当滑囊积液扩张时，声像图上在软骨帽周围出现无回声暗区，使软骨帽的表面界限更清楚。CDFI：肿瘤内无血流信号显示。

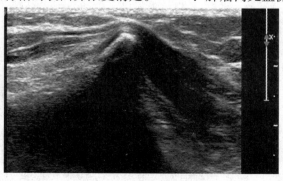

图 15-21　股骨下段骨软骨瘤

【鉴别诊断】

需与多发性遗传性骨软骨瘤鉴别：有遗传性、多发、骨缩短或畸形。如果成人期骨软骨瘤重新开始生长，转变成软骨肉瘤的机会极大。

六、骨肉瘤

骨肉瘤又称成骨肉瘤，是原发性恶性骨肿瘤中发病率最高、恶性程度最大的肿瘤。最常发生于四肢长骨，80％位于膝关节周围，即股骨远端和胫骨近端，其次为肱骨、股骨近端和胫骨远端。好发于青少年。

【临床表现】

骨肉瘤典型症状是疼痛，开始时较轻，以后变得严重而持续。患者可触及肿块，且迅速增大，病程发展快，关节活动受限。表浅皮下组织可见静脉怒张。

【超声表现】

1. 骨质破坏：病变区骨皮质被破坏，骨组织回声消失，回声连续性中断，内部回声极不均匀，骨破坏的基础上有不同程度肿瘤骨形成，表现为斑块状或斑点状强回声。

2. 骨膜反应：骨膜增厚，回声增强，进而隆起抬高与骨皮质分离，这是骨肉瘤在声像图上的特异性表现。在沿骨长轴做横切扫查时可见与骨皮质表面垂直的针状瘤骨呈放射排列。

3. 肿瘤破坏骨质侵犯软组织时，即形成包绕病变骨、肿瘤新生骨的软组织肿物。一般范围较大，边界不清，无包膜，软组织肿块中常有环状、斑片状或斑点状新生肿瘤骨。软组织肿物范围远远大于病变骨，常呈浸润性生长。较大的肿瘤内发生出血和坏死时，可出现无回声区，使肿瘤内部回声更加不均匀。

4. CDFI：骨肉瘤内部或边缘均可探及动、静脉血流，且以动脉血流为主。肿瘤血管较粗大，互相交通，分布密集，血流极丰富。

【鉴别诊断】

骨巨细胞瘤：好发于20～40岁青壮年，好发部位为长骨骨端，肿瘤区呈较均匀低回声或中等回声，骨皮质变薄，无骨膜反应。

软骨肉瘤：多见于成年人，肿瘤内部回声不均匀，可见大量斑点状强回声，后方伴声影。

转移性骨肿瘤：多见于老年人，多有原发病史，根据发病年龄、部位、肿瘤的回声特点等可与骨肉瘤相鉴别。

七、纤维肉瘤

纤维肉瘤是来源于骨内的结缔组织或骨膜的原始成纤维组织的恶性骨肿瘤，多发生于四肢长骨干骺端，以股骨远端、胫骨近端及骨盆尤为常见，有时发生在骨干。

【临床表现】

临床上纤维肉瘤表现为生长缓慢的孤立性肿块，直径 3~8 cm，多侵犯肌肉，可深达骨骼，早期症状轻，肿块生长巨大时才引起症状。

【超声表现】

早期髓腔内出现较均匀的低回声，边界清楚，肿瘤后方回声不衰减，局部骨皮质破坏，变薄。当肿瘤穿过骨皮质，形成软组织肿块，呈均匀低回声，一般无反应性骨膜增厚。CDFI：有较丰富的血流信号。骨膜型纤维肉瘤，主要产生附着于骨旁的均匀性低回声软组织肿块，边缘回声清晰，当肿瘤侵犯邻近骨质，可见局限性骨破坏，回声中断，骨皮质不规则变薄。CDFI：肿瘤内可见较丰富血流信号，并可测及动脉频谱。

【鉴别诊断】

应与骨巨细胞瘤、滑膜肉瘤及转移性骨肿瘤等相鉴别。

八、转移性骨肿瘤

转移性骨肿瘤大部分为癌，极少数为肉瘤，容易发生骨转移的恶性肿瘤有：乳腺癌、前列腺癌、肺癌、肾癌等。

【临床表现】

半数左右患者有原发恶性肿瘤的病史，另一部分病人无原发灶的症状及体征，亦无这方面的病史，首发症状就为转移的症状。最常见症状为疼痛，可触及包块，出现压迫症状及贫血、消瘦、低热、乏力、食欲减退等全身症状。

【超声表现】

转移性骨肿瘤表现为局限性溶骨性破坏，骨皮质连续性中断；肿瘤内部回声多样，多为较均匀或不均匀低回声；边缘轮廓清楚，但多不光滑；透声性良好，后方回声不衰减。晚期肿瘤穿破骨皮质后，在软组织内出现局限性肿块，多无完整包膜。转移性骨肿瘤一般无骨膜反应。病理性骨折时，可见骨端移位。CDFI：可见异常肿瘤血管迂曲扩张，互相交通成片状或树枝状血流信号。

【鉴别诊断】

转移性骨肿瘤应与骨肉瘤、骨巨细胞瘤、纤维肉瘤、非骨化性纤维瘤等鉴别。

第四节　周围神经疾病

一、神经鞘瘤

神经鞘瘤是周围神经性肿瘤中最常见的一种，多数为良性，可发生于任何有神经的部位，以头颈部及四肢最为多见。

【临床表现】

可长期无症状，患者常因神经走行部位出现肿物，受累神经支配区麻痛、无力为主要症状而就医。恶性神经鞘瘤常出现明显疼痛或神经症状。

【超声表现】

肿瘤与神经走行部位有关，多单发，偶尔可在同一神经或不同神经上多发，形态多为椭圆形或梭形，边界清晰，多有包膜，内部呈较均匀的低回声。发生囊性变或出血时，肿瘤内呈混合性回声，可见大小不一的无回声区。病程长的肿块内部可呈不规则高回声，有时出现斑点状或团块状强回声伴声影，肿块后方回声轻度增强。

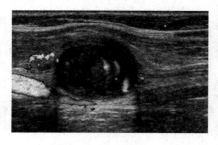

图 15-22　神经鞘瘤

在肿块长轴的一端或两端，可找到与之相连的神经干，神经偏于肿块的一侧。肿瘤内部可有少许彩色血流信号（见图 15-22）。恶性神经鞘瘤一般体积较大，生长快速，无包膜，边界不规则，或与周围有粘连，内部回声不均，可有钙化，血流信号较丰富，可伴有区域性淋巴结的肿大。

【鉴别诊断】

应与神经纤维瘤、肿大淋巴结、有血栓形成的动脉瘤及其他软组织肿瘤相鉴别。后三者与神经无起源连接关系，而神经纤维瘤一般无包膜，包绕神经干生长，不同于神经鞘瘤。

二、神经纤维瘤

神经纤维瘤是起源于神经膜的良性局限性或弥漫性增生所形成的肿瘤。包绕神经生长，可发生于全身各部位的神经干。有时肿瘤多发，呈串珠样排列，临床称为神经纤维瘤病。

【临床表现】

临床症状、体征与神经鞘瘤相似，常以软组织包块来就诊。

【超声表现】

单发结节型，与神经鞘瘤相似，多呈梭形、卵圆形或分叶状，边界清晰，一般无包膜，内部回声均匀或不均匀，与之相连的神经干从肿块中心穿入，肿块内部仅有少量的血流信号显示（见 15 - 23）。多发性结节，多位于皮内或皮下，可沿一条神经发生多个，或在全身散在发生，由皮肤长出，呈梭形、椭圆形或多结节相连的肿块，肿块较软，探头加压容易变形。弥漫型神经纤维瘤显示皮肤及皮下脂肪层明显增厚，与正常组织无明确界限，内部回声增强，呈条状或结节状不均匀低回声，神经组织分布其内，可显示较丰富血流信号。

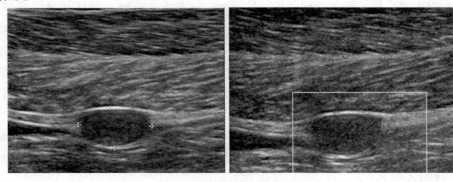

图 15-23 右小腿比目鱼肌深部神经纤维瘤

【鉴别诊断】

单发结节型需与神经鞘瘤、脂肪瘤、脂肪肉瘤、肿大淋巴结相鉴别。

三、原始神经外胚层瘤

原始神经外胚层瘤是一种罕见的高度恶性的神经系统肿瘤，来源于神经外胚层细胞，属于小圆细胞类恶性肿瘤，分为在中枢神经系统的中央型和外周神经系统的外周型两大类。超声主要用于诊断外周四肢神经的肿瘤。

【临床表现】

可发生于任何年龄，以儿童和青少年多见，全身各处均可发生，以脊柱旁、胸壁和下肢近段多发。表现为迅速增长的肿块，局部间歇性疼痛和放射痛，压迫神经时甚为剧烈。

【超声表现】

无特征性表现，肿块多显示为回声均匀实质性低回声，与周围组织和脏器无明显起源关系。CDFI：肿块内部及周边可探及丰富血流信号。

【鉴别诊断】

需要与恶性神经鞘瘤、横纹肌肉瘤、转移瘤相鉴别。

四、尺神经脱位

尺神经脱位指肘部尺神经屈肘时位置异常，从尺神经沟脱出，向前移至肱骨内上髁尖上和腕屈肌总腱起点后方，是引起肘内侧疼痛和尺神经病症的原因之一，可单独发生，有时合并肱三头肌内侧头脱位。

【临床表现】

肘内侧疼痛，屈肘时局部可触到弹响，以及由于在内上髁反复摩擦刺激，而引起尺神经功能障碍。

【超声表现】

探头横置于肱骨内上髁与鹰嘴之间，正常尺神经走行在肱骨内上髁尖的后方尺神经沟内，探头对准内上髁的位置不动，在主动屈肘的过程中动态观察，可观察到脱位的尺神经在探头与内上髁之间滚动弹跳。若同进合并肱三头肌内侧头脱位，此肌腹与尺神经一起移至内上髁尖上，单独尺神经脱位时两者是分开的。

【鉴别诊断】

需与肱骨内上髁炎、其他原因引起的肘管综合征等鉴别。

五、腕管综合征

腕管综合征是最常见的周围神经卡压综合征，是各种原因使正中神经在腕管内受压，发生的神经病症。

【临床表现】

一般为单侧发病，也可双侧。表现为腕部及正中神经支配区疼痛，腕部压痛，桡侧三个半手指掌侧皮肤感觉迟钝，由于疼痛活动受限，有时拇指外展及对指无力，可有大鱼际萎缩。

【超声表现】

最特异的改变为腕部正中神经呈弥漫性或局限性肿大，回声变低，在腕屈肌支持带的近端，宽径 > 4.9mm，有时在屈肌支持带最厚处，可见神经被压扁或出现切迹。由于病因不同，还可有其他声像图表现，如急性屈肌腱滑膜炎，出现腱周滑膜增厚；外伤出血及腱鞘囊肿引起者，可见局限性无回声区，后者有光整边界；由肿瘤引起者，在指屈肌腱旁可见实质性肿块回声；源于正中神经的肿瘤，则肿块与神经干相连。

【鉴别诊断】

本病需与颈椎病、旋前圆肌综合征等所引起的手指麻木、疼痛症状鉴别。虽然症状相似，但均无腕管部的异常。

六、梨状肌综合征

是指由梨状肌外伤出血、炎症水肿、梨状肌下孔或坐骨大孔周围发生囊肿、肿瘤、局限性骨化肌炎等刺激或压迫坐骨神经，或梨状肌与坐骨神经的剖关系发生异常，所引起的臀后部和坐骨神经痛症状的总称。

【临床表现】

臀后部及大腿后疼痛，可放射至整个下肢，髋内旋，内收，伸膝抬腿疼痛加重，并使运动受限，有时俯卧位在臀中部，可触到索条状梨状肌或肿物，并有明显的局部压痛。

【超声表现】

梨状肌综合征病因不同，声像图可有不同：梨状肌炎症肿大时，该肌横断面的各径线及面积增大，内部呈低回声或不规则回声；肌肉内出血，血肿形成时，出现无或低回声区；当有腱鞘囊肿形成时，出现无回声区；发生肿瘤时可见实质性肿块，坐骨神经显示受压移位、变形、回声减低或包裹浸润。

【鉴别诊断】

需与腰椎间盘突出症、腰椎管狭窄所引起的坐骨神经痛鉴别，两者梨状肌及其周围均无异常。

七、腓管综合征

腓管的容积减小或内压增高，腓总神经受压，产生的腓总神经病称为腓管综合征。

【临床表现】

初期出现沿腓管区的疼痛和压痛，足趾屈和强力内翻时加重，继而出现足背屈无力或垂足，小腿前外侧及足背外侧皮肤感觉障碍。

【超声表现】

沿腓总神经走行扫查，可见其肿大增粗、回声减低，或受压移位。由于病因不同，还可出现软组织肿瘤、囊肿、邻近滑囊炎积液扩张，肌肉或肌腱异常等声像图改变。

【鉴别诊断】

需与胫前筋膜室综合征相鉴别。

八、踝管综合征

踝管综合征亦称跗管综合征，是足部最常见的卡压综合征，由踝管内、外结构病变，直接或间接压迫胫神经而产生的神经病症。

【临床表现】

表现为内踝后下方、足和足趾跖面疼痛、麻木，重者常有夜间痛，足过度背屈或外翻、久站和步行后加重，足内翻、休息后可减轻。

【超声表现】

显示正常踝管及邻近解剖结构的异常，如屈肌支持带肥厚、肌腱炎、腱鞘炎、腱鞘囊肿、肿大的副趾长屈肌、实质性占位病变等，以及内踝后的胫神经受压和移位。受压的神经肿大回声减低，拇展肌及趾短肌出现失神经改变。

【鉴别诊断】

需与跟腱炎、跖腱膜腱端炎、跟腱滑囊炎、周围神经炎和周围血管病鉴别。

九、莫顿神经瘤

莫顿神经瘤又称足底神经瘤或趾间神经瘤、足底神经卡压综合征，是前足跖侧疼痛常见的原因之一。莫顿神经瘤不是真正肿瘤，而是趾神经反复受跖骨头或拉紧的跖骨间横韧带卡压，致神经变性、神经鞘细胞和神经束膜及外膜纤维增生所形成的良性肿块。

【临床表现】

表现在前足底部，特别是第 3 或第 2 跖骨间隙下方疼痛，行走、跑跳及穿紧鞋时加重，脱掉鞋或休息后缓解，局部有剧烈压痛并向足趾放射，足趾麻木，走路时鞋内有异物感等，偶尔触及肿物。

【超声表现】

在跖骨头水平，跖间横韧带深部或者在压痛最明显处，可找到平行于跖骨的卵圆形或圆形实质性低回声肿物，体积较小，边界清晰，有的呈不规则形并伸向足底皮下，加压时不变形，有压痛，肿块内一般无血流信号显示。

【鉴别诊断】

需与神经源性肿瘤、腱鞘囊肿、腱鞘炎、滑囊炎等鉴别。

第十六章 超声造影

第一节 超声造影理论基础

超声造影（Contrast enhanced ultrasound，CEUS）又称声学造影，是在常规超声检查基础上，通过静脉注射超声造影剂，利用造影剂使后散射回声增强来增强人体的血流信号，实时动态地观察组织微血管灌注信息，提高了人体组织低速血流以及微小血管显示的敏感性，明显提高超声诊断的分辨力、敏感性和特异性以及病变的检出率，并对病变的良恶性进行鉴别，是目前最先进的超声成像技术，被誉为无创性微循环血管造影。

CEUS 的灌注成像过程类似 CT 增强，所不同的是所采用的是高分子量的惰性气体微泡造影剂，一次剂量仅 2.5ml 左右，安全性高，罕见副反应。CEUS 目前已广泛应用于临床多个领域，如消化系统、泌尿系统、血管系统、妇科、浅表器官等等。

1. CEUS 的原理：超声造影剂（UCA）能通过改变声衰减、声速和增强后散射等，来改变声波与组织间的基本作用（吸收、反射和折射），使受检部位区域回声信号增强。由于正常肝组织与病灶对造影剂摄取的不同，对比分辨就非常明显。既能增强血流信号，提高信噪比，也能增强组织的灰阶显像。另外，造影剂的密度、浓度、血液流速、颗粒体积及声波发射频率等均可影响造影效果。微泡成像造影剂经外周静脉注射后进入全身血液循环，增强了病灶的回声和血流信号。造影剂微泡在超声声场中的活动特征与微气泡大小、微泡外壳和包裹气体密切相关，更主要是与入射声波超声功率有关，当超声功率较小，微气泡表现为线性振动，使常规灰阶超声和 CDFI 超声的回声信号增强；随着超声功率的加大，微气泡出现非线性振动现象，释放出多种谐频成分，二次谐波成像能提高信噪比，能发现微小血管内微泡的存在，并判断微循环血流变化；当超声功率达到某一临界点时，微气泡局部受到的压力大于它本身可承受的压力，触发微气泡破裂，产生丰富谐频信号，显示出该病灶区血管容量的信息。

2. CEUS 的临床应用特点

与 2D 及 CDFI 相比，CEUS 能提供更丰富、更明确的诊断信息，其临床应用特点如下：

1）实时动态灌注显像，避免时间取样误差和呼吸影响。

2）空间分辨力高，可探测到更多病灶，提高微小病灶（尤其是＜1cm 的肿瘤）的显示率，最小显示病灶只为 0.3cm。

3）操作简便，可重复性好。对于原发性肝癌 TACE 术后，CEUS 因不受碘油浓度的干扰，敏感性更佳。

4）真正的纯血池造影，显示组织微循环灌注信息，是目前能够实时显示组织微循环血流的最佳、最灵敏的影像学技术。

5）使用剂量小，无须皮试，无 X 线辐射和肝肾毒性，安全可靠。CEUS 特别适用于肝、肾功能不全者以及肝肾器官移植或急性胰腺炎患者等。

3. CEUS 的临床应用范围

1）肝、胆、胰、脾、肾、甲状腺、乳腺等肿瘤的定性诊断。

2）肝硬化结节定期进行 CEUS 排除恶变。

3）手术疗效评估：CEUS 能在肿瘤手术或介入治疗前对病灶进行定位、分期，治疗中及治疗后可进行疗效监测（如肿瘤是否完全坏死）以及预后评估（如是否还有残留肿瘤组织或复发）。

4）肝、肾等器官移植动态监测：评价术前受体血供，术中血管吻合情况，术后早期发现血管并发症，早期判断移植器官微循环灌注异常及排斥反应。

5）动态监测肿瘤生物、化学、放射治疗的疗效（CEUS 为功能和结构显像，优于单纯的解剖成像）。

6）观察动脉粥样斑块的形态学改变，鉴别诊断其性质，准确判断狭窄程度，有助于预测缺血性脑血管疾病的发生，降低发病风险及监测治疗效果。

7）四肢血管方面可准确诊断血管狭窄、栓塞以及血管畸形等病变，另外能快速简便地对血管溶栓治疗后进行动态监测，实时动态监测溶栓治疗的效果，及时调整治疗方案。

4. CEUS 的适应证

1）腹腔实质性脏器、小器官（甲状腺、乳腺）以及腹膜后的肿瘤定性诊断以及早期发现。如对肝脏良恶性病变的鉴别诊断价值已得到肯定，肝脏肿瘤术前检查可以判断卫星病灶的数目、位置，避免"抓大放小"，提高治疗效果。

2）外伤性疾病的明确诊断，腹部闭合性创伤怀疑肝脾非完全性破裂时行

CEUS 可通过观察肝脾实质内是否有造影剂异常灌注、聚集进行判断。

3）血管狭窄、闭塞或血管畸形的明确诊断，以及栓子的良恶性判断。

4）引导和监测肝脏等实质脏器的微创介入治疗，有助于选择合适的介入治疗窗，避免直接穿刺损伤肝包膜下肿瘤而造成难以控制的出血；肾脏囊肿介入治疗前行 CEUS 检查可疑明确判断囊性暗区与集合系二者之间的关系，并在第一时间进行疗效评估，比如肝癌射频消融术后实时判断有无残留存活区。

5）缺血性心脏病的诊断和疗效评估。

5. CEUS 的禁忌证：目前尚无绝对禁忌证。

1）过敏体质或严重心肺功能障碍者慎用。

2）妊娠期、哺乳期妇女不建议使用。

3）在进行体外冲击波治疗前 24 小时应避免使用造影剂。

6. CEUS 的局限性：当 2D 显示不清时，如病灶位置较深，声束衰减或病灶被肺气或肠气干扰，CEUS 的效果会大打折扣，显示困难。

1）造影剂在进行超声检查中，如果由于肠气或胸廓干扰，采用传统超声检查图像效果不佳，那么造影剂增强的效果也同样不佳，甚至没有效果。

2）心肌造影显像目前仍处于临床研究阶段，由于运动伪差、心肌灌注气泡意外的破坏、心肌组织产生的谐波是导致效果不理想主要的原因。另外，目前心肌造影剂中气泡的稳定性仍需要提高。

7. CEUS 的安全性：UCA 是一类经静脉注射的药剂，它可形成显著的对比增强的超声成像效果，使组织的微循环灌注得到清晰地显示。目前国内允许投入临床应用的超声造影剂是由意大利博莱科公司生产的新一代超声造影剂——声诺维（Sonovue），其主要成分为大分子低溶解度无毒惰性气体六氟化硫（SF6），由人体生物相容的磷脂包裹形成微泡。微泡的直径为 $2\sim8\mu m$，与红细胞大小相当，故又称为"血池造影剂"。此造影剂非常安全，无需皮试，且无肾毒性和心脏毒性，不良反应率极低。主要通过呼吸道排出，相关研究显示，其在注入人体约 15 分钟后即可通过呼吸排除完毕。

一般认为，UCA 的安全性较高，副作用发生率很低，约万分之一。

8. CEUS 的有效性

1）肿瘤定性诊断：肿瘤血流灌注的差异是良恶性肿瘤临床鉴别诊断的一个极其重要的生物学特征。CEUS 能清晰显示肿瘤的微循环血流灌注特性，因此能对肿瘤良恶性做出明确的定性诊断。并可用于肿瘤介入治疗后残余活性部分的判断以及外科治疗后的随访。

2）微小病灶的发现：由于达到了对肿瘤微循环显影的水平，CEUS 能清晰显示微小肿瘤或其他微小占位。大量研究表明其显示率甚至优于增强 CT，这对早期发现癌瘤有特别重要的临床意义，尤其是肝硬化或者有恶性肿瘤病史的患者。

3）外周血管病变的诊断：CEUS 能清晰显示血管狭窄、闭塞以及血管畸形等病变。

4）外伤的快速诊断：由于 CEUS 能清晰显示微循环的灌注，因此对于外伤引起的创伤性出血，能清晰显示出出血部位和范围。基于同样原理，CEUS 亦能对手术后脏器切口处的愈合情况进行监测。

5）心脏功能的准确评估：因造影剂能增强整个心腔的显影，故此心内膜边缘会描绘得更加清晰，这些正是评价左心功能以及室壁节段运动功能的重要前提，同时造影剂也可以进入冠状动脉微循环。

9. CEUS 的检查方法：以下简述 CEUS 的步骤（配有低机械指数 CPS 成像技术，造影剂声诺维，以进行肝脏造影为例）：

1）医生向病人先解释 CEUS 过程，签署知情同意书。

2）检查之前首先进行常规超声，彩色多普勒超声的检查。

3）将 5～10ml 生理盐水溶入造影剂瓶中，配成造影剂溶液（此溶液在 6 小时以内是稳定的，国内有的医院为了节省成本会将一瓶溶液分为两个患者使用）。

4）将造影剂团注入肘正中静脉。可以重复给药，应在给药参与效应消失后至少 5 分钟后，而且两次给药间隔至少为 15 分钟。

5）将超声诊断仪设置在造影专用的模式下，调整机械指数小于 0.05～0.2（也有要求小于 0.3）。对造影过程全程录像，了解病变血流灌注情况。

10. 应用前景分析：近几年来，超声造影剂在临床超声诊断中的应用中取得了突破性的进展。CEUS 在脏器（肝、肾、子宫、乳腺等）的临床应用中，已证实在肿瘤的检出和定性诊断中有着重要的意义。研究表明，在肝肿瘤数量的诊断方面，声学造影优于常规超声和 Spiral CT。尤其在检测 1cm 以下的亚厘米病灶方面，声学造影的诊断能力可优于或至少与 Spiral CT 具有同样的敏感性。与 CT 和 MRI 相比，声学造影拥有更多的优越性，如安全性好、无过敏反应，实时性，检查费用相对较低，将来的超声造影剂将能携带治疗药物和基因进行治疗，等等。

下述章节在临床应用较成熟的脏器作 CEUS 简单介绍，其余脏器可供参考，更多的经验则希望大家共同探讨研究。

第二节　超声造影的临床应用

一、肝脏超声造影

【适应证】

1. 肝脏局灶性病变的定性诊断

（1）常规超声或偶然体检时发现的病变，可追踪确诊，减少活检；

（2）慢性肝炎、肝硬化，常规超声筛选时发现的病变，排除 HCC；

（3）有恶性肿瘤病史，定期随访中发现的病变，排除 MLC；

（4）肝内脉管（门脉、下腔、胆管）内的栓塞物的定性；

（5）复杂性囊肿或囊实性病变是否含组织的判定；

2. 可疑病变，可 CEUS 下引导穿刺活检。

3. 肝癌肝动脉栓塞化疗等疗效评价。

4. 肝血管瘤的血供类型判定及实施栓塞治疗的效果评估。

5. 肝外伤（包括腹部及其他实行器官）的损伤范围及有否活动性出血及其出血部位。

6. 肝脏肿瘤消融治疗

（1）治疗前明确性质、大小、位置、数目、血供。

（2）治疗中定位，尤其是复发区和残留区的靶向穿刺。

（3）治疗后确定是否补充治疗。

（4）随访局部治疗效果。

7. 移植肝的全面评估。

【造影表现及鉴别】

1. 常见恶性局灶性结节的增强表现

种类 / 时相	动脉相（0～30s）	门脉相（31～120s）	延迟相（121～360s）
HCC	整体高增强见无增强区	等/低增强	等/低增强
少血管型 MLC	环状增强/整体高增强见无增强区	低/无增强	低/无增强
多血管型 MLC	整体高增强	低增强	低/无增强
囊性 MLC	部分结节样/环状增强	低增强	低增强
ICC	环状增强	低/无增强	低/无增强

2. 常见良性局灶性结节的增强表现

种类 / 时相	动脉相（0～30s）	门脉相（31～120s）	延迟相（121～360s）
血管瘤	周边结节样增强，中央无增强；向心性整体增强，环状增强	部分/整体向心性填充	整体增强见无增强
FNH	整体高增强，见轮辐样动脉离心性填充	高增强，中央疤痕呈低增强	中央疤痕呈低增强
肝腺瘤	均匀高增强	持续高/等增强	高/等/低增强
肝硬化结节	同步，等增强	等增强	等增强
肝局灶性脂肪变或缺损	同步，等增强	等增强	等增强
肝脓肿	环状增强，中央无增强；内部分隔增强	同前	同前
炎性局灶性病变	高/等增强/不规则环状增强	低增强	低增强
肝囊肿	无增强	无增强	无增强

3. 肝癌介入术后（见图 16-1，图 16-2，图 16-3）及肝内血管或胆管栓子的增强表现

1）癌栓：动脉期高增强，门脉期或延迟期增强消退。

2）血栓：三期无增强。

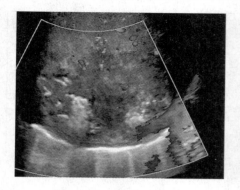

图 16-1　肝癌介入术后

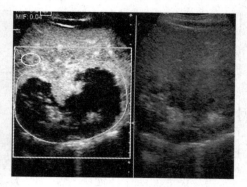

图 16-2　同一肝癌介入术后 CEUS 动脉相

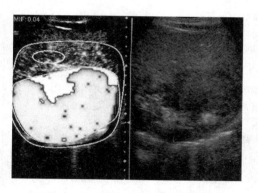

图 16-3　同一肝癌介入术后微血管灌注

二、胰腺超声造影

【适应证】

1. 胰腺局灶性病变的定性诊断

（1）常规超声或偶然体检时发现的病变。

（2）其他影像学发现的病变。

（3）有恶性肿瘤病史，定期随访中发现的病变。

（4）慢性胰腺炎胰腺不规则肿大。

2. 可疑病变，可 CEUS 下引导穿刺活检。

3. 临床疑似胰腺肿瘤或实验室相关肿瘤标记物升高，影像检查未能明确诊断的病例。

4. 不明原因的胰管扩张。

5. 闭合性腹部外伤疑胰腺损伤者。

6. 胰腺癌局部化疗、局部放疗、消融治疗等疗效评价。

7. 移植胰腺的全面评估。

【造影表现及鉴别】

常见胰腺局灶性病变的 CEUS 表现：

种类 时相	增强早期（0～30s）	增强晚期（31～120s）
导管腺癌	晚于胰腺实质，不均匀低增强	不均匀低增强
神经内分泌瘤	早于/同步胰腺实质，高增强	低/等增强
局限性胰腺炎	同步，等/低增强	等/低增强
浆液性囊腺瘤	多个无增强区，囊壁及分隔均匀增强	同前
实性假乳头状瘤	不均匀等/低增强，可见无增强区	同前
黏液性囊腺瘤	等/高增强	等增强
黏液性囊腺癌	等/高增强	低增强
导管内乳头状黏液性肿瘤	显著扩张的胰管内增强的乳头状结节	
胰腺囊肿/假性囊肿	囊壁、囊内间隔、实性部分均无增强	

三、乳腺超声造影

【适应证】

1. 乳腺病变的定性诊断
（1）常规超声良性、恶性鉴别困难的病例。
（2）触诊或其他影像学检查发现异常，而常规超声难以确定是否为病灶。
2. 乳腺癌术后复发与瘢痕鉴别。
3. 引导乳腺肿瘤活检。
4. 乳腺癌非手术治疗的疗效评估。

【造影表现及鉴别】

乳腺良恶性结节鉴别的 CEUS 表现（图 16-4～图 16-13）：

性质 CEUS 特征	良性	恶性	术后瘢痕
增强水平	早期均匀高增强	早期不均匀高增强	无增强
增强方向	离心性	向心性	
造影前后范围变化	不改变	明显增大	
时间－强度曲线	慢上快下	快上慢下	
微血管显像特征	树枝状	蟹足状	

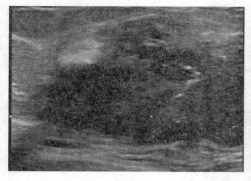

图 16-4 乳腺癌

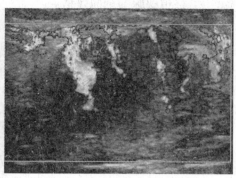

图 16-5 同一乳腺癌 CDFI

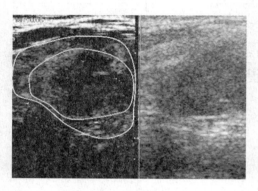

图 16-6 同一乳腺癌 CEUS 早期

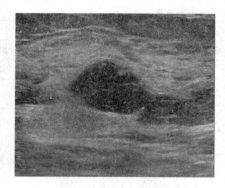

图 16-7 乳腺病并纤维瘤形成

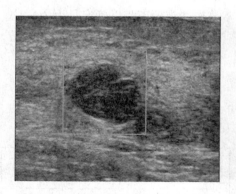

图 16-8 同一乳腺病并纤维瘤形成 CDFI

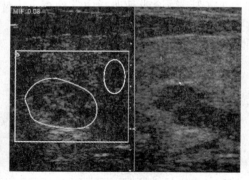

图 16-9 同一乳腺病并纤维瘤形成 CEUS 早期

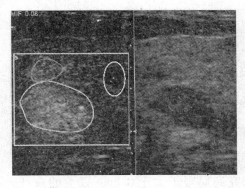

图 16-10　同一乳腺病并纤维瘤形成 CEUS 晚期

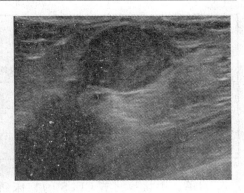

图 16-11　乳腺纤维瘤

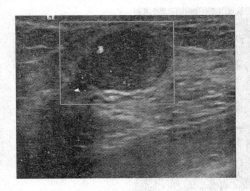

图 16-12　同一乳腺纤维瘤 CDFI

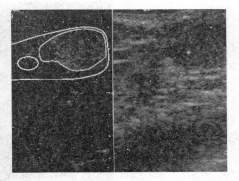

图 16-13　同一乳腺纤维瘤 CEUS 早期

四、甲状腺超声造影

【适应证】

1. 甲状腺可疑病灶。

2. 甲状腺病变的定性诊断。

3. 超声引导下穿刺活检。

4. 判断颈部淋巴结性质。

【造影表现及鉴别】

甲状腺良恶性结节鉴别的 CEUS 表现（见图 16-14 ~ 图 16-22）：

CEUS 特征 性质	良性	恶性
增强水平	周边环状增强，中央均匀/不均匀高增强	不均匀高增强
造影前后范围变化	不改变	可增大
时间－强度曲线	快上慢下	快上快下
微血管显像特征	周边增强	无增强

目前，甲状腺结节 CEUS 的临床研究尚局限于大于 0.8cm 以上的病灶，更需要注意的是，对甲状腺滤泡癌与甲状腺良性滤泡病变的鉴别作用不大。

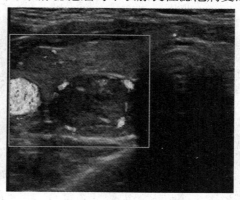

图 16-14　甲状腺滤泡性腺瘤 CDFI

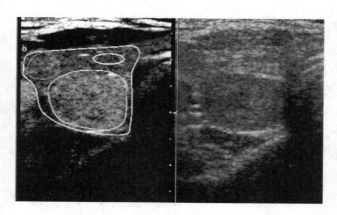

图 16-15　同一甲状腺滤泡性腺瘤 CEUS 早期

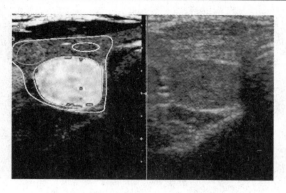

图 16-16　同一甲状腺滤泡性腺瘤微血管灌注

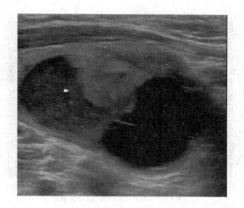

图 16-17　桥本甲状腺炎性结节

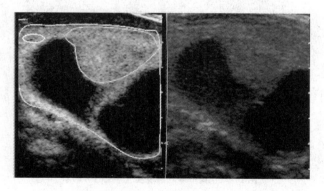

图 16-18　同一桥本甲状腺炎性结节 CEUS 早期

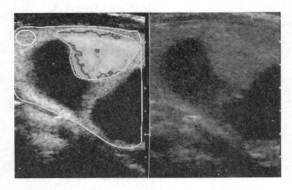

图 16-19 同一桥本甲状腺炎性结节微血管灌注

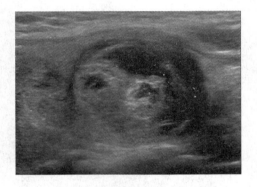

图 16-20 甲状腺乳头状癌

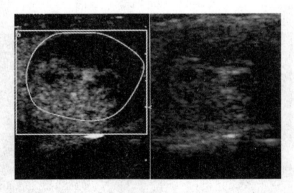

图 16-21 同一甲状腺乳头状癌 CEUS 早期

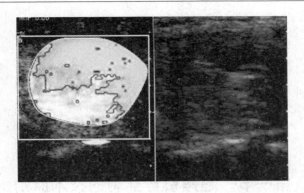

图 16-22 同一甲状腺乳头状癌微血管灌注

第十七章　超声介入技术

第一节　超声引导穿刺的技术原则

一、超声仪和穿刺探头的调试

（一）超声仪器的调整

在做超声引导穿刺术之前，对使用的超声仪进行校正是必要的。首先确认选用 B 型扫描方式。总增益的调节以肝脏作为参考，使肝实质呈现中低水平回声、血管内呈现无回声为宜。通过近场抑制和平场增益的调节使声像图上纵深的回声强度均匀一致。有些超声仪具有分段聚焦调节，则应根据病变距皮表的深度做适当选择。多数情况穿刺深度都在 8 米以内，故一般选用第1、2 两段聚焦即可。最后，将穿刺引导线在荧屏上显示出来。

（二）穿刺探头的调试

用仿体或水槽进行穿刺实验能够证实该探头引导穿刺是否准确，并且可以作为新手训练穿刺的模型。由于仿体价格昂贵，目前在我国多应用水槽作实验亦可获得同样效果。具体方法是将一个小水桶盛满水，有条件者最好在水底放一块吸声材料板。再将一直径约 8mm 的小橡皮盖于其上，作为穿刺目标，距探头表面深约 6cm 即可（图 17-1）。操作者手持探头在水面扫查：同时眼观荧光屏。发现目标后（小橡皮盖呈强回声团），移动探头位置，使荧屏上的穿刺引导线穿过目标中心，然后在小幅度来回侧动探头，当橡皮盖显示最清晰时，固定探头不动，迅速将穿刺针沿引导器刺入水中的目标。此时注意观察：

1. 针尖是否清晰。纯净的水显示为无回声，其内的针尖呈现为强回声点。实际上是 2 条短杆状强回声，通常很清晰，如若不显示或显示不清晰一般是针尖偏离了探头的声束轴线平面，或不在其聚焦场内。此时，将针或探头作适当调整即能清晰显示。

2. 针尖是否正好沿着穿刺引导线推进。目前市售的实时超声仪大多配有

穿刺探头。仪器内备有相应的电子引导
线。在水槽实验时，应看见针尖强回声点
正好沿荧屏上的穿刺引导线推进。如若针
尖每次偏离引导线一个固定的角度，则说
明导向器安装不妥或角度选择不当。若每
次偏离的角度和方向均有不同，说明进针
时有松动需调紧导向器。有的超声仪无穿
刺引导线，则把穿刺探头的导向器安装固
定以后，用水槽实验在覆盖于超声仪荧屏
上的一张透明塑料腹膜上记下针尖移动的
路径，可用作以后穿刺时的引导线。

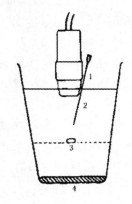

图 17-1　水槽实验
1. 穿刺针；**2.** 水；**3.** 靶目标；**4.** 吸声材料

　　3. 穿刺操作者仅观察荧屏，刺中目
标后停针不动。助手观察针尖在水中的穿刺过程以及是否刺中目标。以刺中
小橡皮盖为成功，证实该引导系统准确可靠。

二、穿刺针的显示及穿刺途径的选择

（一）穿刺针的显示

　　在超声引导穿刺时，穿刺针几乎与声束平行，一般夹角 80～150 左右。
故探头几乎接受不到穿刺针的反射回声。在实际穿刺时，针尖通常显示为强
回声点，针杆一般难以显示，或显示出一段来。关于针尖显示的基本声学原
理尚不很清楚。目前认为是探头传导声束的声能量使针尖共振。这种共振的
能量从针尖向各方向发散，一部分为探头接受，显示为强回声点。穿刺针显
示的回声强度取决于综合性因素：探头频率与针的直径之间的共振关系，针
与声束间的夹角关系，针表面和针腔内的平滑程度，以及与周围介质的声阻
差等关系。为了使穿刺针显示得更清楚，可采用以下方法：

　　1. 尽可能加大穿刺针与声束之间夹角。

　　2. 把穿刺针表面打粗糙或是刻痕。可用 50～100 号的砂纸打磨，或用机
器作任意刻痕深约 0.1mm。这种针虽然增强了回声显示效果，但是粗糙的表
面会增加对软组织的损伤。

　　3. 将穿刺针的内面或针芯打磨粗糙或刻痕，同样能达到增强共振的效果，
又不增加对软组织的损伤。目前，已有不少厂家采用这种方法。

　　4 在穿刺到位时将针芯拔出，注入含气泡的水于针腔内；或是将针芯上下
提插移动。

5. 近年来，设计了一种专为超声显像用的穿刺针。这种针的表面有一种薄层聚四氟乙烯。这层膜具有许多"波纹"，形成无数小的声学介面。因而在超声引导下穿刺时很容易看见整个针的轮廓，并且这种针不会造成更大的软组织创伤，然而其造价昂贵。

需强调指出，针尖的强回声点在液性暗区中不难识别。但是在实性强回声病变中有时不易识别。须来回提插穿刺针或是其针芯，借助于同步移动的强回声点及其周围软组织的牵动才可鉴别。同时，还可借助于彩色多普勒超声来帮助显示被提插的针芯及组织牵动部位，以便确认针尖部位。

（二）穿刺途径的选择

选择恰当的穿刺途径，能够缩短穿刺距离，提高命中率，降低并发症，故值得在穿刺之前认真研。

（1）选择最短途径：选择自皮表至病变的最短途径做穿刺，可使穿刺成功率大为提高，操作较为容易，并减小对周围组织的损伤。腹部肿块因其来源和大小不同，位置差异很大。有的近前腹壁，有的近正中，有的位于侧腹部，一般都能够从不同方向获得其断层图像。虽然自腹前壁做穿刺是常规入路，但是如发现肿块较深时，则应当在侧卧位以及俯卧位再作扫查，有可能发现更佳入路。如（图 17-2）病例仰卧位自腹前壁进针深达 7cm，改侧卧位进针仅 3cm 可达肿块。

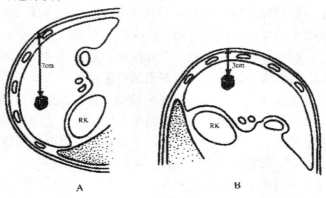

图 17-2　选择最短途径入路
A. 仰卧位；B. 左侧卧位

又如在肋缘下对肝脏向上做斜断层，发现肿块位置很深时，试着左侧位做肋间断层，距离可能大为缩短。为了使穿刺时操作方便，并尽可能使穿刺垂直皮肤进针，在穿刺前应将体表进针点调至最高体位，并且垫置稳当。

（2）上腹部穿刺与胸膜腔的关系：上腹部以及肋间穿刺时要注意避免损

伤肺或胸膜腔。实时超声仪能够准确地显示肺底及其在呼吸时的上下移动，但是难以显示胸膜腔的下缘及胸膜窦。肺底至胸膜腔下缘的距离，个体差异较大。据统计在深吸气时，其距离为 2.3cm（图 17-3）。

对于近膈面的脓肿，最好在肋缘下进针向上（头方向）做穿刺；或是在肺底强回声带以下 3cm 处进针，一般可避免污染胸膜腔。位于膈顶部的脓肿，经皮穿刺时则难以避免穿过脑膜腔。故在脓肿穿刺前，须抽胸水并注入抗生素以防胸膜腔感染。

（3）胆囊穿刺：对胆囊穿刺有可能引起胆汁外漏并发胆汁性腹膜炎。非必要时，禁忌胆囊穿刺；因病情需要对胆囊做穿刺时，宜选择经过肝脏胆囊床的入路（图 17-4），以减少胆汁漏的发生率。

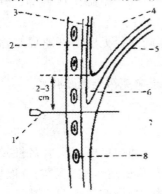

图 17-3　上腹部肋间穿刺与脑膜的关系
1. 穿刺针；2. 壁层胸膜；3. 脏层胸膜；
4. 肺；5. 横膈；6. 肋膈窦；
7. 腹腔；8. 肋骨弓

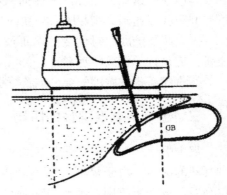

图 17-4　经肝脏胆囊床穿刺胆囊
L. 肝；GB. 胆囊

（4）腹部穿刺与消化道：消化道含有污染物，尤其是大肠含菌量较多。另外消化道充满整个腹腔，由于肠腔含气，干扰较重，超声显示其轮廓多不清楚，因此，腹部穿刺时是否损伤胃肠道而污染腹膜腔是有疑虑的。

实际上，腹部穿刺与消化道的关系可大致分三类情况：第一类穿刺的脏器紧邻腹前壁，并且位置较固定，如肝脏、胆囊及肝脏等。在超声引导下做穿刺时，能够准确地选择直接经腹壁的入路，一般不致误伤消化道。第二类是胃肠道本身的肿瘤或病变。已有国内外的报道证明，仅用细针穿刺胃肠道作活检是安全的，不会引起局部感染或腹膜炎等并发症。第三类是腹膜后病变，其中有两种情况：①对胰腺病变穿刺难免要穿过胃或肠，临床实践证明若无梗阻及淤血、肿胀状态仍然是安全的。②如对肾、肾上腺或腹膜后脓肿等穿刺，原则上宜采用侧卧位或俯卧位，经侧腹壁或后腹壁进针，避免穿刺针进入腹膜腔，以防损伤消化道。

（5）腹膜后穿刺途径的选择：腹膜后病变的穿刺途径原则上有两种：一种经腹膜腔，另一种则避开腹膜腔。

经腹腔途径：多数腹膜后肿块，尤其突向腹膜者，于仰卧位自腹前壁经腹膜腔穿刺并无困难，系常规途径之一。近中线的腹膜后肿块，因受脊柱及厚实的腰大肌影响，腹后壁入路往往较困难，故需由腹前壁穿刺。穿刺针贯穿腹腔时，有可能穿过胃、肠及膨胀等脏器。甚至对某些肾上极或肾上腺肿块的穿刺有时必须经过肝脏和脾脏。腹腔前壁加压，尽可能排移掉肿块与腹前壁间的消化管道，这样有助于缩短穿刺距离，并减少对腹内脏器的损伤。

非腹膜腔途径：侧卧位从侧面或腰部进针；或是俯卧位从背部进针、均可避开腹膜腔达到穿刺腹膜后病变的目的。主要用于：

①自腹前壁断层时病变显示不清，或是穿刺途径无法避开重要脏器或大血管，或是显示距离较远者。

②腹膜后各种脓肿的穿刺或置管引流，要求避免污染腹膜腔者。

三、影响穿刺准确性的因素

超声引导穿刺的精确性会受到超声仪分辨力和声束厚度等客观性及其他主观性的影响，由于仪器分辨力和声束厚度等客观性影响，误差一般较小，仅为一至数毫米范围，因而当穿刺目标较大时，其影响不明显，然而，当目标较小或要求做精确穿刺时，其影响不可忽视，否则可能导致穿刺失败。

（一）超声仪的分辨力

纵向分辨力是在声束传导的轴线上能够分辨内点之间的最小纵深距离。以最常用的 3.5MHz 探头为例，纵向分辨力的理论值与波长（λ）相关。

$$\lambda = c/f = \frac{1540 \times 10^3 (\text{mm/s})}{3.5 \times 10^6 (\text{Hz})}$$

式中　λ——波长

　　　c——声速

　　　f——频率

实际的分辨力由于受多种因素的影响，一般是 λ 的 3～4 倍。故 3.5MHz 探头的纵向分辨力约 1.3～1.75mm，取近似值大约为 1～2mm，例如，在超声引导对胆管穿刺时，针尖在纵深所显示的位置可能与实际位置有 1～2mm 的误差。

横向分辨力与探头的宽度有关，更确切地说是与声束宽度有关。目前的聚焦探头，对于单探头，其声束宽度一般不超过 2mm，对于线阵探头则不超过 4mm。总之，都有一定的声束宽度。当针尖和病灶接近而并非于声束宽度内时，声像图上则呈现针尖位于病灶内的假象。

（二）声束厚度效应（容积效应）

超声断层所显示的图像是一定厚度层面内信息的叠加图像。其厚度可以粗略估计如下。如圆形探头大致与其直径相等；线阵探头大致与其短轴相等。严格讲是与声束的厚度相等。聚焦探头因在不同的深度声束厚度不同，故其层面厚度亦不同。这种声束厚度效应，有可能在穿刺中把垂直于画面方向上接近肿块或管道的针尖，呈现为位于肿块内或管道内的假象（图 17-5），因而导致穿刺失败。

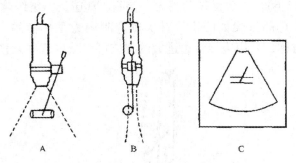

图 17-5 声束厚度效应
A. 正位图；B. 侧位图；针尖贴近管壁；C. 声像图显示针尖位于管腔内的伪像

（三）导向器或引导针的配置不当

应当遵照说明书正确将导向器安装于穿刺探头上；针槽板或导槽、引导针与穿刺针的型号应当匹配。任何装置不当或是有松动均会造成穿刺中发生偏差。术前的水槽穿刺实验能够校正这类误差。

（四）呼吸造成的移动

随着呼吸腹部脏器有不同程度的移动。在平静呼吸时，肝脏平均上下移动 2~3cm，脾脏 1~3cm，肾脏约 2cm。深呼吸时则移动度更大，肝脾可达 6~7cm；以往认为胰腺是腹膜后较固定的器官，近年来，实时超声仪的观察证明，随着呼吸亦有移动，在深呼吸时上下平均有 2cm 的移动范围。为了减小或限制这种移动对穿刺的影响，一般应禁止病人做深呼吸。在准备进针时要求病人平静呼吸，然后嘱病人屏住气不动、并迅速进针。病人呼吸的控制和操作者穿刺动作的配合协调对于穿刺小的肿块尤为重要。必要时应在穿刺前对病人做控制呼吸的训练。完全无法控制呼吸的病人则属相对禁忌。此外，穿刺皮肤或腹膜时，痒痛刺激可能使病人反射性地突然喘气。故使用局部麻醉是必要的。有咳嗽的患者应于术前用镇咳药。

（五）穿刺造成的移动

当穿刺针接触到靶器官时，该器官多少会向对侧移位，因而其内的病变可能偏离穿刺路线。尤其是某些脏器在腹腔内的位置不太固定并质地坚韧，或是肿块较硬并且穿刺针粗钝、进针速度较慢时，则发生偏离更为明显。锋利的穿刺细针和熟练的操作技术可以减小这一影响。

（六）针尖形状的非对称性

针尖形状的非对称性，会在穿刺过程中产生偏离穿刺方向的分力而引起针的偏移（图17-6）。针尖面斜角越大、穿刺距离越远，组织越硬则针的偏移就越大。受力对称的针尖如圆锥形针尖则穿刺中力是平衡的，无偏离作用。若针尖形态不对称，采用边旋转边进针的方式可以减少这种偏移作用。

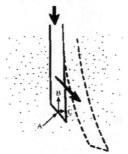

图 17-6　斜面针进针时向背侧偏

针尖斜面阻力 A 分解为对抗进针的力 B

以及使针偏移的力 C

（七）组织的阻力过大或是阻力不均衡

细长针具有弹性，十分安全，是其优点。然而当遇到阻力很大的组织，如某些厚实的皮肤、筋膜以及纤维结缔组织、硬化的管道等，细长针则可能发生弯曲变形，因而偏离穿刺方向。此外，在软硬不均的组织中，因受力不均衡，穿刺针也会发生变形和偏移。为了避免细长针穿刺皮肤和腹壁筋膜时发生弯曲，先用粗的引导针穿刺皮肤和腹壁筋膜，再将细活检针通过引导针进针则能保证细针的穿刺方向。此外，力求垂直进针，亦可减少这一偏差。

总之，由于超声仪在空间二维方向上分辨力的限制，即使靶目标和针尖都显示并针尖显示于靶目标内，但实际上有可能偏离数毫米。为了减小这种误差，使穿刺更为精确，操作中要力求使探头声束轴线通过被穿刺目标的轴心。具体方法是，扫查发现目标后再在小范围内移动和侧动探头，以寻找能显示目标的最大断面、最强回声和最清晰结构的位置与角度。然后，将探头在该点做小幅度的侧动，如图 17-7 所示。探头光向上倾斜，直至目标不显示再向下倾斜，直至目标不显示为止，反复 3～4 次，体会 A 与 B 之间的夹角 θ，进而做若干次微调，最后使探头固定于 1/2θ 角度进行穿刺。该该过程应在 10 余秒之内熟练地完成，否则病人因屏不住气而使目标移动。该瞄准过程若不满意则应从头重做，不能勉强进针。"瞄不准则不进针"应成为超声引导穿刺的基本原则。

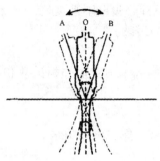

图 17-7　侧动探头法

第二节　超声引导穿刺细胞学检查和组织活检

　　超声引导下经皮穿刺活检，目前已发展成为临床确诊的重要技术之一，广泛应用于胸腹腔等脏器的病变。在早期主要应用 21～23G 细针做抽吸细胞学检查以鉴别病变的良恶性。近年来，较大口径针的应用（16～19G）和前端切割缘的改进以及活检小标本处理技术的提高，促进了组织活检技术的临床应用，使之不仅能鉴别肿瘤的良恶性，并且能做出确切的病理组织学类型诊断，准确率达 90% 以上。

一、超声引导细针穿刺细胞学检查

　　自 20 世纪 70 年代以来，超声引导细针穿刺细胞学检查已广泛应用于临床。该技术确诊率高，并发症少，已成为对良、恶性肿块鉴别诊断的重要方法。

　　1. 适应证：临床各种影像检查疑有占位性病变经超声显像证实者，原则上均可施行。通常用于对肝脏、胆系、胰腺、肾脏、腹膜后肿瘤以及胸壁和肺的外周型肿瘤良、恶性的鉴别诊断。对贲门、胃肠等肿瘤亦适用。本检查也适用于对囊肿或脓肿的进一步确诊。

2. 禁忌证：有明显出血倾向、大量腹水、动脉瘤、嗜铬细胞瘤和位于肝脏表面的肝海绵状血管瘤，胰腺炎发作期应避免穿刺。

3. 器具和术前准备

（1）超声仪和穿刺探头：宜选用高分辨力实时彩色多普勒超声仪，穿刺探头种类较多，一般可用扇扫、凸阵或线阵穿刺探头。

（2）穿刺针和引导针：超声引导穿刺细胞学检查原则上采用细针（Ghi-ha），可选用 20～23G，带针芯细针长 15cm、18cm 和 20cm。引导针可选用 18G，长 7cm 的针。该针只穿刺腹壁不进腹腔，主要作用是保证细针不偏移方向，并且可以减少沿针道的污染。

（3）术前准备

a. 可疑有出血倾向的病人术前查血小板记数和出凝血时间。必要时查凝血酶原时间及活动度。

b. 禁食 8～12h。

c. 向病人说明穿刺步骤，解除紧张情绪。

d. 术前常规鉴字。

（四）技术和方法

一般取仰卧位或根据穿刺部位取侧卧位或俯卧位，原则上需将拟穿刺进针局部皮肤处置于最高点，常规超声扫查识别病变部位，确定穿刺点，穿刺区域皮肤常规消毒，铺盖灭菌巾，探头消毒或套无菌套安装穿刺支架及导槽，再次确定穿刺目标和皮肤进针点，测量皮肤至穿刺取样点的距离，局麻后，当屏幕上目标最清晰时，固定探头角度，把引导针沿探头引导槽刺入腹壁但不进入腹腔。然后将穿刺针从引导针内刺入、同时在荧光屏上监视穿刺针前进，直至进入病灶或肿块内的预定穿刺点。拔出针芯，接 10ml 针筒抽吸，在保持负压状态下，针尖在病灶内小幅度前后移动 3～4 次，解除负压后拔针。迅速将抽吸物推置于玻片上，立即用 1:1 的酒精乙醚或 95% 的酒精固定，涂片染色后，显微镜观察。为了降低取样的假阴性率，应对病灶的不同部位穿刺取样 3～4 次。

（五）注意事项和并发症

1. 注意事项

（1）穿刺时嘱病人屏气不动，尤须注意避免咳嗽和急剧的呼吸动作。

（2）当针尖显示不清时，可稍调整探头角度，即能显示。此外，可根据测量的深度进针，针进入肿物后有阻力感和韧性感即可抽吸。

（3）对肝脏肿块穿刺首先通过 1cm 以上正常肝组织；对胰腺和肾脏肿块穿刺时要求直接进入肿块，对其周围组织损伤越少越好。

（4）发现肿块中心坏死严重时应再在周边取样。

2. 并发症：早期的穿刺活检使用粗针（12～18G），严重并发症的发生率较高。20世纪70年代以来，超声引导下的细针穿刺已为大量临床实践证明是一种并发症很少的安全活检方法。

（六）临床意义

超声引导针吸细胞学检查对于恶性肿瘤的确诊已被公认，其敏感性达到90%，特异性接近100%。即一般无假阳性。因而对于良、恶性肿瘤的鉴别诊断是一种简便、安全、有效的方法。尤其在临床诊断的早期应用，可以极大地缩短确诊时间。其不足之处是：对恶性肿瘤，除少数几种外，难以做出确切的组织学分类；对良性病变难以提示其组织病理诊断。

二、超声引导穿刺组织学活检

1981年Isler等首先报道改进针尖和穿刺技术用细针可以获得组织学标本，开拓了细针组织活检在临床的应用，将细针穿刺由细胞学诊断推进到组织学诊断的高度。近年来，由于穿刺活检针及活检技术的不断改进，普遍认为用18G针（外径1.2mm）做经皮穿刺活检仍然是安全的，特别是弹射式自动活检枪的应用，使得操作更为简便，所取标本质量更好，已在临床普及应用。

1. 适应证

原则上凡超声显像发现的病变须明确组织病理诊断者皆为适应证。

1. 疑早期肿瘤或细胞学检查未能确诊。

2. CT或超声显示肿块较大、侵犯较广。

3. 手术未取活检或活检失败。

4. 怀疑是转移性肿瘤须确诊。

5. 需明确病理组织学类型以确定放疗、

6. 良性病变需获得组织病理诊断。

（二）禁忌证

有明显出血倾向、大量腹水、动脉瘤、嗜铬细胞瘤和位于肝脏表面的肝海绵状血管瘤，胰腺炎发作期应避免穿刺。

（三）器具

（1）超声仪和穿刺探头：宜选用高分辨力实时彩色多普勒超声仪，穿刺探头种类较多，一般可用扇扫、凸阵或线阵穿刺探头。

（2）组织活检针

大致分为2类：一类是配套抽吸式活检计，其特点是切取组织过程带有负压。如 SURE – cut 针或 Sonopsy – CI 针，有 16G、18G 及 21G、22G、23G，一般多选用 21G 或 18G，其针管、针芯与切割针成一体。提拉针栓后既可使针腔内形成负压，又使针尖切割缘空出前端约 3cm 针腔供切取组织用。为了保证细针穿刺的准确性，一般宜用引导针（18G）穿刺腹壁，引导针的选择，应与细针的直径相匹配。Vacu – cut 针虽然不带针筒，在提拉针芯时，针腔内有一定负压，以吸取组织。

另一类是无负压的切割针，目前较常用的是 TTru – cut 型活检针，有 14G、16G 及 18G 内槽型粗切割针，在针芯的前段有一凹槽与针管配合构成活检腔，利用活检腔的启闭进行组织活检。在穿刺前，首先关闭针腔。然后，推进针至肿块或病变区边缘，此时左手固定套管针，右于推进针芯使病变组织陷入槽内，然后推进套管针与针芯相合即完成切割，出针，取出组织条。弹射活检枪则能在一次击发后自动完成上述活检切割过程效率高，质量好。

（四）技术和方法

以脏肿块活检为例。病人一般取仰卧位，常规超声扫查，了解病变位置，确定穿刺部位。若病变靠近外侧，则需适当垫高患侧，以便垂直或接近垂直进针。穿刺区域常规消毒，周围铺盖无菌巾，消毒穿刺探头，再次确定目标并选择适当的进针点及穿刺途径。局麻后，稍稍移动和侧动探头，当病变最清晰并且穿刺引导线正好通过活检部位时立即固定探头，先将引导针经探头引导器穿刺腹壁，于腹膜前停针。嘱病人屏气不动，迅速将活检细针经引导针刺入肝脏，在肿块的边缘停针，提拉针过后迅速将针推入肿块内 2～3cm，停顿 1～2s，然后旋转以离断组织芯；亦可边旋转边刺入肿块内，最后出针（图 17-8）。把针置于滤纸片上，边后退边推出组织芯，使其在滤纸片上呈直线状，避免卷曲碎裂。肉眼仔细观察大致可以判断所取组织是否满意，标本以高出纸平面细肉条样为佳，每例须取样 3～4 次。把标本连同纸片置于缓冲甲醛液中固定 4h 后，取出组织块脱水、石蜡包埋，切片染色后，显微镜下观察。

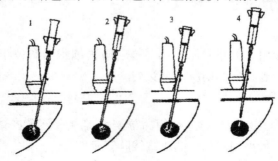

图 17-8　肝脏细针组织活检
1. 活检针在肿块边缘停针；2. 提拉针栓；3. 切入肿块内并做旋转；4. 退针

第三节　超声在各脏器病变穿刺活检中的应用

一、胸壁穿刺活检

1. 适应证

（1）胸壁良恶性肿瘤的鉴别。

（2）胸膜的良、恶性肿瘤，尤其是高度疑为胸膜间皮瘤时的定性诊断。

（3）炎性病变，如结核。

（二）禁忌证

（1）严重肺气肿、肺纤维化、肺心病病人，或心肌梗死者

（2）肺内血管性病变，如动、静脉血管畸形，动脉瘤。

（3）有出血倾向者。

（4）严重恶病质者。

（三）术前准备

一般准备同常规超声检查。咳嗽病人可口服镇咳剂，精神过于紧张可口服少量镇静药。穿刺前做出血时间、凝血时间、血小板计数和凝血酶原时间等常规检查。穿刺前最好先做 US 扫描，有利于事先制定穿刺活检方案。

穿刺针宜选择粗针、切割针或活性枪。

活检车必须备有急救药物、止血药物以及室内装备氧气管和吸引器。

（四）技术和方法

病人体位为仰卧位或俯卧位。穿刺点选择原则为近针点到病灶的最短距离，即垂直距离或水平距离，应注意避开血管和肋间神经等。多采用斜向水平进针，要掌握好进针深度，不要深插进相邻的肺组织。胸膜活检时应先对不同部位的增厚胸膜做超声测量，选择中等回声的胸膜面做穿刺活检。疑为胸膜间皮瘤做胸膜活检时，先将胸腔积液抽出，将患侧轻度向上垫高，注入经消毒纱布滤过的少量空气，注入量以使胸膜壁层脏层分隔为好，借此显示增厚的胸膜面或结节影，这就是穿刺的靶点，这样可提高穿刺的阳性率。胸膜活检宜用切割针或活检枪，可从不向方向多次采集标本。采集标本置于10%甲醛溶液试管内送病理科检查。

二、乳腺穿刺活俭

乳腺疾病是常见病和多发病之一。自 20 世纪以来，乳腺癌发病率增多，检查方法虽有钼靶乳腺摄影、超声、CT 和 MRI 检查等，有时仅靠影像诊断仍十分困难，需依靠乳腺活检来确诊。

乳腺活检影像导引手段有 X 线立体定向系统、US、CT 和 MRI 等，但以 US 引导最为方便快捷。

1. 适应证

（1）乳腺肿块良性、恶性的鉴别。

（2）提供乳腺病变的进一步其他情况，供制定治疗方案时参考

（3）对临床上未能触及乳腺病变，做针穿刺定位。

（二）禁忌证

1）乳腺炎和化脓性感染

2）有出血倾向者。

（三）术前准备

1. 病人准备：穿刺前先做乳腺 US 检查，穿刺前做出血时间、凝血时间、血小板计数和凝血酶原时间等血常规检查。

2. 器械和药物准备：穿刺前做出凝血时间检查。

穿刺针为 14G、16G 活检枪。10ml 消毒针管，标本小试管。

（四）技术和方法

病人体位为仰卧位。穿刺定位定点原则同胸壁穿刺活检。穿刺时用左手固定乳腺肿块，多采用斜向水平进针，掌握好进针深度，避免插入到胸腔，在超声引导下当针插入到乳腺肿块内后再做抽吸或切割，采集标本组织。

第四节　腹部穿刺活检

一、肝脏穿刺活检

（一）肝脏弥漫性病变活检

肝脏弥漫性病变一方面多伴有肝功异常，凝血机制差，另一方面对弥漫性病变的确诊常需较大的取材量、通常用粗针活检，因此彩超引导是必要的。通过彩超引导可以避开穿刺入路上门静脉 3 级以上分支及肝静脉的主要属支，

在少血管的较厚肝实质区取材，这样既可保证满意的取材，又可以降低出血等并发症。

（二）肝脏占位性病变活检

肝脏占位性病变分为囊性占位性病变和实性占位件病变。囊性占位性病变应在不规则增厚的囊壁上或经囊性病变的实变区取材，彩色多普勒对确定穿刺部位起着很重要的作用。彩超显示的囊壁内或实变区有血流信号（多系很少的血管）的部位往往是组织细胞生长代谢较活跃的区域，常常也是高度可疑囊性病变局部癌变的区域，因此在彩超显示的有小血流信号的部位取材，可提高穿刺的阳性率。实性占位性病穿刺一般在避开大血管和经过至少 1cm 正常肝实质的前提下，以最短的入路进入病变区。实性病变应在彩超显示有小血管（尤其是小动脉）的低回声区取材；高度可疑恶性肿瘤的病变，应注意周边取材，同时在彩超引导下可避开瘤内较大的滋养血管，使出血的并发症降低。Leneicni 等人报道了彩色多普勒引导下对有高危出血倾向的肝肿瘤病人活检的经验，47 例病人具有严重的凝血机制异常，血小板 $< 50 \times 10^9 /L$。凝血酶原时间比值（正常/病人）$< 50\%$，同时伴有严重肝硬化，大量顽固性腹水，彩超引导避开穿刺针道上及肿瘤内血管，采用21G 细活检切割针。取材 1~3 次，病人获得明确病理组织学诊断，而无严重并发症发生，仅 1 例病人出现 0.5cm×0.5cm 肝被膜下出血，2 例出现一过性低血压但影像学及随访并未发现出血征象。因而认为彩超引导下肝活检对有高危出血倾向病人更安全。

（三）门静脉病变活检

门静脉是血栓和癌栓的好发部位。门脉高压、门静脉系统炎症、手术创伤等均是形成门静脉血栓的诱因，而肝脏肿瘤尤其是肝癌在早期即有 75% 门静脉侵犯，因此门静脉也是癌栓的好发部位。鉴别门静脉系统的血栓或是癌栓有着十分重要的临床意义。彩色多普勒能清楚地显示实变门静脉血流的充盈缺损区，并且对鉴别门静脉系统的血栓或癌栓有较高的特异性。但由于其敏感性较低，文献报道为 80% 左右，因此超声引导下活检对于鉴别实变的门静脉栓子的性质是十分必要的。彩色多普勒引导可以更清楚地显示和确立实变区的范围，同时常可显示代偿性扩张的相应肝动脉分支，因而彩超引导可在避开穿刺入路上的大血管和相应肝动脉分支的前提下，经过至少 1cm 肝实质对肝内门静脉定位穿刺，这样可保证较高的取材成功率，减少出血的并发症。

二、胆囊胆管穿刺活检

胆管（系统）活检：胆管系统病变主要是围绕着黄疸的诊断和鉴别诊断。

应用彩色多普勒超声，可以很容易地将扩张的胆管与周围伴行的血管（门静脉和肝动脉）相鉴别，对确立有无胆系梗阻和梗阻的部位提供了重要的帮助。引起梗阻性黄疸的原因主要为胆系肿瘤、结石、良性（炎性）狭窄及胆道外病变侵犯压迫胆管。由于原发胆管肿瘤从血管造影看为少供血肿瘤，彩色多普勒在肿瘤内一般难以引出血流信号，所以对于梗阻原因的鉴别，灰阶超声结合彩色多普勒超声在部分病例鉴别是有一定困难的，因此超声引导下活检是必要的。

　　肝内胆管与肝动脉及门静脉的相应分支共同包裹了格林森鞘内；肝外胆管与肝动脉、门静脉主干共同包裹于肝十二指肠韧带内，当进行胆管壁、腔内或周围外压性病变活检时，彩色多普勒引导可以避开相应的门静脉和肝动脉分支，以免损伤血管，减少出血的并发症。

　　再者由于胆道肿瘤多呈浸润性生长，无明显的包膜及边界，并极易侵犯周围的血管，灰阶超声观察肿瘤的范围有一定困难，应用彩色多普勒超声通过观察周围的门静脉和肝动脉，可以帮助确立肿瘤的边界并观察有无血管的侵犯，对于确立超声引导下活检取材的部位，具有一定的指导意义。

　　2. 胆囊病变活检：胆囊疾病主要是胆囊壁的软组织肿块和/或囊壁增厚性病变的诊断和鉴别诊断。胆囊壁病变主要包括各种急、慢性炎症，息肉和肿瘤性病变，后者又包括腺瘤、胆囊癌及转移癌。彩色多普勒超声关于胆囊癌的研究文献报道较多，认为在胆囊癌时多可显示胆囊壁内和/或肿块内的血流。频谱多普勒可测得较高速度的动脉血流、彩色多普勒有上述表现应高度怀疑胆囊癌。彩色多普勒引导下活检应在低回声区内接近彩色多普勒供血的区域取材，可保证较高的取材阳性率。

　　另外胆囊疾病活检多经过一段正常肝脏取材，彩色多普勒引导可避开穿刺入路上的肝内大血管，当接近胆囊颈部取材，可避免肝门部大血管的损伤，从而降低穿刺并发症的发生。

三、胰腺穿刺活检

　　胰腺疾病主要是围绕着对局限性占位性病变的活检，胰腺弥漫性病变，除非高度可疑弥漫性肿瘤浸润，否则是不宜进行活检的。胰腺占位性病变的活检，通过彩色多普勒可将胰管与周围的血管鉴别，同时彩超引导可避开胰腺周围的大血管，如胰尾的穿刺应避开脾门血管，胰腺后部穿刺应避开脾静脉，胰头、胰颈及钩突部穿刺应避开门静脉起始部、肠系膜上动静脉及腹腔动脉。

　　胰腺肿瘤本身肿瘤血管细小，彩色多普勒有时可看到细小点状血流，彩色多普勒引导应接近肿瘤供血区穿刺，尤其是胰腺含乳头的占位性病变，彩色多普勒超声应观察乳头内是否有血流，有血流的区域往往是肿瘤生长代谢活跃的区域。超声引导下在有血流的乳头内取样，可保证较高的取材准确率。彩超引导下细针活检，在保证准确取材的同时，也使并发症大大地降低。

四、脾脏穿刺活检

脾脏为富含血的器官，原则上脾脏疾病应在严格掌握适应证的前提下细针活检。脾脏弥漫性病变活检的目的常常是临床医师需鉴别脾脏肿大的原因（肿瘤性、淤血性、炎症性等），以便决定进一步的治疗。彩色多普勒超声引导可帮助定位选择穿刺区域，在避开穿刺路径上脾内较大血管的同时，选择脾实质较厚而少血管的区域取材，可降低穿刺导致的出血的并发症。虽然彩色多普勒本身对鉴别良、恶性肿瘤提供了有益的信息，但对超声结合其他影像学难以确诊的病例，仍需活检。彩色多普勒引导应在尽可能少的损伤脾实质及脾内血管的前提下以最短的入路直接穿刺病灶。对脾脏囊性占位性病变，穿刺前应常规应用彩色多普勒观察囊性占位病变内有无血流，排除脾动脉瘤或脾动静脉瘤。

五、肾脏穿刺活检

肾脏活检包括对肾弥漫性病变、占位性病变和移植肾的活检。肾弥漫性病变和移植肾的活检往往是对各种急、慢性肾脏炎性病变的活检，通过活枪明确各种病变的病理分型，以指导治疗，因此弥漫性肾脏病变活检往往采用14G 或 16G 较粗的组织切割针活检，以保证足够的取材量，才可获得明确的病理组织诊断。肾脏弥漫性病变活检一般选择肾下极（偶选肾上极）实质较厚处取材，彩色多普勒超声引导可避开肾门及叶间大血管。同时活检拔针后彩超可以观察活检针道上有无出血，因为肾脏的活动性出血足可以通过彩色多普勒超声观察到。活动性出血彩超上可显示沿针道由肾实质向肾外的彩色血流信号，同时通过彩超动态观察可以显示活动性出血是否及时得到了制止，因为当出血停止时，针道上的彩色血流信号也随之消失，因此对决定治疗方案很有帮助。肾脏实性占位性病变活枪的目的主要是针对实性占位性病变的鉴别诊断。采用多普勒超声本身对鉴别肾良、恶性病变虽然提供了一定的帮助，但很多情况下仍需活检确诊。彩超引导可以避开穿刺入路上血管及瘤内较大的肿瘤血管，在该前提下以最短的入路直接穿刺肿块，在保证较高的取材成功率的前提下，将穿刺所带来的并发症降低到最低限度。

六、肾上腺穿刺活检

肾上腺位于肾上极的上前内方。右肾上腺前缘相邻下腔静脉，侧缘与肝相邻，内侧为横膈右脚，左肾上腺在左横膈脚前外侧、脾血管和胰尾的侧后方。了解肾上腺的解剖关系对保证穿刺活检的安全系数是极为重要的。

肾上腺区肿瘤包括：

（1）功能性皮质腺瘤，仅见于皮质醇增多症和原发性醛固酮增多症。

（2）嗜铬细胞瘤。

（3）肾上腺癌，功能性和非功能性约各占50%。

（4）转移瘤，最常见的原发病是肺癌，依次为乳腺癌、甲状腺癌和胃肠道癌。

（5）肾上腺囊肿。

（6）髓脂肪瘤。

超声扫描是观察肾上腺形态和肿瘤定位的可靠技术。常规扫查肾上腺的位置、大小和形态。正常肾上腺超声显示率为85%～99%。肾上腺疾病的超声诊断基于肾上腺的形态和轮廓的异常。小的肿瘤表现为肾上腺一侧缘的突出。直径＞1cm的肿瘤诊断的正确率较高；当直径＜1cm的肿瘤，超声扫查不易发现。直径在2～3cm的肿瘤，US表现为圆形的肾上腺外形，正常边缘消失。肿瘤＞4cm时，呈不规则肿块影。US扫描不仅可判断肿瘤的来源，常可勾画肾上腺肿物相邻的结构关系。当肾上腺肿瘤巨大时，其起源用US亦难以判断，不能与来自腹膜后肿瘤鉴别，重要的是它与肾上腺区假肿瘤的鉴别。常见的假肿瘤，在左侧为脾的内侧分叶和副脾、或扭曲的脾动脉近端，因其靠近肾上腺侧支，类似肾上腺小肿瘤。右侧很少产生假肿瘤征象，偶与扭曲的肾血管混淆。此外，还有胃肠道结构和胃憩室等，也可产生假肿瘤征象。需要鉴别时给予超声造影，注药后扫描可显示血管结构，明确诊断。这对穿刺活检是极为重要的，可避免误伤血管和并发症的发生。

超声是观察肾上腺解剖形态和肿瘤定位可靠的检查方法。US在鉴别肾上腺增生和腺瘤，肿瘤的良恶性方面有较高的正确性，但有时也难以诊断。为此US导引下肾上腺穿刺活检是明确诊断的有效手段。

1. 适应证

（1）肾上腺腺瘤与腺癌的鉴别。

（2）肾上腺无功能性肿瘤的定性诊断

（3）转移瘤，寻找原发灶。

2. 禁忌证

（1）有出血倾向者。

（2）肾上腺嗜铬细胞瘤者

3. 术前准备

病人准备：同肾脏穿刺活检术。

器械和药物准备。

同肾脏穿刺活检术，穿刺针为 20~21G 抽吸针。

4. 技术和方法：肾上腺病变采取病变侧侧卧位，即左侧肾上腺病变采取左侧卧位，右侧肾上腺病变采取右侧卧位。侧卧位可使膈肌升高，减少膈肌活动度，易使针尖到达正确的位置。右侧卧位使膈脚和肝之间的间隙增宽，可改善右肾上腺病变的显露。当肾上腺病变较大时亦可考虑俯卧位进针，应避免侧方进针或仰卧位前方进针。文献中有报道经肝、脾穿刺右、左肾上腺的方法，笔者认为对此应取慎重态度。穿刺针用 20~21G 抽吸针，不宜用切割针或活检枪。常规 US 扫描，选择好最佳穿刺路径。严格掌握好进针深度，切勿穿入到下腔静脉或腹上动脉。穿刺时小心谨慎，在 US 扫描监控下分步插入到病变中央。抽吸采集标本时针尖移动范围只能局限于病变区内。要多次抽吸，最后拉紧注射器针塞连同穿刺针和注射器一起拔出。标本分做涂片和石蜡包埋切片。术后严密观察。

5. 并发症：肾上腺穿刺活检是安全的，并发症极少发生。有发生出血、低血压和少量气胸的报告。文献报告并发症发生率为 8.4%。

七、腹膜后疾病的穿刺活检

腹膜后为一潜在的腔隙，原发于腹膜后的肿瘤以间叶中胚层来源的肿瘤多见，腹膜后也是各种原因所致淋巴结（炎症性、转移性肿瘤）肿大的好发部位，因此超声引导下活检对鉴别上述疾病是有重要临床意义的。腹膜后间叶组织来源的肿瘤，需有一定的取材量才可获得明确的组织学诊断，因此活检多采用 18G 组织切割针（枪）活检。腹膜后活检时禁忌通过大血管穿刺，彩色多普勒可清楚地显示腹主动脉及其主要分支，下腔静脉及其主要属支。特别是在病理情况下，较大肿瘤推压血管造成大血管移位或肿瘤侵蚀包绕大血管，灰阶超声显示大血管困难时，彩色多普勒可帮助辨别大血管的位置，避免穿刺针道上经过大血管。当采用活检枪穿刺时，彩色多普勒帮助准确估测活检枪与大血管前壁之间的距离，以准确设定弹射位置，预防大血管的损伤。另外腹膜后囊性占位性病变，活检前应通过彩色多普勒观察囊性病变内是否有血流，在排除腹主动脉瘤的前提下活检。

八、淋巴结活检

经皮穿刺淋巴结活检术是用于发生在淋巴系统或通过淋巴系统播散的疾病的介入性诊断方法。US 导向经皮穿刺淋巴结活检术，特别适用于其他检查未发现、淋巴造影不显影、小于 2cm、深在的和血管旁的淋巴结活检。

1. 适应证

（1）淋巴结肿大的鉴别诊断，包括炎症、转移瘤和淋巴瘤。

（2）多发部位肿瘤的淋巴结肿大的鉴别。

（3）淋巴瘤分类、分期。

（4）淋巴瘤治疗后怀疑残余或复发。

2. 禁忌证

（1）严重出血倾向，经治疗不能纠正者。

（2）极度衰弱不合作者。

3. 术前准备

大多数活检可在门诊施行，术前检查凝血酶原时间和血小板计数。凝血功能障碍者需术前纠正。盆腔活检前需充盈膀胱，口服造影剂显示肠道，静脉注射造影剂以区分淋巴结和血管及肠道结构。

视需要行静脉内镇静和止痛。2% 普鲁卡因局麻、皮下和深部组织麻醉。

4. 技术和方法

穿刺技术原则同胰腺穿刺活检术。常规 US 扫描，选择穿刺点和进针行径。腹膜后淋巴结肿大可根据解剖部位和病灶大小选用仰卧位从腹前壁穿刺。腹主动脉旁、膈脚后淋巴结可采用俯卧位后路途径，从脊柱旁做斜行穿刺。盆腔淋巴结肿大可根据其部位选用前壁经腹膜及腹膜旁穿刺或后路途径。后路途径较前壁穿刺疼痛轻。进针途径选择原则为避开实质脏器及大血管，避免造成不必要损伤。前壁穿刺时可能通过肠壁，为此需采用细针（22G）。肠蠕动会引起进针方向偏移，可在 US 监控下予以纠正。如淋巴结周围无血管结构，进针行径又不穿行肠道时，可考虑用 18～21G Sure－Cut 针。当淋巴结有完整包膜，须快速进针以克服包膜阻力。穿刺针尖置于淋巴结中央，用 10ml 或 20ml 注射器反复抽吸直到见到血栓物质为止。根据镜下和/或细胞计数分析，确定抽吸次数，以获得足量满意的标本。也可先将 19G 针尖插入到淋巴结表面之后，用顶端略弯的 22G 针反复穿刺抽吸直至取得满意标本为止。抽吸标本分别做涂片和石蜡包埋切片。术后观察病人 1h 以上，口服或肌注抗生素以预防感染。

5. 存在的问题

综合文献报道，腹膜后淋巴结肿大的检出正确率为 72%；淋巴瘤的检正确率为 80%；生殖、泌尿系统转移性淋巴结肿大的正确率为 65%～97.5E%。影响正确率的因素有标本抽吸量不够及盆腔穿刺时 US 扫描技术的问题，如胃肠胀气、造影增强不足以区别血管和肠道结构等。

九、肌肉骨骼穿刺活检

肌肉骨格系统病变依赖 X 线片、断层、血管造影、US、CT 和 MRI 等综合影像手段，多数病变均可做出诊断，但由于肌肉骨骼病变表现多种多样，一些病变的诊断是困难的，活检病理是明确诊断的有效方法。早在 1930 年，Marlin 和 Ellis 首次成功报道 8 例骨骼肌肉系统的针吸活检，之后相继有不少报道，积累了丰富的经验，US 导引下肌肉骨骼穿刺活检已逐渐成为常规诊断手段之一。

1. 适应证

（1）原发软组织和骨骼肿瘤的组织学诊断。

（2）原发骨肿瘤和继发骨肿瘤的鉴别。

（3）临床已确诊为转移瘤，而原发灶不明，发灶。

（4）骨肿瘤和炎性病变为鉴别。

（5）内分泌代谢病变。

（6）组织细胞培养和实验性研究。

（二）禁忌证

无绝对禁忌匠，相对禁忌证是未治愈的出血性体质。

（三）术前准备

病人准备：术前常规做出血凝血时间、血小板计数和凝血酶原时间等测定。精神紧张者可服用镇静剂。尤需特殊准备。

器械和药物准备：穿刺活检包 1 个，还有手术刀、针筒、存标本小试管及载玻片等。穿刺针包括 Ackermann 针、粗抽吸针、切割针和活检枪。Chiba 针用于软组织肿瘤和溶骨性病变活检。

2% 普鲁卡因 10ml，用于局麻。

（四）技术和方法

先做常规 US 扫查，选择最佳穿刺层面和穿刺点，即避开局部的血管神经结构，确定穿刺针经皮肤到穿刺靶点的最短距离，用光标测出皮肤进针点与靶点之间距离和角度。皮肤常规消毒，用 2% 普鲁卡因 10ml 局麻（有的病人用量可达 15～20ml）。将抽吸出的标本做涂片，细菌学检查，其余抽吸标本放置于10%甲醛溶液试管内,送病理科做细胞学和病理学检查。

病人的体位、进针方向角度根据病变的部位而定。

1. 肌肉软组织活检:有的病例术前做 US 增强扫描,显示血管和病受区结构。由于上肢血管神经多位于内侧,穿刺点应选择外侧,两下肢血管神经多位于后侧,穿刺点宜选在前方或侧方。穿刺针选用切割针。

术后,穿刺局部加压数分钟包扎。严密观察。

2. 滑膜活检:当其他诊断方法难以提出持异性诊断时可考虑做关节滑膜活检,所有大关节如髋、膝、踝、肩、肘关节和腕关节等都可做滑膜活检。滑膜活检需先做常规 US 扫描,这有利于判定滑膜增殖的部分,以作为活检的靶点。穿刺针可单用 Trucut 针 14G,或与 Jamshidi 环钻针(长 9cm)配套使用。

髋关节滑膜活检是病人仰卧位,下肢内旋。穿刺行径采取前外侧入路,穿刺靶点选择关节的下内内隐窝区,因该区在轻度滑膜增殖时即呈肿胀变化、容易采集到滑膜组织。操作时先用 Jamshidi 针穿刺达股骨头头颈结合的中部,当与骨接触后将针退出少许,拔出针芯,即将 14G Trucut 针(长 15.4cm)置放到 Jamshidi 套管针,轻轻地将 Trucut 针插入关节。多点采取样本。变换 Jamshidi 环钻针的倾斜度和位置,便于 Trucut 针从不同部位采取滑膜组织,提高校出阳性率(见图 17-9)。

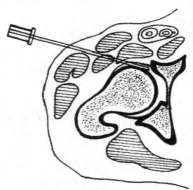

图 17-9　髋关节滑膜活检示意图

膝关节滑膜活检采取前外侧入路。

踝关节滑膜活检穿刺靶点选择踝关节的前隐窝,即胫距关节的中部。

肩关节滑膜活检采取前上入路,穿入旋转环带间隔。肩胛骨应保持外旋位,以免损伤肱二头肌长头腱。

肘关节滑膜活检穿刺靶点取肘关节的后外侧。腕关节则取腕关节的后隐窝入路，即通过尺侧腕伸肌和指总伸肌肌膜的后内侧入路采取滑膜组织。

滑膜活检常用于感染性滑膜炎和滑膜肿瘤的诊断，如化脓性滑膜炎、结核性滑膜炎、绒毛结节性滑膜炎之间的鉴别诊断。有时痛风、结节病、淀粉样变性、风湿性病变等亦做滑膜活检。

上面介绍应用滑膜活检的方法，约81%可采取到滑膜标本。至于未能采取到真正滑膜组织，这主要见于退行性关节病变和/或伴有滑膜纤维性萎缩。

（五）并发症

US 导引下肌肉骨骼活检是一种安全检查，并发症发生率为 0.2%，死亡为 0.02%。肌肉骨骼活检最严重的并发症是脊髓和神经的损害，只要操作者注意到这一问题，小心渐进式地进针，熟悉进针行径和血管神经的分布与走行，并发症是可以避免的。

第五节　超声介入的治疗应用

一、胸部介入性治疗

（一）脓胸置管引流术

脓胸是胸部炎性病变、脓肿、外伤或手术后的严重并发症。脓胸分为三个阶段：第一阶段为渗出液，如胸腔积液，内含少量白细胞。第二阶段为纤维脓性液，液体黏稠混浊，于胸膜表面出现纤维蛋白的沉积，这一阶段如未能控制，则发展为多房性脓胸和慢性脓胸。第三阶段为慢性脓胸，胸膜增厚，成纤维细胞浸润，肺被增厚的胸膜包裹限制肺的活动。脓胸病情危重，须及时有效的治疗。

1. 适应证：经临床影像学检查证实的脓胸（包括多房的），用抗生素治疗效果不明显，或大量的脓液积聚于胸腔者，置管引流是最佳的治疗方法。

2. 禁忌证：严重出血倾向者是主要的禁忌证。

3. 术前准备：病人准备：查出血凝血时间、血小板计数和凝血酶原时间测定等。

4. 技术和方法：穿刺置管引流术多采用坐位，提倡用直接穿刺法和Seldinger 技术。须注意下列几点：

（1）穿刺进针点选择脓胸紧贴胸膜粘连面，减少气胸或感染胸膜腔可能。

（2）穿刺针及引流导管宜用较大尺寸的导管。引流时须每天注意引流出液体量、黏稠度和颜色的变化，以及引流导管端的位置。当脓胸有分叶不易引流，可采用经引流导管（8F）滴入尿激酶到脓胸腔（5%葡萄糖液 100ml 内加入 100 000U 尿激酶），将引流导管夹住使尿激酶液在脓胸腔内保留 12～24h，之后再开放引流导管或用针管抽吸。

（3）冲洗脓腔时要轻而缓慢地进行，不宜压力过大，以免造成感染扩散。冲洗后注入适量的抗生素。

（4）保持好引流体位和引流管通畅，防止引流导管脱落。当引流量 1d 少于 20ml，病人症状改善，可将引流导管拔出。

Seldinger 技术亦可用于较少量液体（脓液）的积聚或纵隔旁、腹部液体的积聚。

5. 并发症：US 导引下脓胸置管引流安全，很少发生并发症。置管引流时要始终使导管前端位于脓胸的底部中央水平，引流导管通畅，使引流完全有利于减少并发症的出现（如感染扩散）。

（二）胸膜硬化术

恶性胸膜渗液可引起胸痛，严重的呼吸困难，难以治疗。曾有外科胸膜切除，反复胸腔穿刺，外科手术置入大号多孔引流导管于胸腔并注入硬化剂等治疗方法。外科胸膜切除为损伤性手术，死亡率高。由于恶性胸膜渗液很快产生，所以胸腔穿刺抽完渗液后又出现渗液，胸腔穿刺术的治疗价值不大。现在多采用胸膜硬化术。

1. 适应证：凡恶性肿瘤侵犯胸膜，出现胸腔渗液引起严重的呼吸困难、经胸腔穿刺抽完液体后很快出现者。

2. 禁忌证

（1）有出血倾向者。

（2）并发支气管胸膜瘘者

（3）严重恶病质者。

3. 术前准备

病人准备：同脓胸置管引流。术前都需做过胸腔穿刺和连续 5d 引流，证实是恶性胸膜渗液，排除化脓性或结核性的可能。

器械和药物准备：胸部穿刺包、18～22G 抽吸针、导引钢丝、扩张器、小号多孔引流导管（7～24F），连接管等。

1%利多卡因、生理盐水、5%葡萄糖液。硬化剂为四环素或争光霉素（bleomycin）。

4. 技术和方法：定位原则同脓胸置管引流术。用 seldinger 技术置入小的多孔导管，引流导管大小为 7～24F，有的作者指出以 16F 为好，可避免阻塞，在 US 监控下，导管端放于胸膜腔内，将溶液油吸干净。之后经导管注入硬化剂。硬化剂常用的有两种：一是四环素，每次用量为 1～2g 四环素溶于 100ml 生理盐水，与 1% 利多卡因 20ml 混合后使用，连续使用 3d；二是争光霉素，一次用量为 60u 争光雷素加于 5% 葡萄糖液 50ml 中。注入硬化剂后将引流导管夹住 1h，每 15min 变换病人体位，使硬化剂分布均匀。1h 后放开引流导管夹子使其引流。24h 后将引流导管拔出。须注意下列几点：

（1）要选择合适的引流导管，多用小号引流导管，因其创伤小，痛苦少，病人容易接受此治疗。

（2）注入硬化剂前引流要完全，在做此治疗前，每日引流量要小于 100ml，连续 5d 引流量都要小于 100ml/d，这样疗效好。

临床有疗效率达 71%。胸膜硬化术后胸膜固定，经临床和 X 线检查观察，临床症状减轻，渗液未再发生。有的作者指出，有的病例引流量大于 100ml/d 时，做胸膜硬化术疗效不好。

5. 并发症：并发症的发生率很低而且轻微。较常见的是当经引流导管注入四环素到胸膜腔时出现疼痛，而用争光霉素时很少发生疼痛。当出现疼痛时可静脉给予少量麻醉药止痛，亦有报告发生气胸或感染，只要严格遵守操作规程是完全可以避免的。

二、腹部介入性治疗

（一）肝囊肿穿刺硬化剂治疗

肝囊肿是较常见的良性病变，为先天性异常，系由于胆管生长和发育障碍所致，囊液为囊壁上皮所分泌。肝囊肿分为单发、多发和多囊病，一般内含清亮液体，如腔内出血，则呈褐色。有的病例并有肾囊肿和/或胰腺囊肿。肝囊肿具有特征性 US 表现，多数诊断依靠 B 超或 CT 扫描即可确定。小的无症状肝囊肿不需治疗，大的囊肿和/或合症状时应及时治疗。

1. 适应证

（1）肝囊肿直径大于 5cm。

（2）临床症状多者。

2. 禁忌证

（1）任何出血倾向者，如血小板低于 5×10^9/L，血友病等。

（2）心肌梗死。

（3）严重恶病质者。

（4）肝囊肿与胆管或腹腔交通者。

3. 术前准备

（1）病人准备：同常规腹部 US 扫描，术前 4～6h 禁食。术前做血常规和肝功检查。当有的病例有肝囊肿与胆管或腹腔交通的临床表现或特殊病例，术前应做 CT 增强扫描。

（2）器械和药物准备：腹部穿刺包 1 个、18G 穿刺针，局麻用 2% 普鲁卡因。硬化剂为无水乙醇。

4. 技术和方法：病人仰卧位，基本原则同肝脏穿刺活检术。先做 US 扫描，选择穿刺的最佳层面和穿刺点，用光标测出皮肤进针点与靶点距离、进针深度和角度。穿刺法有两种：直接穿刺法和导管法。导管法是用 18G 穿刺针穿刺囊肿。用 0.8cm×60cm J 型导引线导引 4.5F Teflon 扩张器，扩张穿刺路径后再用 4.6P 30cm 长的猪尾聚乙烯导管插入到囊腔，抽吸引流囊液。由于导管法使囊壁穿刺口扩大，当注入无水乙醇时，乙醇易反流到肝包膜下，病人疼痛，往往难以忍受，只能中止治疗，影响疗效。为此我们常用的是直接穿刺法。用 19～20G 抽吸针，穿刺时嘱病人屏住呼吸，当针插入囊腔时手感有"落空"的感觉，再做 US 扫描确定针尖在囊腔内，固定穿刺针，抽吸囊液，计算抽出囊液量，并分送常规化验（红、白细胞计数，蛋白计数），之后缓慢注入乙醇到囊肿，注入乙醇量，以抽出囊液量的 25% 计算。如囊肿很大，以此计算有的病例 1 次注射量会很大，这时应适当减少。1 次注入乙醇不宜超过 200ml，以防发生乙醇中毒反应。注入乙醇前后各做 US 扫描 1 次。保留 15～20mm，再将原注入的无水乙醇从囊腔中抽出，再注入少量乙醇保留，其量视囊肿大小而定。之后将抽吸针连同针芯一起拔出，再做 US 扫查，术后观察 4h，嘱病人仰卧位、左右侧卧位各 5min，以保留乙醇与囊壁接触。

化剂治疗须注意下列几点：

（1）选好囊肿穿刺的层面、进针点和深度：应避免从大囊肿最膨隆的部位穿刺，因该处囊肿张力大，可能会引起破裂。选择张力小的部位或从周围有肝实质区进针。穿刺针深度要达到囊肿下的稍上方，有利于抽尽囊液。

（2）巨大肝囊肿抽液时要缓慢，以免腹内压骤然下降。甚至可采取分次抽尽，即每周抽 2～3 次。每次抽液后仍注入无水乙醇，虽然未抽尽囊液会使无水乙醇稀释，但对仰制囊液的增加是有帮助的。

（3）肝囊肿的穿刺应注意穿刺针道上彩超引导下避开门静脉的 1 级、2 级分支及肝静脉的 1 级、2 级属支。

（二）肝脓肿穿刺抽吸引流术

肝脓肿分为细菌性和阿米巴性两类。细菌性肝脓肿多继发于胃肠道、胆道感染。阿米巴性肝脓肿系因寄生于结肠黏膜的阿米巴原虫经门静脉进入肝脏所致。

肝脓肿可单发或多发，多见于肝右叶。US 表现为圆形或卵圆形低无回声光团，内见光点回声，边界较清楚或模糊，围以一因密度低于周围正常肝组织而高于中央脓腔的低回声环状影，此称为"声晕"。

1. 适应证：经临床影像学检查证实的脓胸（包括多房的），用抗生素治疗效果不明显，或大量的脓液积聚于胸腔者，置管引流是最佳的治疗方法。

2. 禁忌证：严重出血倾向者是主要的禁忌证。

3. 术前准备

病人准备：同常规腹部 US 扫描，术前 4~6h 禁食。查出凝血时间、血小板计数和凝血酶原时间测定等。

器械和药物准备：腹部穿刺包 1 个、18G 穿刺针，局麻用 2% 普鲁卡因，8F 猪尾多孔导管一根。

4. 技术和方法：病人仰卧过，基本原则同肝脏穿刺活检术。先做 US 扫描，选择穿刺的最佳层面和穿刺点，用光标测出皮肤进针点与靶点距离、进针深度和角度。穿刺法有两种：直接穿刺法和导管法。导管法是用 18G 穿刺针穿刺囊肿，用 0.8cm×60cm J 型导引线导引 4.5F Teflon 扩张器。扩张穿刺路径后再用 7~8F 30cm 长的猪尾聚乙烯导管插入到囊腔，抽吸引流囊液。直接穿刺法用 19~20G 抽吸针，穿刺时嘱病人屏住呼吸，当针插入囊腔时手感有"落空"的感觉，再做 US 扫描确认针尖在囊腔内，固定穿刺针，抽吸囊液，引流并固定。

5. 并发症：US 导引下肝脓肿置管引流安全，很少发生并发症。置管引流时要始终使导管前端位于脓腔的底部中央水平，引流导管通畅，使引流完全有利于减少并发症的出现（如感染扩散）。

（三）肝血管瘤的介入治疗

肝血管瘤是一种先天性疾病，可分为海绵状血管瘤、毛细血管型血管瘤和血管内皮细胞瘤。文献报道海绵状血管瘤常见，毛细血管瘤和血管内皮细胞瘤少见。肝较小血管瘤无不适症状，不需治疗，位置较特殊或较大的血管瘤需要治疗。因为位于肝前壁表面容易受压破裂，位于肝门处较大时容易压迫血管和胆管。

肝血管瘤分型：根据 B 超检查测得的径线分四型，小结节型 2.5~3.0cm；大结节型 4.0~6.0cm；大块型 7.0~9.0cm；巨块型 > 10cm。较大血管瘤容易引起右上腹部不适。传统治疗肝血管瘤的方法是手术治疗，超声介入疗法可以和外科手术得到相同的疗效。

1. 适应证

（1）较大血管瘤，直径大于 3cm。

（2）位置较特殊的血管瘤，位于膈下、肝门处、肝前缘近边缘处等容易发生不良反应。

（3）有症状的血管瘤，只要表现为右下腹部不适、隐痛、胀满等。

（4）患者要求介入治疗，患者思想负担重，影响工作。

2. 禁忌证

（1）对鱼肝油酸钠过敏者。

（2）出血倾向者。

（3）位于肝表面，前面又没有正常肝组织。

3. 术前准备

病人准备：术前 1～5d 做 US 和/或 CT/MRI 扫描。血常规、肝功能检查。治疗前禁食 6h，术前或术后给予适量的止痛剂和镇静剂。

器械和药物准备：彩色多普勒超声仪、腹部穿刺包 1 个、18G 穿刺针、局麻用 2% 普鲁卡因、硬化剂、抗生素和生理盐水等。

4. 技术操作：穿刺前常规彩超探测病灶部位、直径及血流。根据病灶部位病人取适当体位，常规消毒铺巾，用已消毒穿刺探头确定穿刺点、进针深度和角度，无需麻醉，仅推入针道少许利多卡因，以便更好地显示针尖，在超声监视下，将穿刺针沿针道刺入病灶预定靶区内，声像图中显示针尖的强回声，确定已达到预定部位，注入硬化剂，病灶内显示弥漫强回声呈云雾状散开，覆盖病灶。穿刺后局部腹带固定，静卧床 2～3 小时。每次穿刺前，B超检查视病灶内药物吸收情况，酌情增减药物。病灶内注入药物已达到预计总量，推药手感有阻力即可停止注射硬化剂。巨块型病灶 1 个疗程治疗后 6～12 个月，视病灶大小也可行第 2 个疗程达到病灶消失。

无论何型肝血瘤，在住院期间不可能完全消失，治疗后的时间越长，病灶缩小越明显，治愈率及有效率逐渐提高。近期：①临床症状消失；②病灶内声像图由高回声逐渐变弱回声。原低回声逐渐呈接近正常肝组织回声，周边为环状强回声，直径逐渐缩小，无血流信号。远期：出院后半年、1 年超声检查，未消失者每年超声复查 1 次，以 3 年内为限，随访期 1～2 年。①3 年内经多次 B 超检查，原病灶处呈正常肝组织回声为消失；②病灶区回声接近肝组织回声，仅遗留隐约可见的边缘包膜，随时间推移仍可继续消失；③病灶直径缩小 1/2～2/3，内部组织已纤维化，回声不均，无血流信号，边界清楚；④病灶大小无变化，3 年动态观察无缩小也无增大，仅控制发展为无效。瘤体比出院时增大，与治疗前大小相同为复发。

5. 不良反应及并发症

（1）轻微腹胀、纳差、恶心，偶有呕吐。

（2）四肢乏力、胃寒，一过性发热，体温 37.5～38.5℃，极个别偶见 39.0℃。

（3）一过性右肩酸困，肝区微痛。

（4）皮肤过敏：手指发黑、角质化、瘙痒，表面皮肤可见散在性红斑。

（5）个别治疗后 1~2 个月脱发。

（6）腹泻：开始可能腹泻，持续一段时间后可治愈。

（7）出血：药物不吸收；右侧胸腔积液。

对肝血管瘤行细针穿刺治疗相对安全的，但毕竟属一种微创的治疗方法，尤其对肝内出血的并发症要高度重视，应熟悉肝内出血常见的临床症状及体征，若有可疑，即使 B 超检查腹腔内未探及无回声区，也应按肝内出血常规处理。若探及到无回声区，严密观察血压变化，经判断肝内局部出血已停止，及时抽出腹腔内积血，减少对腹腔的刺激，缓解疼痛。正确选择穿刺径路，向病人反复交代术中呼吸要配合好。使病人精神放松，加强术者心里素质培养：进针时观察针道走行，勿刺入肝内血管，当针尖通过肝被膜和瘤体表面时，要快速进针，以免造成针尖划伤。拔针后指压针跟处。病人勿立即下床。熟练的技术操作，正确的选择适应症，是防止和降低穿刺并发症的关键：①在2D 超声引导下使注入药物均匀分布到瘤体内；②严格选择进针途径、深度；③据瘤体大小计算注入药物的总量及分次量，为三项关键技术。

（四）肝癌的微波消融治疗

20 世纪 70 年代微波技术主要用于外科手术中止血和组织切割。近年来，微波技术也应用于开腹术中或腹腔镜下微波针植入凝固治疗肝肿瘤。由于上述微波针形成的疑固性坏死区为长柱形，这个适合经皮穿刺应用。1995 年日本学者 Seki 首先报道应用 PMCT 术治疗 <3cm 小肝癌。董宝玮等通过大量动物实验研制成功适用于超声引导经皮穿刺治疗肝癌的微波仪系统，并且成功地应用于临床，取得了较好疗效。

1. 适应证

（1）原发生肝癌或转移性肝癌，无肝外扩散，肝内病灶最多为 5 个，无 1 个病灶大小直径大于 5cm。

（2）高龄体弱不能耐受手术治疗，或拒绝手术者。

2. 禁忌证

（1）肝内病灶多发超过 5 个以上；病灶直径大于 5cm。

（2）肝外扩散转移或门脉广泛瘤栓。

（3）严重黄疸，大量腹水。

（4）显著出血倾向者。

3. 术前准备

（1）病人准备：术前 1～5d 做 US 和/或 CT/MRI 扫描。常规血常规、肝功能检查。治疗前禁食 6h，术前或术后给予适量的止痛剂和镇静剂。

（2）器械和药物准备：彩色多普勒超声仪、微波仪器、微波针、连接管等与肝肿瘤乙醇疗法相似。2% 普鲁卡因、抗生素和生理盐水等。

4. 技术和方法：应用 US 导引监控。病人躺于检查床上，皮肤消毒、局麻，在无菌操作下，选择好皮肤到病变距离和穿刺行径，之后插入穿刺针，用扩张器扩张，之后在超声监视下放置微波针于病灶中心下方。微波治疗的功率 8～30W，照射时间 5～10min。在整个治疗过程中需有监控，了解温度的变化、凝固坏死区大小和范围，以及病变周围组织和血管的灌注。治疗结束后在拔出微波针时适当烧一下，避免肿瘤细胞沿穿刺轨道播散和种植。术后严密观察 6h，术后 24h 做 US 扫描。观察有无出血、气胸、瘘和感染。

5. 并发症：较常见的并发症为右侧胸腔积液和疼痛。少量胸水不必做处理，多量时需做经皮插管引流。疼痛多发生于术后 24h，持续不超过 1 周。可口服止痛药对症治疗。其他少见并发症有肝包膜下血肿（2.48%）、肝脓肿、空肠瘘、腹腔内出血、穿刺部位局部感染等。偶有死亡的报道。至今尚无肿瘤播散和种植的报道。

（五）急性坏死性胰腺炎经皮引流术

急性胰腺炎包括胰实质水肿性炎症和暴发性坏死性胰腺炎。约 1/3 病例的 US 表现无异常发现。异常 US 表现为胰腺弥漫性增大，因继发性水肿呈低回声区；或胰腺局限性增大；胰腺外形不规则，边缘模糊不清，胰周脂肪层回声减低。

急性胰腺炎常见的并发症为胰内和胰周积液，前通小网膜囊，后通前肾旁间隙；胰腺化脓性炎症，为胰腺和胰周化脓性感染。

胰腺化脓性炎症为严重并发症，是由于弥漫性水肿性炎症，积液在间隔内引流不畅所致的蜂窝织炎，有脓肿形成和坏死组织，并有胰外积液。积液内含气是脓肿形成的可靠征象，此征象在化脓性胰腺炎出现率为 29%～64%。

急性坏死件胰腺炎的病情最为严重，胰腺组织破坏严重，伴有大量出血，死亡率高达 50%。在急性出血 1 周内，US 表现为胰腺内或围绕胰腺有边界不清的肿块，伴有胰和胰周积液，回声低于正常胰实质。1 周后血肿消除，回声接近胰积液。

急性坏死性胰腺炎手术治疗死亡率高，达 20%～42%，为此近年来采用非外科手术治疗技术，经皮 US 导管引流治疗急性坏死性胰腺炎是一种新的治疗方法。

1. 适应证

（1）经临床生化检查和 US、CT 扫描证实的急性坏死性胰腺炎；或经内科保守治未能控制病情。

（2）曾应用内镜引流治疗无效者。

2. 禁忌证

（1）显著出血倾向者。

（2）胰腺坏处与相邻十二指肠之间存在溃疡性缺损，引起大出血者。

3. 术前准备

（1）病人准备：术前做 US 扫描，并做 US 导引胰腺穿刺活检证实。

（2）器械和药物准备：穿刺针，扩张器，12～28F 导管，连接管等；2% 普鲁卡因，生理盐水。

4. 技术和方法：病人仰卧位，US 常规扫描确定进针点、穿刺行径和引流放置位置等。皮肤消毒、局麻，先做穿刺活检明确胰腺炎的存在，之后放置引流管。引流导管大小和放置数目均按胰腺坏死腔的大小和部位而定。一般放置 1～3 根 12～28F 引流导管于胰腺坏死区做灌注引流。引流导管放置的最直接途径是经腹膜，需避免插入到肠道和实质脏器。放置好引流导管后，需用生理盐水冲洗，几天后做 US 检查了解引流的疗效。刚引流的最初几天，可应用较小的导管（10～14F），之后需更换较粗导管（24～28F），为的是能引流出坏死物碎片。引流时间为 25～152d（平均 85d）。当 24h 引流量小于 10ml，US 扫描确认坏死腔变得模糊不清，亦无瘘管存在，这时可拔引流导管。

有的作者报道 US 导引经胃引流胰腺，即在 US 胃镜导引下穿刺胃后壁，用球囊扩张胃后壁建立一个新而宽的通道口，将胰腺坏死组织和积液引流到胃内。

5. 并发症：经皮导管引流技术本身并不引起并发症，此技术是安全、有效的。

（六）胰腺囊肿穿刺抽吸引流术

胰腺囊肿分为两种：一是真性胰腺囊肿，常与多囊肝和多囊肾合并存在，US 表现为圆形或卵圆形无回声区，边缘清楚；二是假性胰腺囊肿，是急性、亚急性或慢性胰腺炎的合并症，是胰或胰外液体积聚，有厚的纤维包膜或壁。US 表现为单叶或多叶的无回声影，边界清楚，如囊肿内出现不常见的高回声光点，则提示合并感染或出血。假性胰腺囊肿较真性胰腺囊肿多见。假性胰腺囊肿约 50% 可自发破裂引起严重并发症，死亡率高，因此发现胰腺囊肿后及时抽吸引流是必要的。

1971 年，Wiechel 等首先报道应用 X 线透视导引经皮直接穿刺大的囊肿。

1976 年 Hancke 等应用超声导引经皮穿刺抽吸治疗 14 例胰腺囊肿。之后不少作者做了大量研究、疗效较满意。胰腺囊肿穿刺抽吸引流简便、安全、有效。

1. 适应证

（1）真性胰腺囊肿。

（2）假性胰腺囊肿，可减轻囊肿压迫所致的症状，为手术治疗创造条件。

（3）胰腺囊肿合并感染，控制感染。

2. 禁忌证

（1）有出血性体质者。

（2）出血坏死性胰腺炎合并囊肿。

（3）囊性胰腺癌的坏死液化区。

3. 术前准备

病人准备：术前查出血、凝血时间，血小板计数和凝血酶原测定。术前做超声检查，详细了解囊肿部位、大小、胰腺情况以及与相邻脏器的关系。术前可服镇静剂。术前禁食 6～8h。

器械和药物准备：同肝脏穿刺活检术，用 18～22G 抽吸针，常用 19～20G 抽吸针、引流导管、抗生素。

4. 技术和方法：病人仰卧位。常规 US 扫描，选好穿刺层面和进针点，进针行径选择最短距离，需避开下腔静脉、肠系膜上动脉等大血管以及胃肠道。胰头胰体部囊肿采取腹前壁前入路进针；胰尾部病变采用侧方斜向或水平向进针，提倡多用 22G 抽吸针，即使穿过肠曲也是允许的，不太可能引起并发症的发生。禁用切割针。在 US 扫描监控下，将穿刺针针尖插入囊肿中心，然后拔出针芯，针尾接上注射器抽吸。将先抽出的部分囊液分别做常规、生化、细菌和细胞学等检查。应尽量将囊液抽尽。治疗大的囊肿可用吸引器抽吸囊液或用导管法引流囊液，或经皮经胃穿刺置管引流。穿刺抽吸囊液后，有的病例为了了解囊腔与胰腺导管间有无交通，可向腔内注入造影剂，这对今后的进一步手术治疗是非常重要的。

若囊肿合并感染，在抽尽囊液后用生理盐水多次冲洗囊腔，之后注入抗生素控制感染。若囊肿大，穿刺行径可避开大血管、胃肠道或肝脏，可考虑用导管法（seldinger 技术）。方法是用 18G 抽吸针插入囊腔，经穿刺针放入 J 型导引线，拔出穿刺针，顺导引线插入扩张器，扩张穿刺行径，再置换合适的导管，将导管端置于囊腔最低水平处。然后固定导管并与引流管和引流瓶相接。引流导管置入 2～3d，引流物减少，经 CT 或 B 超复查囊腔已明显减少或消失，即可拔去引流导管。胰腺囊肿的穿刺常常既是诊断性的也是治疗性的，应注意避开脾门血管、肠系膜血管及门静脉和腹腔动脉的重要分支。

穿刺抽吸引流术后，病人卧床 4～6h，注意观察。

5. 并发症：经皮穿刺抽吸引流术简便、安全、无痛苦，极少发生并发症。偶尔有出血、感染的并发症发生。

（七）肾囊肿穿刺硬化剂治疗

肾囊肿是常见病之一，它分为单发、多发囊肿和多囊肾，具有特征性 US 征象：圆形无回声区，壁薄而光滑，边缘清楚，与周围肾实质有清楚的界限。如果囊液密度较高或囊肿形状不规则，伴有囊壁增厚或钙化，则可能为复杂囊肿或实质性肿瘤，特别是伴有症状如疼痛、血尿，则提示肿瘤可能。这时应先做囊肿抽吸活检，不宜做硬化剂治疗。

1. 适应证

（1）穿刺活检适应证

a. 疑为炎性囊肿或脓肿。

b. 超声或 CT 扫描不能明确诊断时。

c. 疑恶性时，外科探查有危险者。

d. 囊性病变的性质确定。

（2）硬化剂治疗的适应证

a. 引起明显肾盂积水的肾盂旁囊肿。

b. 压迫肾盏漏斗部造成肾盏扩张积水的肾内囊肿。

c. 造成肾实质大量丧失的巨大囊肿。

d. 引起肾性高血压的囊肿，或临床症状多，如腰痛

e. 肾囊肿直径大于 3cm 以上者。

在掌握治疗指征时，要将上述五点综合考虑。有的囊肿虽不大，但位于肾盂旁压迫肾盂明显，伴有较多的临床症状时，亦可考虑硬化别治疗。

2. 禁忌证：同肾脏穿刺活检。

3. 术前准备

（1）病人准备：检查血常规，出血、凝血时间，血小板计数，凝血酶原时间，尿常规和肾功能试验等。术前最好先做 CT 增强扫描，了解肾囊肿是否与肾盂相交通。如有造影剂进入囊腔内，表示两者相通，这是硬化剂治疗的禁忌证。因硬化利从囊肿流入到肾盂、输尿管，将引起剧烈疼痛、尿闭和肾衰竭症状。术前 4～6h 禁食。

（2）器械和药物准备：腰穿刺包 1 个，19～21G 抽吸针。2%普鲁卡因作局麻用，硬化剂为无水乙醇或聚桂醇。

4. 技术和方法：病人体位根据肾囊肿位置，多数采用俯卧位，少数为仰卧位侧方穿刺，避免仰卧位前方穿刺。基本原则同 US 导引下细针穿刺活检

术。先做 US 扫描，选择穿刺的最佳层面和穿刺点，用光标测出皮肤进针点与病变的直线距离、进针深度和角度。穿刺法有两种：直接穿刺法和导管法。编者采用的是直接穿刺法。用 19～20 G 抽吸针，穿刺时令病人屏住呼吸，当针插进皮肤进入囊腔时要做 US 扫描，确认针尖在囊肿内之后将针固定，抽出囊液。导管法是用 18G 穿刺针（4F）穿刺囊肿，用 0.8cm×60cm J 型导引线插入到囊腔，将 18G 穿刺针拔出，应用 4.5F Teflon 扩张器来扩张穿刺路径，之后拔出扩张器再将 4.6F、30cm 长的猪尾聚乙烯导管插入到囊腔。抽出囊液要计算抽出量，并分送常规检查（包括红、白细胞计数，蛋白定性）和癌细胞检查。之后缓慢注入无水乙醇，用虽以抽出囊液总量 3.7%～44% 计算，一般以 25% 为宜，注入无水乙醇前后各做 US 扫查 1 次。保留 15～20min。在保留期间可轻轻翻动病人向两侧倾斜，以使囊壁与乙醇充分接触。在保留 15～20min 后，将原注入的无水乙醇从囊腔中抽出，再注入少量乙醇（视原囊腔大小而决定注入量，一般为 3～10ml）保留。将针芯插入穿刺针套管拔针，再做 US 扫描 1 次。拔针后嘱病人仰卧位，左右侧卧位各 5min，之后再观察 4h。操作中须注意：首先要确定好穿刺囊肿的部位，选好穿刺层面和进针点，以及进针深度和角度。深度要达到囊肿下缘的稍上方，以便将囊液抽尽。抽吸囊液过程中针尖要固定，不要随意移动，尤其在抽取囊液后，囊腔塌陷，如移动针尖可能使针尖移出囊外，或插进肾实质。抽液时要缓慢，尤其是巨大囊肿，以免腹压骤然下降难以适应。硬化剂治疗一般每次抽 1 个囊肿，多发囊肿可分次治疗，有时同时治疗两个囊肿。分隔囊肿须依次刺破，将分隔内囊液抽尽，否则会影响疗效。当抽出囊液量与囊肿大小不相符时，应想到分隔囊肿或多叶囊肿的可能，改变病人体位或改变针尖方向，再次抽出囊液。囊肿体积的大小测量方法为：

$$V = \pi R^3$$

式中 π=3.14，R=半径。

实践中认为此公式基本上可算出应抽取囊液量。必要时可注入超声造影剂 1ml 到囊腔，了解分隔情况。注入乙醇量一般按抽取囊液的 25% 计算，如囊肿不大，可依 25%～40% 计算。如囊肿巨大，注入乙醇量一次不宜大多，以 10%～15% 计算。注入乙醇到囊腔时速度要缓慢，太快会引起胀痛感，甚至使乙醇外渗到肾周围引起剧烈疼痛，抽过囊液的注射器不能再作为乙醇注射器，这样会降低乙醇纯度。注入到囊腔内的无水乙醇保留 15～20min 后抽出。抽出液呈乳白混浊色，多数病例可大部或全部抽出，有时仅能抽出少量，尤其分隔囊肿或多叶囊肿，也可能同乙醇与囊液内蛋白成分结合或经囊壁吸收乙醇快有关。应当注意的是残余乙醇于囊腔内可吸收，因此应当将注入囊腔的乙醇抽出后在拔针前再注入少量乙醇保留，实践证明此法是有效的。拔针后嘱病人仰卧位，左、右各侧卧位 5min，使保留乙醇均匀的与囊壁接触，有利于提高疗效。硬化剂的种类有：苯酚、碘禾酯、尿素氢化胆乳酸和乙醇等。乙醇在介入放射学中已广泛应用，价廉而副作用小。乙醇治疗肾囊肿机理为使肾囊肿壁上皮细胞固定，使细胞失去分泌能力，于 1～3min 内上皮细胞死亡，4～12h 乙醇慢慢地穿透囊肿包膜，使囊肿收敛、缩小，以至消失，乙醇并不影响肾实质。肾囊肿穿刺应避开肾门大血管及叶间的动、静脉，在尽可能少的经过肾实质及血管的前提下，以最短的入路穿刺囊肿中心。

5. 并发症：约有 6% 于注射硬化剂时出现可忍受的腰部疼痛，一旦出现疼痛症状，要减慢注入速度，或者暂停几分钟注入，待疼痛消失后再注入乙醇。此疼痛是暂时性的，休息几小时后此症状消失。有时可用止痛针减轻症状。可能出现的并发症是肾周围出血、血尿、发热等。因穿刺径路不当引起肠道损伤是很少见的。

肾囊肿硬化剂治疗方法简单、安全、疗效好。疗效标准分为四级疗效指数，0 表示囊肿大小无变化；Ⅰ 表示囊肿较治疗前缩小 <1/3；Ⅱ 表示囊腔缩小 >1/2～2/3；Ⅲ 表示囊腔基本消失或完全消失。肾囊肿治愈后的 US 表现为囊腔消失，局部肾皮质皱缩，有的囊壁出现钙化影。其疗效达 95%。总之，肾囊肿硬化剂治疗是安全有效的治疗方法，可使病人免除手术之苦，是值得推广应用的一项新技术。

（八）肾脓肿穿刺抽吸引流术

肾脏的炎症和脓肿多为血行感染，少数为上行性感染。急性阶段肾脏增大，疾病进展发生间质性浸润，不规则液化腔形成，即为肾脓肿，伴有脓肿包膜。肾脓肿常为单侧性。当脓肿进一步机化时伴有结缔组织形成，可侵及肾集合系统和肾周间隙。

US 导引下肾脓肿穿刺抽吸引流为首选的治疗方法。

1. 适应证

（1）凡经临床影像学检查确诊的肾脓肿都可做穿刺抽吸引流。

（2）作为有些多房性肾脓肿的术前准备，择期手术。

2. 禁忌证

（1）严重出血倾向者。

（2）肾脓肿尚处于实性炎变期，未形成脓腔。

3. 术前准备

（1）病人准备：查出血、凝血时间、血小板计数和凝血酶原时间等。术前禁食 4～6h。

（2）器械和药物准备：腹部穿刺包、18～22G 抽吸针、导引钢丝、扩张器、引流导管、连接管等。

2% 普鲁卡因、抗生素和生理盐水等。

4. 技术和方法：病人体位多采用俯卧位。常规 US 扫查。选择层面、进针点和进针行径同肾脏穿刺活检术，小的肾脓肿可采用直接穿刺抽吸。大的分房的肾脓肿采用 seldinger 技术。超声监视下针尖进入脓肿内即可做穿刺抽吸，将脓液抽尽后用生理盐水冲洗脓腔，冲洗后注入抗生素。将抽出脓液做化验检查和细菌培养。

5. 并发症：肾脓肿抽吸引流的并发症是少见的。最常见的并发症是在置放引流管后 12h 内出现一过性低热。个别病例在拔引流管后出现明显的出血。置放引流管时要小心谨慎，避免损伤血管和输尿管。只要掌握好操作技术，并发症是可以避免的。

（九）腹腔脓肿和液体积聚穿刺抽吸引流术

腹腔脓肿多数继发于腹部脏器的病变，常见的有胃溃疡、十二指肠球部溃疡、急性阑尾炎和胆囊炎等炎性穿孔、肝脓肿破裂、肠道结核和克罗恩病及并发症、弥漫性腹膜炎、胃肠道肿瘤坏死继发感染，以及外伤或术后继发感染等。液体积聚可以为血肿、假性胰腺囊肿、胆汁积聚、含尿囊肿、淋巴囊肿和浆膜瘤等。明确诊断需紧密依靠临床表现、影像学检查表现及胃肠检查，B 超和 CT 是主要的检查方法。其易发部位是膈下间隙、右肝下间隙、小网膜囊、Douglas 窝和回盲部等。

腹腔脓肿是腹部严重的并发症，死亡率高达 60%。经皮导管引流腹腔脓肿和液体积聚是一种有效的治疗方法。

1. 适应证：经临床和影像学检查诊断的腹腔脓肿和液体积聚，均可做 US 导引下经皮穿刺抽吸引流，引流物做细菌培养或细胞组织学检查可明确诊断，以此制订治疗措施。这项技术有利于控制和缓解因胃肠道穿孔或肿瘤坏死继发感染所致的中毒症状，改善病人情况，为择期进行手术治疗创造条件。

2. 禁忌证

（1）严重出血倾向者。

（2）多发脓肿并发弥漫性血管性凝血者。

（3）严重的恶病质者，是相对禁忌证。

3. 术前准备

（1）病人准备：常规查出血、凝血时间，血小板计数和凝血酶原时间等。术前禁食 6～8h。术前需 US 扫描，以便了解腹腔脓肿、液体积聚与大血管关系。术前服适量镇静剂。

（2）器械和药物准备：腹部穿刺包、18～22G 抽吸针、导引钢丝、扩张器、引流导管及连接管等 2% 普鲁卡因、抗生素、生理盐水等。

4. 技术和方法：病人仰卧位，常规 US 扫描，选择穿刺层面、进针点和进针路径，同胰腺囊肿穿刺抽吸引流术。进针路径选择最短距离，避开胃肠道和腹部大血管。在 US 监控下进针。采用直线、侧方斜向或水平向进针。用抽吸针，切忌用切割针。采用直接穿刺抽吸法或 seldinger 技术。US 再次扫描核实穿刺针尖位于靶点中央，即可做抽吸引流。将抽出脓液或囊液做细菌或阿米巴培养、细胞学组织学检查。抽吸囊液后可注入造影剂到脓腔或囊腔，了解与胃肠道、泌尿系统、胰管、胆道或淋巴系统有无交通，如胃肠道手术后病例，了解有无吻合口瘘，这些对进一步治疗处理是非常重要的信息。置管引流的技术和注意的问题与肝脏脓肿穿刺抽吸引流术是相似的，在此不再赘述。在穿刺中，当置入导管后，如常规灰阶超声显示导管位置困难而又无积液由导管内引流出时，可用彩色多普勒引导下向导管内注入少量含气的生理盐水，可清楚显示导管的位置，并有利于疏通侧孔引流。

5. 并发症：并发症发生率为 10.4%，严重并发症发生率为 2.8%。严重并发症包括出血形成腹腔血肿，系由于针尖试图穿过围绕肿腔的增厚的纤维组织而撕裂损伤肠系膜血管。严重出血时可致死亡、败血症、感染播散及肠穿孔等。轻度并发症为菌血症、浅表皮肤感染及腹膜炎，或穿刺时误穿入胸腔或肠道等。

腹部各种脓肿的治疗目前多采用超声引导抽吸或置管引流治疗，彩色多普勒超声在判断脓肿是否液化中发挥着重要作用。当脓肿内脓液十分黏稠时，灰阶超声多显示为低回声区，而与脓肿早期未完全液化的炎性病变鉴别困难。但通过彩色多普勒超声，可以很容易地将两者鉴别，因为无论多么稠厚的脓肿，只要脓肿已液化形成。彩色多普勒上均显示腔内无血流信号，而未完全液化的炎性病变，彩色多普勒可显示彩色血流分布在低回声区内，以此鉴别。同时可以通过彩超动态观察脓肿的液化过程，当炎性病交逐渐液化为脓肿时，其内血流逐渐消失。

文献报道，彩色多普勒超声在脓肿治疗中的另一个重要应用是观察各种引流导管的位置，众所周知金属的针或导丝通过传统的灰阶超声是较易显示的，但塑料导管有时显示困难，尤其是塑料导管头端所在的位置显示困难，而临床上目前各种内镜下引流置管、超声引导引流置管及术后的各种引流管，均为塑料导管，常规灰阶超声甚至断层 US 都难以判断置管后引流不畅的原因。而临床上当置管后引流不畅时，判定是出于导管由脓腔内脱落造戊的引流不畅，还是出了侧孔阻塞使脓液难以引流的原因是十分重要的。此时可在超声引导下沿导管注入少量含气的生理盐水，则声像图上会立即显示出"暴风雪"样彩色多普勒声像图改变，从而可清楚地显示导管及其尖端的位置，这种方法对于一些术后脓肿置管的危重病人，在重症监护病房（ICU）观察导管的位置尤为重要，因为它快捷、方便，可以在床旁进行。

（十）经皮经肝穿刺胆管置管引流

既往胆管引流依靠剖腹手术完成。1969 年 Kaude 等报道经皮经肝穿刺胆汁引流获得成功。1974 年经皮穿刺胆系造影推进到临床实用的新阶段，在造影明确的基础上，可以接着再进行胆管穿刺引流。因此，经皮经肝胆管穿刺置管引流术在 PTC 的基础上发展而来的。近年来，由于高分辨力实时超声仪的应用和导管治疗技术的发展，使得经皮经肝胆管引流术可以在不依赖胆管 X 线造影的先决条件下直接完成。从而使该技术变得更加简便、安全、实用。

1. 适应证：凡胆管梗阻导致胆汁淤积并且不能手术或不宜马上手术者，均适于做经皮经肝胆管引流术。下列病症为其主要适应证。

（1）阻塞性黄疸：在重度黄疸情况下进行剖腹手术，其手术死亡率高达20% 左右，若术前进行胆管减压，使血清胆红素水平下降到 85.5 μmol/L，手术死亡率可下降到 8%。对于改善肝脏功能，促进伤口愈合以及减少术后并发症均有较好的作用。

（2）不可能切除的癌肿：引起阻塞性黄疸的恶性肿瘤包括胆管癌、胰头癌、壶腹癌以及肝门区转移癌。临床资料证明其中约 80% 的病人已不可能手术切除。因此，经皮经肝胆管插管引流术可成为这些恶性肿瘤病人的一种姑息性治疗措施，能起到一定的改善症状、延长生命的作用。

（3）胆石症：在合并黄疸或是胆管炎的病例，尤其在发生急性化脓性胆管炎时，病人往往由于败血症而处于中毒性休克状态、病情危重而又难以耐受剖腹手术。此时，施行经皮经肝胆管引流术是适宜的急救措施，简单的外引流即可迅速使胆管减压，改善全身状况，能转危为安。此外，通过留置在胆管内的导管还能进一步发挥造影和扩张取石等诊断和治疗作用。

2. 禁忌证：经皮经肝胆管置管引流术常作为一种抢救措施或是晚期肿瘤的姑息性治疗方法，故绝对禁忌证很少。仅以下列情况考虑作为相对禁忌证。

（1）有严重出血倾向者。

（2）肝内有多发转移癌者。

（3）有大量腹水并波及到穿刺置管范围。

3. 术前准备：需做 PTBD 病人多有梗阻性黄疸，凝血酶原时间延长。术前使用维生素 K 使凝血酶原时间改善。术前应常规先做一次超声检查，以明确梗阻的部位、胆管扩张的程度以及病变的情况，作为制定穿刺方案的根据。

为预防感染，可术前开始给予抗生素，术前禁食 6h，术前 30min 给予镇静药和镇痛药。

4. 操作方法：选择被穿刺胆管的首要条件是扩张显著并有一定的长度或是距肝门有一定的距离以便于可靠地置管。该胆管超声应能清晰显示，穿刺途径中无肋骨障碍，也不致损伤胸腔内结构。是选择左支或右支系统应根据胆管扩张的情况、病情的要求以及操作者的经验而定。原则上若肝内胆管均显著扩张，超声引导穿刺肝左外下支是常用选择之一。该支胆管最近腹壁，其走向大致与声束垂直，故显示清晰，易于识别，并且在该区做穿刺无肋骨限制，亦无损伤胸膜腔之虑，操作十分方便，然而，置管方向与穿刺针的方向几乎垂直是其缺点，并且从左外下支欲将引流管插至肝门附近，于门静脉左支矢状部还必须拐弯 2 次，有时引起插管不顺。当然，若胆管扩张显著，如 >1cm，并且操作技术熟练，则不难克服这些置管中的困难。于右侧肋间穿刺右肝管亦为常用方法，多在 6 ~ 7 肋间进针。该段肝管系右肝管近肝门段，较平直固定，超声多能清晰显示，而见门静脉位于其背侧，穿刺时不致被损伤。该段胆管与穿刺针之间的夹角很小，故一旦穿刺成功，置管一般较顺利，而且可以自然延伸至肝门甚至肝外胆管的病灶部位。其不足之处是进针点的选择受到肋间的限制，有时操作不方便。对于肝肿大的病人，若平静呼吸时于肋缘下能显示出右后下支与右前下支肝管时，亦可在肋缘下进针。

进针点选定以后，常规皮肤消毒铺单，换上灭菌穿刺探头，再次复核欲穿刺的胆管支以及皮肤的进针点，局部麻醉后，在皮肤进针点用小尖刀戳深达肌层的小口，将 PTC 穿刺针放戳孔内，调整探头，使穿刺引导线通过欲穿刺的胆管的穿刺点。让病人在平静呼吸状态下暂停呼吸，迅速将针刺入肝内，当针尖到达胆管壁时，可见其下凹，再稍用力推针常有突破感。此时，荧光屏上可见针尖在胆管内，拔出针芯往往可见胆汁流出，若无胆汁可接注射器抽吸，如仍无胆汁可上下稍稍移动穿刺针，见胆汁即停。再仔细识别针尖在管腔中的位置，若贴近后壁则稍往回拔针，使针尖位于前壁下。其后将针尖斜面转向肝门，并将针体压向体表，使成锐角，目的在于挑起胆管前壁，并减少导丝插入时针与胆管间的夹角，这技巧对左外下支尤为重要（图 17-10）。

在助手协助下将导丝经穿刺针插入抵达梗阻部位后，则用右手固定导丝，左手拔出穿刺针，由助手将穿刺针自导丝拔除。再将大一号的扩张管穿过导丝推进皮肤戳孔，术者用左手固定扩张管尾部的导丝，右手继续前推扩张管经腹壁、肝实质直达胆管。稍停几秒钟，以待针道软组织的扩张，再固定导丝，拔除扩张管。同样，用上述操作方法将引流管自导丝插入胆管内。在引流管插入过程中抵抗力较大有 3 处，即腹直肌筋膜、肝表面和胆管壁，此时，

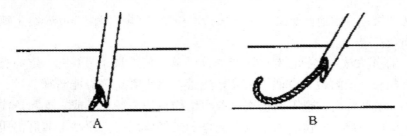

图 17-10　导丝插入技术

A. 导丝插入受阻；B. 针退至前壁则导丝顺利插入

导管有难以进入之感。要一边捻转导管一边顺势加力推进，每次仅推进一小段，一般都能顺利插入胆管。在胆管内推进时、如遇屈曲明显的部位，又可能受阻。此时，将导丝回拔 1~2cm，再推进导管则有可能通过。在置管中，尽可能使引流管进入大胆管内，最好到达梗阻部位。此时，可拔出导丝，使胆汁引流通畅后将引流管缝扎固定于皮肤，此时完成了外引流，即引流管位于梗阻部位以上。若希望引流管进入十二指肠内起引流作用，则需将导丝向阻塞部位试插。有的病例导丝可以通过阻塞部位，则将有多个侧孔 8F 导管沿导丝插入病灶部位以下或是进入十二指肠，此即为内外引流。

置管后，若引流管的位置不满意或引流不畅，则应注入造影剂，在 X 线透视下观察引流管与胆管的位置关系，必要时插入导丝再行调整。

术后卧床休息24h，每2小时观察血压和脉搏一次，注意引流胆汁中的血液量。检查有无腹膜刺激征。肌肉注射广谱抗生素和维生素 K2~3 天，每天记录胆汁引流量，引流量突然减少时或是外引流量低于 100ml/24h，说明引流管有堵塞，应做造影了解导管通畅情况。

5. 并发症：经皮经肝穿刺胆管引流术是一种具有一定创伤的操作，并且对于许多病人而言是危重情况下的抢救手术，因而存在严重并发症和死亡率。据 Classen 等统计的 2471 例中主要并发症的发生率为 7.4%，主要为胆汁瘘、胆汁性腹膜炎、败血症、胆管出血、腹腔出血、后腹膜腔脓肿、膈下脓肿和肾功能衰竭。

正常人24h 平均排出胆汁约600ml，其中含有高浓度电解质离子。若胆汁大量丢失会导致电解质平衡失调，影响食物消化吸收并危及正常生理代谢。所以应将收集的胆汁经鼻胃管再送入肠道，并根据血液生化检查结果，随时调整水盐输入量。

第六节　彩色多普勒在实性占位性病变治疗中的应用

　　超声引导下实性占位性病变的治疗，目前报道最多的是集中在肝癌的介入性治疗。自 1983 年日本学者杉浦信之首先报道肝癌超声引导下经皮无水乙醇治疗以来，20 多年来超声引导下介入性治疗发展迅速。目前在临床上应用的介入性超声治疗肝癌的方法有：①各种液性制剂治疗，无水乙醇局部注射治疗，醋酸或热盐水局部注射治疗；②各种的热疗：如 Nd：YAG 激光局部导入治疗、微波治疗、射频治疗、高能量聚焦超声治疗等；③另外行液氮冷冻治疗和各种间质同性素治疗，如超声引导下钇^{90}、磷^{32}等肿块内间质注射治疗。肝癌不管采用上述哪种方法。有一点是共同的，即希望在肿瘤原位将之全部杀灭，发生肿瘤的完全性坏死，而在介入性治疗中如何达到肿瘤完全性坏死及治疗后如何评价肿瘤的坏死程度，以早期发现其复发转移，彩色多普勒超声发挥着重要作用，可以说彩色多普勒超声在肝癌介入性治疗中的应用，将肝癌的介入性治疗水平向前推进了一步。肿瘤赖以生存和发展的前提条件是有肿瘤滋养血管，血供丰富的肿块，其营养代谢好。肿瘤生长迅速，供而少的肿瘤，营养代谢差，肿瘤生长缓慢；如阻断肿瘤供给血管，肿瘤的营养代谢随之中断，肿瘤则发少坏死，因此目前各种介入性治疗方法很多是围绕着如何阻断肿瘤血管、达到肿瘤的完全性坏死进行的。目前研究认为，多数肿瘤通过分泌血管生成因子而刺激新生血管的生长。在肿瘤内一般可以观察到两种新生血管：一种为新生的较大的肿瘤血管，彩色多普勒上多可显示一条较连续的血管，频谱多普勒分析多为高速血流，这种肿瘤血管一般起源于动静脉分流；另一种为新生的较小的肿瘤血管，彩色多普勒超声多显示为点状血流，难以显示一条连续的血管，频谱多普勒分析多为低速低阻血流，收缩期与舒张期血流无明显的差异，这种肿瘤血管一般认为系瘤内小的滋养血管，与缺乏肌壁层的血窦间隙有关。从肝脏血管造影及彩色多普勒超声对肝肿瘤的检查结果看，原发性肝癌多为血供丰富的肿瘤，且以动脉供血为主，门静脉作为肿瘤营养血管，主要分布于肿瘤周边。从文献报道看，彩色多普勒显示原发性肝癌瘤内有血流的占 90%～95%，其中 30%～40% 左右显示肿块内动脉和门静脉血流同时存在。作者应用声振白蛋白进行门静脉声学造影，20 例肝癌肿块由门静脉参与供血者约 66%，而肝癌 TAE 后多有门脉供血，彩色多普勒超声观察肿瘤供血与血管造影相比的优越性在于，它不仅能观察肿瘤的动脉供血。还可同时观察到肿瘤的门静脉供血。因此在引导介入性穿刺治疗和评价肿瘤治疗前后疗效方面发挥着独特的作用。作者应用彩色多普勒超声检查肝癌肿块内低回声区，经穿刺后证实多为成分较单一的肿瘤细胞，且局部肿瘤生长活跃，因此彩色多普勒能准确引导介入性治疗和判断超声引导介入性治疗的疗效。肿瘤治疗前应常规用彩色多普勒检查肿瘤内的血供情况，并详细记录。

在实践中提出了体表定位和时针定点法记录血流的分布和性质。所谓体表定位就是准确确定扫查的部位和探头的方向，并以该点所看到的血流的部位按时针所显示的时间记录标定，并用频谱多普勒分析血流的性质，分为动脉样、门静脉样和静脉样3种血流。进一步根据瘤内供血丰富情况，将瘤内血供分为4级：0级为瘤内无血供；Ⅰ级瘤内有血供但血供较少，为1~2个点状血流；Ⅱ级瘤内有较丰富的血流，一般为3~4个点状血流或为1~2个血管；Ⅲ级为丰富的肿瘤供血、大于4个点状血流或有2个以上血管。

从声像图上观察到，肿瘤血管存在的区域，往往为肿瘤生长、代谢活跃的区域，彩色多普勒引导下应首先接近肿瘤血管穿刺，用各种介入性治疗方法，首先阻断肿瘤血管。对于酒精、醋酸、钇^{90}等药物治疗，通过阻断血流，减少药物经血流向正常肝实质的弥散，使各种药物在瘤区保持高浓度，达到良好的治疗效果。对于超声引导下穿刺肿瘤导入微波、激光治疗肝癌，通过阻断血流，减少了经血流散热的机会，使能量集中作用于瘤区，热效率提高，凝固性坏死范围更佳。如果一个肿瘤有多处供血，则需多点多方位进针，分别阻断肿瘤血供，彩超引导下准确地定位肿瘤血管，精确地穿刺是保证较好疗效的关键。小肿块一般肿瘤血管纤细，声像图上多观察到为点状血流，多系瘤内小的滋养血管，这种血管经较短期的药物治疗或低能量的微波治疗，即可阻断血流，达到较好的治疗效果。而较大肿瘤其供血往往不仅来源于瘤内小的滋养血管，而且来源于较大的肿瘤血管，彩色多普勒上显示为一条连续的血管，彩色多普勒分析多为高速动脉血流。阻断这样的血流往往需要高能量的微波作用或一次注入高浓度的药物，有时需多点多方位穿刺治疗，才可完全阻断血流。在彩超引导下肝癌的介入性治疗中，观察到血流的减少或消失；多与肿瘤的缩小、AFP的下降、症状和体征的表现相一致，也与组织学活检标本显示完全性坏死的结果相对应，因此是疗效满意的特征。反之，如治疗后瘤内仍有血流信号的存在，则须继续治疗。因此彩超对于评判介入性治疗的疗效发挥着重要作用。

尽管彩色多普勒超声在指导介入性治疗和评价治疗疗效中发挥着重要作用，但在应用中也存在着以下问题：

1. 与血管造影相比，过低速血流或很细小血管，彩色多普勒不能显示，因此易出现假阴性，应通过进一步的 CT 增强扫描排除假阳性，而且即使 CT 增强扫描局部无强化，进一步的活检仍是必要的，因此在评价肝癌的介入性治疗的疗效时，提出了综合判断指标，即影像学彩色多普勒和增强 CT 相互印证为基础；AFP、症状体征的改变为重要参考组织学活检为依据，评价肝癌介入性治疗的疗效，因而彩色多普勒超声仅作为评判疗效的重要指标之一，不能作为最终的评判结果。

2. 介入性治疗前后，肿瘤血流速度的改变一般不做系统检测，其原因是同一肿瘤血管，不同的方向、角度、位置观察时，测得的血流速度相差很大，而且重复性差，因此其定量研究目前受到限制，有待今后深入研究。